重症
RRT

——从理论到实操

主审 ⊙ 张 浩

主编 ⊙ 杨明施　何志萍　刘晶晶

中南大学出版社
www.csupress.com.cn
·长沙·

编委会

■■■■■ 前 言

　　在我国，随着重症医学的不断发展成熟，血液净化在重症患者的救治过程中起到了越来越重要的作用，并逐渐渗入了重症医学的理念和特征，我们称之为重症血液净化(critical care blood purification，CCBP)。重症血液净化是目前重症医学科(以下简称ICU)必不可少的救命利器，它不仅能替代某个器官(如肝、肾、心等)功能，还是重症治疗的重要组成部分；重症血液净化不仅包括对有害物质的清除，还包括对血液的容量和血浆中各种溶质的管理，从而恢复内环境的稳态，治疗重症疾病和改善预后。重症血液净化不仅仅是一项技术，现已经发展为在基础理论、临床应用原则与方法、治疗实施细则等方面具有鲜明特点的科学体系。

　　重症血液净化是在重症医学理论指导下，研究机体内环境与重症的相关性及变化规律，研究并运用血液净化技术治疗重症的科学。虽然在内容上可涵盖肾脏、循环、呼吸、消化、中毒、感染、免疫、神经和肌肉等，但重症血液净化学的研究并不仅仅是针对某个特定的器官或系统。从涉及范围来看，针对肾脏的治疗仅仅是重症血液净化的一个主要分支。重症血液净化不是简单的一组技术，而是需要在重症医学理论指导下，对各种重症疾病所带来的内环境紊乱进行深入研究。当然，重症血液净化学的发展离不开技术的支撑，重症血液净化治疗往往需要多种血液净化技术或技术组合，这些技术也都是重症血液净化学的研究对象。重症血液净化技术主要包括血液滤过、血液透析、血液吸附、血浆置换、免疫吸附、体外膜氧合及一些组合技术等。重症血液净化正在逐渐突破传统的"器官""替代"等层面，成为更加关注机体内环境及其调控的技术，有其自身的特点和作用方式。

1

本书立足于临床，以《血液净化标准操作规程(2021 版)》为基础，内容从重症血液净化的基础理论知识到重症血液净化常见机型的临床操作等多方面，详细阐述了血液净化在重症医学领域中的应用。全书包括四个部分，第一部分为重症血液净化基础理论，包含了重症血液净化历史及发展、溶质清除的原理、血管通路的建立与选择，并详细介绍了目前临床上常见的血液净化设备与血液净化器；第二部分为常见机器的临床操作，包括了各种常见治疗模式(连续性血液净化、血浆置换、全血/血浆吸附、杂合模式等)的基础理论知识及各模式下 3 种主流机型的上下机操作流程、治疗过程中的注意事项等；第三部分为案例分享，详尽介绍了各种血液净化治疗模式在临床上的实际运用，包括了模式的选择、处方的设定及方案的调整等内容。

本书在内容和形式上有众多新颖之处，内容涵盖广，且图文并茂，步骤清晰，易于理解，具有一定的学术价值，可作为重症医学领域医护人员工作参考和培训使用。本书在编写的过程中，可能会出现错误和不当之处，敬请读者批评指正。最后，衷心感谢参与本书编写的各位专家和同道所做出的贡献。

编 者

2022 年 9 月

目录

第一部分　重症血液净化基础理论

第二部分　常见机器的临床操作

第三部分　案例分享

第一部分

重症血液净化基础理论

第一章

重症血液净化历史及发展

血液净化治疗在人类医学史上具有里程碑式的意义。1977 年，连续性肾脏替代治疗（continuous renal replacement therapy，CRRT）诞生，成为危重患者器官支持的重要手段，同重症呼吸支持技术和重症循环支持技术并称"重症监护室三宝"。伴随着重症医学理论发展和临床实践，重症血液净化技术也从单纯的脏器支持方法，发展为具有基础理论、临床应用原则、具体实操方法的科学体系，其内涵也从肾功能替代，拓宽到包括容量管理、溶质管理、凝血管理、内环境管理等多个系统管理的利器，成为重症疾病治疗的重要组成部分。

第一节　重症血液净化发展史

重症血液净化随血液净化的发展而发展。自 1854 年现代透析概念的提出至今，血液透析已经历了 100 多年的发展历程。1924 年，德国 Georg Haas 医生第一次使用火棉胶制成的管状透析器将透析技术应用于人类。1945 年，正压超滤装置问世，血液净化技术进入快速发展阶段。1960 年，美国学者 Scribner 等首先提出了连续性血液净化治疗的概念，但是受当时理论认识及技术条件的限制，没有展开具体的研究和应用。1977 年，德国学者 Kramer 等开始利用连续性动脉静脉血液滤过（CAVH）技术抢救急性肾衰竭患者，在很大程度上克服了间歇性血液透析的缺点。CAVH 技术的临床应用，标志着连续性肾脏替代治疗（CRRT）技术的正式诞生。1979 年，Bamauer-Bichoff 用连续性静脉静脉血液滤过（CVVH）治疗伴有血流动力学不稳定的重症急性肾功能衰竭患者。1982 年，美国 FDA 正式批准 CAVH 进入 ICU 病房。1983 年，Lauer 系统分析了 CAVH 的治疗机制，这也使人们能进一步深入理解 CRRT 概念，丰富了 CRRT 的理论基础。

到 1983 年末，在经过约 20 年探索之后，CRRT 已经由初期以心脏作为动力泵、以动静脉压力差作为驱动力的模式，发展为单一血泵、辅助体外循环的模式，并研制出将血泵、置换液泵、超滤泵以及透析液泵整合为一体，专为进行 CRRT 而设计的床旁机。1984 年，Geronermus 提出了连续性动脉静脉血液透析（CAVHD），CAVHD 大大提高了对小分子物质的清除率，使尿素清除率达到 24 ~ 26 L/24 h。1984 年，国际 CRRT 学术会议召开，标志着 CRRT 已经被全世界大多数学者认可，进入一个理论和运用都快速发展的阶段。许多新的血液净化模式由此不断被探索和发现。1985 年，Wendon 等提出了高容量血液滤过（HVHF）。1986 年，意大利 Claudio Ronco 教授首次将连续性动脉静脉血液透析滤过（CAVHDF）应用于多器官功能障碍综合征患者。1987 年，Uldall 提出了连续性静脉静脉血液透析（CVVHD）。

1993 年，Ronco 提出了连续性高通量透析（CHFD）。1998 年，Tetta 提出使用连续性血浆滤过吸附（CPFA）可以清除炎症介质、细胞因子、活化补体和内毒素等。20 世纪 90 年代，我国南京军区总医院提出了间歇 RRT。日间 RRT 主要在日间进行，使患者在夜间获得足够的休息，并可减少人力消耗，更重要的是，日间 RRT 使滤器和管路可以与普通透析器一样被重复使用，减少滤器凝血，延长使用时间和降低费用，适合我国国情。

1995 年，首届国际 CRRT 会议在美国圣地亚哥正式举行。会上确定了 CRRT 的定义，即采用每天持续 24 h 或接近 24 h 的一种长时间、连续的体外血液净化疗法以替代受损的肾功能。这也意味着 CRRT 被全面接纳，并开始大规模应用于临床工作。2004 年，第九届 CRRT 美国圣地亚哥会议上，Ronco 教授把 CRRT 的治疗扩展为多器官支持疗法（MOST）。CRRT 技术已经不再是单纯替代肾脏治疗肾脏疾病，其在急危重症非肾脏疾病领域也有了突飞猛进的发展。

近年来，伴随重症医学的发展，特别是连续性血液净化技术的问世及发展，血液净化成为急危重症医学领域中一个重要的支持治疗手段。经过国内外学者的不断探索，血液净化技术已被广泛应用于急性肾损伤（AKI）、全身炎症反应综合征（SIRS）、急性呼吸窘迫综合征（ARDS）、多器官功能障碍综合征（MODS）、严重心功能衰竭、肝功能衰竭、乳酸酸中毒、严重电解质紊乱、药物毒物中毒、重症胰腺炎等多种临床重症情况，且不断优化发展，成为重症医学新的里程碑。

第二节 重症血液净化应用现状

近年来，随着材料学、工程学以及血液净化技术的不断发展，新模式和新材料不断涌现。在多种病因导致的危重疾病患者中，血液净化均可以发挥重要的治疗作用。特别是对于血流动力学不稳定、内环境严重紊乱的危重患者，血液净化已经成为重要的生命支持手段。与传统的间断血液净化相比，连续性血液净化技术对血流动力学影响较小，对溶质和溶剂的调节更加精确，因此在危重患者的治疗中更具有优势。随着免疫吸附等新技术的出现，对一些危重患者的原发病也有很好的治疗效果。但是目前在适应证确定、模式选择优化、抗凝剂选择、膜的选择、容量管理、内环境精准调节等方面仍需要进一步探讨和研究。

一、适应证进一步扩展

现代血液净化理论告诉我们：血液净化不仅仅是"肾脏替代治疗"，还可以对患者全身器官功能起到支持和保护作用。因此，重症血液净化不仅仅应用于肾功能衰竭的治疗，还可以应用于重症胰腺炎、严重感染、肝功能衰竭、中毒、自身免疫性疾病等的救治。

1. 肾功能衰竭

血液净化最早及最经典的临床应用就是用于肾功能衰竭患者的替代治疗。目前肾脏的替代治疗也是人体各器官替代治疗中效果最好的。肾功能衰竭包括急性肾损伤（acute kidney injury，AKI）和慢性肾脏病（chronic kidney disease，CKD）。无论急性还是慢性的肾脏损害，只要出现肾小球滤过率低于 10%、严重的水电解质酸碱平衡紊乱、难以纠正的容量负荷过重等情况，就需要给予患者肾脏替代治疗。而血液净化，例如血液透析、血液透析滤过、连续性血液净化是目前临床上最主要的肾脏替代治疗方案。保持每周 12 h 以上的透析时间，可以使大部分尿毒症患者长期生存，并维持较好的生活质量。而对于 AKI 的肾脏替代时机，临床上仍然存在争议。需要注意的是，血液净化不能替代肾脏的内分泌功能，而且血液净化在清除毒素的过程中也会清除体内部分营养物质。

2. 心力衰竭

对于顽固性心力衰竭的患者，增强心肌收缩力、利尿、扩张血管等内科药物治疗无效时，血液净化治疗提供了一种非常有效的治疗手段。血液净化可以减轻心衰患者的容量负荷，同时可以清除部分有害的神经内分泌因子。在急性心功能衰竭患者中，血液净化的模式通常选用连续性血液净化，因为心衰的患者经常出现血流动力学不稳定，CRRT 持续缓慢的特点减少了对血流动力学的干预，有利于心功能的恢复。同时，长时间的缓慢超滤为静脉药物的使用和胃肠外营养提供了条件。对慢性病的危重患者，由于病程长，常常合并出现细胞外液的代谢性酸中毒，通过调整 CRRT 置换液的配方，在处理原发病基础上，对于稳定内环境有积极意义。因此 CRRT 在心衰尤其是心衰合并血流动力学不稳定、内环境紊乱的患者中有良好的治疗效果。

3. 肝功能衰竭

肝脏代谢障碍，可以导致大量对身体有害的代谢产物蓄积在体内，包括水溶性毒素以及白蛋白结合毒素等。肝功能衰竭不仅会导致排泄、解毒以及生物转化等功能发生严重的障碍，而且还会导致腹水、脑病等临床症候群，进而严重威胁患者的身体健康和生命安全。在对肝功能衰竭患者进行内科综合治疗的基础上，采用人工肝血液净化治疗方式，尤其是人工肝联合 CRRT 治疗模式，不仅具有较高的治疗有效率，而且在改善肝功能、肾功能以及凝血功能方面均有显著的疗效，具有应用和推广的价值。

4. 重症胰腺炎

大量研究显示，胰腺组织的坏死与促炎细胞因子密切相关，而抗炎细胞因子则可显著阻断胰腺坏死，但可能导致全身免疫抑制，引起远期感染并发症。促炎和抗炎细胞因子失衡本身可以导致失控的炎症反应，从而在重症胰腺炎早期导致 MODS 等并发症。目前多数的临床研究表明，在急性重症胰腺炎早期采取血液净化治疗可以调节抗炎和促炎因子的平衡，重塑免疫稳态，做到既控制炎症反应、阻断胰腺坏死，又改善机体免疫麻痹，减轻脏器功能损害的作用，可能有助于改善预后。另外，应用血脂分离技术可快速降低高脂血症性胰腺炎患者体内的血脂水平，从而改善其临床症状及预后。

5. 重症烧伤

重症烧伤时，患者体内的炎性细胞因子，如内毒素、白细胞介素、肿瘤坏死因子等的水平会大幅增高，引起炎症反应失控。连续性血液净化可以综合弥散、对流和吸附的作用，降低血浆中炎性因子的浓度，减轻和抑制全身炎症反应综合征和多脏器功能障碍综合征的发生。需要注意的是，重症烧伤本身就会引起血管通透性的变化而导致患者血流动力学不稳，所以在选择血液净化的方式时，通常选择对血流动力学影响最小的 CRRT。特别是伴随全身毛细血管渗漏综合征的患者，CRRT 可以增加微循环血液灌注、纠正水电解质酸碱失衡、改善细胞代谢、利于组织修复。同时，在 CRRT 的支持下，可以实现对患者的大量补液和胃肠外营养，为机体康复提供血流动力学保障。近年来，部分医疗机构尝试联合多种血液净化模式来弥补单一模式的不足，如联合血液灌流可以更好地吸附清除内毒素、白细胞介素、肿瘤坏死因子等。新的膜材料的出现，也使炎症因子得到更好的清除。

6. 药物中毒

对药物中毒的患者，最重要的是尽快清除患者体内的残余药物。常规的内科手段包括利尿、导泻、洗胃，但对于已经吸收入血的药物清除效率有限。血液净化技术可以清除血液中的药物，对药物中毒的患者疗效肯定。同时，为了避免药物由血液循环进一步沉积在组织细胞而无法清除，血液净化治疗宜越早越好。但是对于药物中毒的患者，血液净化治疗持续的时间尚没有共识。因为血药浓度的监测尚未普及，目前国内多数医疗机构选择密切监测患者的生命体征和肝肾功能而逐渐减少血液净化的频次，直至停止血液净化治疗。而且由于各种药物的药理作用不同，还需要根据具体药物和毒物本身的理化特性选择不同的血液净化模式以及配合特效解毒剂的使用。

7. 脓毒血症

脓毒血症是由感染引起的全身炎症反应综合征，其对机体的损害不仅表现为病原体及内外毒素引起的组织和器官损伤，还表现为机体失控的免疫应答和炎症反应引起的继发损伤。在抗感染治疗的基础上，血液净化技术可以清除体内的细胞间黏附因子、白细胞介素、肿瘤坏死因子等炎症介质，减轻全身炎症反应综合征。由于脓毒血症患者常伴有血流动力学不稳，所以血液净化的模式通常选择 CRRT。同时需要注意的是，血液净化过程中超滤引起的血压变化，注意保持患者的容量平衡。由于脓毒症的治疗需要应用抗生素及多种药物，而 CRRT 对多种药物具有清除作用，治疗过程中需要注意药物剂量的调节。

8. 免疫性疾病

免疫性疾病涵盖多个学科，如风湿免疫科的系统性红斑狼疮、类风湿关节炎、干燥综合征，肾内科的狼疮肾炎、ANCA 相关性血管炎，神经内科的重症肌无力、自身免疫性脑炎、视神经脊髓炎谱系疾病，血液科的免疫性血小板减少性紫癜、获得性血友病、冷球蛋白血症，眼科的甲状腺相关性眼病，皮肤科的天疱疮，等等。这些疾病由于机体丧失对自身组织的免疫耐受，形成自身反应性淋巴细胞，自身反应性淋巴细胞活化后分泌大量的炎症因子，同时激活 B 淋巴细胞产生大量抗体，进而引起免疫风暴。对于处于免疫风暴期的重症患者，血液净化可以通过离心分离、膜分离或者吸附分离等技术，短时间内大量、迅速地清除循环中的自身抗体、免疫复合物、补体、炎症介质等致病物质，从而快速有效地控制病情。如蛋白 A 免疫吸附（protein A immunoadsorption，PAIA）治疗可以吸附患者血液中的免疫球蛋白（包括 IgG、IgM、IgA，尤其是 IgG1、IgG2、IgG4）、循环免疫复合物而起到治疗作用。研究表明，PAIA 治疗可以迅速降低 ANCA 相关性血管炎患者 ANCA 水平，并可较快改善肾功能和控制血管炎活动，改善有严重肾功能损伤的 ANCA 相关性血管炎患者的缓解率；PAIA 用于自身免疫性脑炎可以快速清除血清及脑脊液自身抗体水平，加速患者恢复，缩短 ICU 住院时间。血浆置换可以有效清除重症系统性红斑狼疮（SLE）患者循环免疫复合物，迅速控制狼疮活动。

自身免疫性疾病的致病抗体、免疫复合物均为大分子，连续血液净化和透析无法清除致病物质，普通血液吸附也无效。因此免疫吸附、血浆置换以及在此基础上发展的双重滤过血浆置换是此类疾病的重要治疗方法，为治疗提供了一条高效的途径。当然，在使用血浆净化疗法清除致病物质的同时，也需要配合使用激素和免疫抑制剂，抑制自身抗体的持续生成和控制炎症反应，才能达到预期的治疗效果。

9. 神经系统疾病

神经重症患者常合并急性肾损伤出现。研究表明，脑肾交互作用、肾毒性药物（如甘露醇等脱水药物）的大量使用、慢性肾功能不全患者合并神经重症是神经重症患者启动 CRRT 最常见的几大原因。而重症患者中容易发生的内环境紊乱，如高钠/低钠血症、酸中毒、容量过负荷等情况，又经常影响神经重症患者的管理和预后。CRRT 对于容量和内环境的管理为神经重症患者的优化管理提供了基础和方案。

10. 其他

近年来，血液净化治疗在新型冠状病毒感染患者中的应用逐渐广泛。新型冠状病毒不仅攻击人类肺脏，其细胞因子风暴是新型冠状病毒感染由轻型转为重症、由单一器官损伤发展为多器官功能障碍的重要病理基础。国家卫生健康委员会颁布的新型冠状病毒感染诊疗方案中提出，除积极氧疗和呼吸支持、循环监测、营养支持治疗外，还应及时评估患者是否并发急性肾损伤及多器官功能障碍，针对高炎症反应的重危患者，有条件的可选择性行血浆置换、灌流、血液滤过等血液净化治疗。

二、治疗模式不断更新

1. 连续性血液净化（CRRT）

连续性血液净化治疗模式最早的出现，主要是针对传统血液净化时间短、患者内环境变化剧烈、血流动力学不稳定等问题。连续性血液净化可以缓慢持续地清除体内的毒素和水分，对血流动力学影响较小。血液抗凝技术的发展，为 CRRT 的实施提供了条件，目前 CRRT 的持续治疗时间甚至可以达到数周。因为治疗时间的延长，在保证患者血流动力学平稳的前提下，可以更好更精准地调节患者的内环境和容量负荷。连续性血液净化可以综合弥散、对流和吸附等多种原理，根据患者情况选择 CVVH、CVVHD、CVVHDF、SCUF 任一治疗模式，治疗过程中也可根据患者病情进行模式调整和更改，从而个体化地给患者提供最合适的治疗方案，使得 CRRT 在危重症患者的管理和救治方面有良好的应用。

2. 血液吸附（HA）

血液吸附技术也称血液灌流（HP），是目前临床上一种常用的血液净化技术，血液吸附治疗中发挥关键作用的是填充有吸附剂的吸附柱，临床常用的吸附剂有活性炭和树脂两种，主要用于药物、毒物中毒，也可用于高脂血症、肝性脑病、尿毒症、脓毒血症及重症胰腺炎等多种疾病。血液吸附操作较为简单，不需要使用置换液和透析液，常用于基层和急诊监护室中对于中毒的抢救。另外，血液吸附还可以与其他血液净化方式结合形成不同的集成血液净化疗法，以增强对不同溶质的清除能力，或增加对容量的调控能力。

3. 血浆吸附（PA）

血浆吸附是将血浆分离技术和吸附技术并联在一起而形成的一种集成血液净化技术，也是目前较为推荐和研究较多的吸附技术；其中，吸附是直接清除致病溶质的关键技术，而血浆分离是实现血浆与血细胞分离、为吸附提供血浆的保障技术。血浆吸附是通过特异性或非特异性吸附材料，选择性或非选择性地清除血浆中的致病物质。免疫吸附是利用高度特异性的抗原-抗体反应或有特定物理化学亲和力的物质结合在吸附材料上，用于清除血浆或全血中特定物质的治疗方法。免疫吸附大多数要求采用血浆吸附的方式。如在治疗高胆红素血症时，应用胆红素吸附器，可针对性免疫吸附胆红素及胆汁酸。近年来，针对肝衰竭同时合并高胆红素血症者，人们尝试在 PA 治疗时，把树脂吸附器和胆红素吸附器串联在血浆通路上，称作双重血浆分子吸附系统（DPMAS），可有效非特异性清除代谢产物及特异性清除胆红素，从而有效对肝脏功能进行支持。同时，血浆吸附集成连续性血液净化（PA+CRRT），即配对血浆滤过吸附或联合血浆滤过吸附（CPFA），这种相对复杂的集成血液净化模式，能广谱、连续清除血液中的致病溶质，同时调整水电解质酸碱平衡及维持内环境稳定，在临床逐渐发展和应用。

4. 血浆置换（PE）

血液透析虽然有着净化血液的作用，但其作用只限于相对分子质量在 5000 道尔顿（Da）以下的溶质，同时主要清除游离溶质，而难以清除与蛋白质结合在一起的物质。而血浆置换则可非选择地清除血浆中的大、中、小分子物质。血浆置换是利用血浆分离器，分离血浆和血液有形成分，同时重新补充血浆或代血浆制品，从而清除大分子致病溶质的方法。血浆置换依据是否进一步将血浆中的大分子量致病因子去除，而分为单重血浆置换（SFPP）和双重血浆置换（DFPP）。血浆置换的优势在于可以非常好地清除患者血液中的免疫球蛋白和免疫复合物，所以在各种免疫性疾病、血液系统恶性肿瘤、器官移植后排斥反应、与蛋白结合率高的药物中毒等方面有很好的应用。但是，血浆来源的不足限制了本治疗模式的广泛应用。

5. 血浆透析滤过（PDF）

血浆透析滤过是将血浆成分分离技术和血液透析滤过技术融合在一起所产生的一种新的血液净化技术，能以简单的管路连接方式，同步实现选择性血浆置换和血液透析滤过两种方法，同时清除中、小分子水溶性毒素和蛋白结合毒素。PDF 使用膜式血浆成分分离器作为净化器，透析液在中空纤维膜的外侧流动，利用弥散及对流原理实现对中、小分子物质及白蛋白结合毒素的清除，同时在血液净化管路上或经外周静脉补充外源性血浆或人血白蛋白作为置换液，补充损失的白蛋白。PDF 与血浆置换相比，可减少免疫球蛋白及凝血因子的损失，从而减少对外源性血浆的需求，降低了大量输注外源性血浆带来的枸橼酸蓄积、代谢性碱中毒以及其他输血相关并发症的发生。

6. CRRT 与 ECMO

体外膜肺氧合（ECMO）是以体外循环系统为基本设备，采用人工心肺支持技术进行操作和管理的一种辅助治疗，目前已经发展成为救治急性循环呼吸功能衰竭的必备手段。急性肾损伤和液体超负荷是需要 ECMO 辅助的危重患者常见的并发症。而 CRRT 则是急性肾损伤和液体超负荷的有效治疗手段。ECMO 与 CRRT 联合使用，完成对心、肺、肾多脏器联合支持，是治疗和抢救多脏器功能衰竭患者的重要手段。关于 ECMO 联合 CRRT 治疗的长期预后，还需要更多的前瞻性的研究来支持。

近年来，随着重症医学的不断发展，重症血液净化技术在很多医院的重症患者抢救中从无到有，从生疏到熟练，取得了可喜的进步，成为我们救治重症患者的有力武器。但同时也应看到，重症血液净化技术在实施过程中还存在一些问题，包括时机、方式、抗凝、液体管理等方面，尚不够规范。随着对重症疾病及其内环境紊乱研究的深入，重症血液净化的理念和技术必然会被更多的重症医学医务人员所掌握；其作为重症患者管理和治疗的重要手段，将会呈现出更加个体化和精细化的趋势，而技术、材料的进步也将为血液净化手段的发展提供更加广阔的前景。

参考文献

［1］　丁小强.连续性肾脏替代治疗临床规范［M］.北京：人民卫生出版社，2016.

［2］　刘大为，杨荣利，陈秀凯.重症血液净化［M］.北京：人民卫生出版社，2017.

［3］　孙仁华，黄东胜.重症血液净化学［M］.杭州：浙江大学出版社，2015.

［4］　陶怡婷.血液净化技术在危重患者治疗中的应用进展［J］.中国现代医生，2020，58（19）：188-192.

［5］　孟启勇.人工肝血液净化治疗在肝功能衰竭患者中的应用效果研究［J］.中国医药科学，2020，10（07）：291-294.

［6］　肖磊娟，季大玺.杂合式血液净化技术在临床中的应用进展［J］.中国血液净化，2019，18（08）：550-552.

［7］　血液净化模式选择专家共识［J］.中国血液净化，2019，18（07）：442-472.

［8］　韩世权，陈晓园，苏晓蕾，等.不同的血液净化方法治疗肝衰竭疗效分析［J］.生物医学工程与临床，2015，19（03）：278-284.

［9］　肖聚慧.ECMO联合CRRT对ICU重症患者临床转归的影响［D］.郑州：郑州大学，2021.

［10］付平，张凌.连续性肾脏替代治疗在新冠肺炎中的应用思考［J］.中华医学信息导报，2020，35（22）：20-20.

第二章

重症血液净化清除溶质的原理

血液净化的溶质清除方式主要有 3 种,即弥散、对流与吸附。不同治疗模式运用的溶质清除的原理不同。如血液透析以弥散为主,血液滤过以对流为主,血液透析滤过则同时利用了弥散和对流,而血液灌流则以吸附为主。不同物质的清除方式也不同,清除小分子物质可采用弥散及对流,而清除中大分子物质则可采用对流及吸附。因此,必须明确进行血液净化治疗的目的,掌握各种血液净化模式清除溶质的基本原理,才能根据不同的临床需求选择恰当的血液净化方式。

第一节　溶质

一、分子质量

不同的血液净化治疗模式采用的原理不同,所能清除到的分子质量大小也不同,故进行血液净化治疗前应先确定毒素的分子质量大小。血液透析主要用于清除分子质量小于 0.5 kDa 的小分子。血液滤过主要用于清除分子质量小于 30 kDa 的中小分子,如果采用高截留滤器,则也可清除分子质量在 30 kDa~60 kDa 的炎症因子。血液吸附或血浆吸附所能清除的溶质与分子质量大小不完全相关。临床上可根据溶质的分子质量选择恰当的血液净化方法。临床上常见的溶质分子质量大小及对应的血液净化方法选择见图 2-1。此外,除了分子质量,溶质的其他特点同样会影响血液净化模式的选择,如蛋白结合率、分布容积等。

二、蛋白结合率

蛋白结合率是指某溶质与血浆蛋白结合的量占该溶质血液总量的比例。溶质在血浆中常同时存在结合型与游离型。溶质的蛋白结合具有可逆性、饱和性、非特异性和竞争性等特点。各种溶质以一定的比率与血浆蛋白结合,比率的高低与溶质的性质、血浆白蛋白浓度等有关。对于蛋白结合率较低(一般<60%)的水溶性溶质,可以根据其分子质量大小选择合适的血液净化方法。但对于蛋白结合率高的溶质,由于溶质-白蛋白复合物远大于透析膜或滤过膜的孔径,因此,血液透析和血液滤过均无法很好地清除蛋白结合溶质,只能清除少量游离的溶质。由于吸附剂(如活性炭、树脂等)既可以吸附游离的溶质,也可以与血浆蛋白竞争性地结合溶质,血液吸附或血浆吸附在这些情况下可有效地清除蛋白结合率高的溶质,而且不会导致白蛋白的丢失。血浆置换可以同时清除血浆中游离溶质和结合型溶质,也可以用于

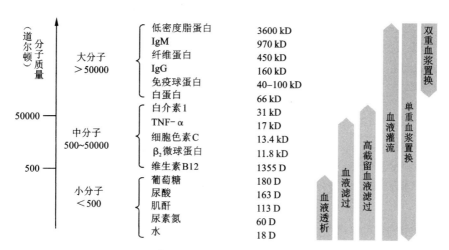

图 2-1 溶质的分子质量与血液净化方法选择

蛋白结合率高的溶质清除。

三、亲水性与疏水性

亲水性指带有极性基团的溶质分子，对水有较大的亲和能力，可以吸引水分子，或易溶解于水；而不带有极性基团的溶质与水的亲和性较低，称为疏水性溶质。不同的血液净化方式受溶质亲水性和疏水性的影响不同。血液滤过几乎完全不受溶质的亲水性或疏水性影响，而血液透析的清除效果与溶质的亲水性或疏水性部分相关，以吸附为主要原理的血液净化方式与溶质的亲水性和疏水性密切相关。疏水性溶质很难在水溶液中单独存在，与吸附剂的疏水部分的亲和力很高，因此，一旦血浆与疏水性吸附剂接触，血浆中的疏水性物质就会被吸附剂吸附。

四、电荷

溶质内部带有的正、负电荷离子，具有同性相斥、异性相吸的特性。不同的血液净化方式受溶质所带电荷的影响不同。血液滤过几乎完全不受溶质所带电荷的影响，而血液透析的清除效果与溶质所带电荷部分相关，以吸附为主要原理的血液净化方式与溶质所带电荷密切相关。如果吸附剂带有负电荷，当血浆流过时，其中的带有正电荷的溶质就会被吸附剂所吸附。

五、分布容积

溶质在体内的一定部位存在，分布容积是溶质在体内分布的表观体积，其计算方法是体内某溶质的总量除以该溶质的血浆浓度。如果体内总量设为 Q，血浆浓度设为 C，则分布容积 $V_d = Q/C$。各种溶质的分布容积单位多以 L/kg 来表示。只在血浆中分布的溶质的分布容积为 0.05 L/kg；只在血液中分布的溶质的分布容积为 0.07 L/kg；在细胞外液中分布的溶质的分布容积为 0.2 L/kg；细胞内、外液均分布的溶质的分布容积为 0.6 L/kg。分布容积超过 0.6 L/kg 的溶质，组织移动性较好，可以在脂肪组织等部位高浓度分布。

分布容积是决定血液净化治疗剂量和频率的重要因素，一般来说，分布容积>1~2 L/kg，血液净化的效果不佳。分布容积较小的溶质主要存在于血浆中，如 IgM 所需血液净化的次数少，做一至两次治疗血浓度即可明显下降。分布容积较大的溶质广泛分布于全身，血液净化只能清除存在于血浆中的那部分溶质，而无法直接清除组织中的溶质。治疗后血浆中溶质浓度下降，组织中的溶质又返回到血管内，引起血浆中的溶质浓度再次增高，这就是反弹现象，可以再次行血液净化清除。反弹的速度和幅度除了与分布容积有关，还与溶质生成的速度、溶质从组织到血液转移的速度有关。因此，对于分布容积大的溶质，需要多次或连续行血液净化治疗，以减少反弹，最终清除血液与组织中的溶质。

六、半衰期与产生速度

血浆中的溶质经分解、排泄，直至浓度降至原来一半时的时间称为半衰期。每种溶质都有特定的半衰期，半衰期与生成速度密切相关。一般来说，半衰期短的溶质，其生成速度也比较快；而半衰期长的溶质，其生成速度一般较慢。

溶质的半衰期与生成速度对血液净化的清除效果会有明显影响。对于半衰期短、生成速度快的溶质，如细胞因子、凝血因子，血液净化虽然能清除它们，但血液净化一旦停止，这些溶质的浓度很快又会重新升上来，间断血液净化的效果欠佳，或需要持续进行血液净化治疗，而对于半衰期长、产生速度慢的溶质，如 IgG、白蛋白等溶质，血液净化暂停后，其血浆浓度上升也较慢，间断行血浆置换等血液净化治疗的效果较好。

第二节　溶质和水清除的基本原理

一、弥散

(一)概念

弥散是溶质通过半透膜的一种方式，指溶质在限定的空间内自由扩散，以达到相同的浓度，最终由高浓度一侧转运至低浓度一侧。弥散驱动力是溶质浓度梯度。弥散转运能源来自溶质分子或微粒自身的不规则运动(布朗运动)。

(二)影响因素

1.溶质浓度梯度

与溶质清除呈正相关。溶质的弥散转运能源来自溶质的分子或微粒自身的不规则运动，分子不停地撞击透析膜从而通过膜孔，浓度越高碰撞频率就越高，弥散的转运量就越大。临床上为了保证有效的弥散，需不断向透析器或滤器的膜外输注透析液，依靠膜内外两侧某种溶质的浓度梯度使得弥散发生，遵循血液与透析液流向相反的原则，以保持最高的浓度差，发挥最大的弥散效能。

2.溶质分子质量

与溶质清除呈负相关。弥散对血液中的小分子比如尿素氮、肌酐及尿酸的清除效果好，而对中、大分子溶质如炎性因子等清除效果差。这主要是因为小分子溶质在血液中浓度较高，半透膜两侧浓度梯度差大；其次是半透膜对小分子溶质阻力较小，分子质量越小，跨膜转运越容易，分子质量越大，其通过半透膜的转运速率越低，跨膜转运越困难。因此小分子质量的溶质运动速度高，撞击半透膜频率就高，其弥散速率也高。溶质的分子质量也与其体积大小密切相关，若溶质分子大小近似于或超过膜孔的大小，半透膜会部分或完全阻挡溶质的通过。但值得注意的是，所谓的小分子物质是个相对概念，当半透膜两侧存在浓度差，小于膜孔的分子均可通过半透膜发生弥散，如进行血浆透析滤过时，血浆中的大分子蛋白也可通过弥散丢失。

3. 溶液的温度

在一定范围内，与溶质清除呈正相关。温度越高，溶质分子不规则运动速度越快。

4. 血流量、透析液流量

在一定范围内，血流量、透析液流量与溶质清除呈正相关。增加血液与透析液流量可最大限度地保持溶质的梯度差，降低滞留液体层的厚度，减少膜的阻力。一般情况下，增加血液流量可提高小分子溶质的清除率，透析液流量为血液流量的两倍，最有利于溶质的清除。

5. 其他因素

包括膜的孔径、面积、厚度、结构和膜所带的电荷等。溶质清除与孔径和面积呈正相关，与厚度呈负相关。凡能通过膜孔的溶质，无论大小，其弥散量基本相同，因而膜的面积主要影响小分子物质的清除率，但对大分子物质影响不大。膜的结构对各种分子质量的溶质均有明显的影响，如纤维素膜的孔道弯曲彼此间有交通支、阻力大，合成膜壁薄，孔道直，无交通支，阻力小，因此分子质量相同的小分子物质通过合成膜的弥散量较高。膜的亲水性与疏水性和所带电荷可将蛋白质吸附于膜上，从而影响溶质的转运，半透膜两侧液体的滞留液体层可降低膜表面的有效浓度梯度，故能阻碍溶质分子的扩散。

(三) 溶质清除计算公式

$$J_X = DTA \cdot (dc/dx)$$

其中，J_X 为溶质的弥散量；D 为溶质的弥散系数（单位面积上的溶质流量/溶质浓度差值，cm^2/min）；T 为溶液的温度；A 为半透膜的面积；dc 为溶质的浓度梯度；dx 为半透膜的厚度。

二、对流和超滤

(一) 超滤

1. 概念

超滤是水通过半透膜的一种方式。在跨膜压的作用下使溶液从压力高的一侧进入压力低的一侧，同时溶液中的溶质会伴随溶液进入压力低的一侧。其中溶质清除的过程称为对流，溶剂清除的过程称为超滤。当水分子在跨膜压的驱动下通过半透膜时就发生了超滤。血液滤过、血液透析和缓慢连续性超滤等模式其脱水的机制均为超滤。超滤率是指单位时间内通过超滤作用清除的血浆中的溶剂量，单位为 $mL/(kg \cdot h)$，计算公式为：

$$J_F = K_{UF} \cdot A \cdot TMP$$

其中，J_F 为超滤率；K_{UF} 为膜超滤系数；A 为半透膜的面积；TMP 为跨膜压。

2. 影响因素

(1)跨膜压(TMP):指膜内外两侧的压力差,是血液侧正压和透析液负压的绝对值之和。超滤率与 TMP 呈正相关,TMP 越高,超滤率越高。TMP 可采用简化的估算公式:

$$TMP = [(P_{PRE} + P_{OUT})/2] - P_{EFF}$$

其中,P_{PRE} 为滤器前压力;P_{OUT} 为滤器后压力;P_{EFF} 为滤器流出液侧的压力。以上三个压力值均可通过机器测量获得。

(2)超滤系数:膜的超滤系数(K_{UF})反映了每单位压力和面积的滤器膜对水的通透性,单位是 mL/(h·mmHg·m²);滤器的超滤系数(DK_{UF})定义为 K_{UF} 与 A 的乘积,反映了滤器对水的通透性,指每小时在每毫米汞柱的 TMP 下,水通过透析膜的毫升数,单位是 mL/(h·mmHg),它取决于滤膜面积大小和膜孔数量。根据 K_{UF} 值把滤器膜分为高通量、中通量、低通量膜。高通量膜定义为 $K_{UF} > 25$ mL/(h·mmHg·m²),低通量膜为 $K_{UF} < 10$ mL/(h·mmHg·m²),中通量膜介于两者之间。高通量透析器膜孔径大,可滤出部分中大分子,常用于高效血透、血液透析滤过、血液滤过等治疗;低通量透析器膜孔径小,可滤出小分子,一般只用于血液透析。

(二)对流

1. 概念

对流是溶质通过半透膜的另一种方式,指溶质伴随溶剂由压力高的一侧通过半透膜向压力低的一侧移动。溶质随溶剂流动的这种现象,也称为"溶剂拖移"。驱动力是跨膜压(可以是正压或者负压),不受溶质浓度梯度差的影响。血液滤过及膜式血浆置换均利用了对流的原理来清除溶质。对流溶质清除的方程为:

$$Jx = J_F \cdot C_b \cdot SC$$

其中,Jx 为对流溶质清除率;J_F 为超滤率;C_b 为血浆中溶质的浓度;SC 为半透膜的筛选系数。

2. 影响因素

(1)超滤率和跨膜压:与溶质对流清除呈正相关,通过对流作用所清除溶质的量取决于超滤出来的容量;

(2)溶质浓度:与溶质对流清除呈正相关;

(3)筛选系数:指溶质通过半透膜的能力,通过该溶质在超滤液中的浓度和血液中的原浓度之比计算。用公式表示:

$$SC = C_{UF} \cdot [(C_{PI} + C_{PO})/2]$$

其中,C_{UF} 为超滤液溶质浓度;C_{PI} 为滤器入口的血浆溶质浓度;C_{PO} 为滤器出口的血浆溶质浓度。准确地测量 SC 只能在膜两侧没有弥散梯度的情况下进行。因为膜特性的变化,SC 的测量值在治疗期间可发生变化。该公式通常简化为:

$$SC = C_{UF}/C_P$$

其中,C_{UF} 为超滤液溶质浓度;C_P 为血浆溶质浓度。

$SC = 1$,表示膜完全不限制溶质通过,溶质超滤液的浓度和血浆中浓度相等,对于小分子物质,不论膜的类型是什么,筛系数都等于1;$SC = 0$,表示溶质完全不能通过。对于同一种膜,随着溶质分子质量的升高,筛选系数会下降。随着治疗时间的延长,膜的通透性降低,同一种溶质的筛选系数也会逐渐下降。在临床应用中，半透膜的筛选系数受到血浆蛋白和其他因素的影响，所以实际半透膜的筛选系数小于理论计算的半透膜的筛选系数。

（4）其他因素：包括膜的面积、孔径、厚度和膜所带的电荷等。膜的面积、孔径及孔隙率与溶质对流清除呈正相关；膜的厚度与溶质对流清除呈负相关；膜所带的电荷等均可影响膜的阻力，血液中的蛋白质分子尺寸大于膜的孔径，经过一段时间的治疗，膜的表面就会形成次级膜，这种现象称为膜的极化，次级膜会增加溶质对流的阻力。

三、吸附

（一）概念

吸附清除指将溶质吸附至滤器膜的表面，是溶质清除的第三种方式。溶质分子可以通过正负电荷的相互作用或范德华力和膜材的亲水性基团选择性吸附某些蛋白质、毒物及药物。但吸附只对某些溶质起作用，与溶质浓度关系不大，而与溶质和膜的化学亲和力及膜的吸附面积有关。吸附操作简单、不需要补充置换液和透析液，对血浆量和血液量没有较大影响，但可能会导致血液中的凝血因子和血小板等有形成分的丢失。同时吸附器对溶质的吸附具有饱和性，随着治疗时间延长，溶质的清除效率也会随之下降。一旦吸附器饱和，需要进行更换。

（二）分类

1. 按原理分类

（1）化学吸附：血液中的有毒物质通过配位、螯合等共价作用以及离子键的静电作用被吸附剂捕获，常见的吸附剂为离子交换树脂、螯合剂等。离子交换树脂通常由交联合成的材料作为基质和带电荷的离子活性基团组成，对带不同电荷的目标分子选择性吸附。

（2）物理吸附：血液中的毒素与吸附剂通过疏水作用、偶极作用、氢键和范德华力等较弱的分子间作用力相互结合，然而，在缓冲液条件较苛刻时，吸附的毒素容易脱落下来，降低实际清除效率。炭化材料、活性炭类吸附剂都是根据物理吸附清除毒素。

（3）亲和吸附：是指生物分子具有识别目标物质以及与该物质可逆性结合和解离的能力，它们之间的作用力复杂，是物理作用（氢键、范德华力、疏水作用等）和化学作用（弱共价键、配位键等）共同产生的结果。由于多种作用力的互相制约和平衡，具有作用力强、选择性高的特点。亲和吸附剂的生物特异性可用于治疗自身免疫性疾病。

2. 按基质分类

（1）多功能炭：如活性炭、碳纳米管等。活性炭是由生物质经由高温炭化制备而成的一种孔径小、孔径分布大、孔隙率高、比表面积大的多孔型吸附材料，对有毒有害的物质吸附较好，但由于微孔结构的限制，清除中分子毒素能力一般。碳纳米管是另一种有助于中分子毒素清除的炭类基质，它的中空形态增大了比表面积，表面的活性基团通过不同的功能化改性以选择性清除多种类型的毒素。

（2）多糖类：如纤维素、壳聚糖、琼脂糖等。多糖类基质表面大量活性基团有利于化学改性，提高选择吸附能力。壳聚糖被认为是吸附应用中最有前途和适用的材料之一，主要优点是其化学结构中存在可调位置，通过修饰改变可增强稳定性及吸附力。

（3）高分子树脂类：如聚乙烯醇、聚苯乙烯等。吸附树脂通常是含有空腔或三维网状多孔立体结构的高分子聚合材料,通过单体的变化或者单体官能团的化学改性可赋予树脂吸附选择性。聚乙烯醇表面富含活性羟基,具有优良的水溶性和血液相容性;聚苯乙烯树脂的力学强度较高,不易被氧化,对血液中小分子毒素吸附能力较好。

3. 按配基分类

(1)选择性吸附:选择性吸附剂是针对特定的致病物质进行吸附,配基包括蛋白 A、短肽、DNA、抗人免疫球蛋白多抗等。蛋白 A 是在金黄色葡萄球菌的细胞壁上发现的一种表面蛋白,通过与免疫球蛋白 Fc 区域特异性结合,甚至与人类 VH3 蛋白质家族的 Fab 区域结合,使免疫球蛋白失去作用,常用于制备免疫吸附剂,清除自身免疫性疾病患者体内的过量抗体或抗体复合物。蛋白 A 免疫吸附是最常见的选择性免疫吸附技术,在国内(康碧尔©,康盛生物)和国外(Immunosorba©,费森尤斯)都已经应用于临床治疗。尽管目前的大分子偶联技术已经能够使蛋白 A 配基稳定连接在固相载体上,基本避免了由于配基脱落引发的免疫反应问题,但是价格昂贵的蛋白 A 配基仍会极大地提高治疗成本,从而限制了临床大规模使用。短肽仿生配基是通过分析天然蛋白配基–目标蛋白的结合模式或目标蛋白的潜在活性结合位点而设计,能够特异性结合目标蛋白的多肽,模仿蛋白 A 抗体结合功能的多肽配基因价格相对低廉,降低了治疗成本,目前在欧洲已用于临床治疗。

(2)非选择性吸附:非选择性吸附剂可以清除血液中的许多物质,其中一些物质与致病过程没有必然联系,配基包括多黏菌素 B、磺化葡聚糖等。多黏菌素 B 是由多黏芽孢杆菌产生的一组多肽类抗生素,对铜绿假单胞菌、大肠埃希菌、克雷伯杆菌及其他种类的革兰阴性菌有抑制作用。固化后的多黏菌素 B 可以通过与内毒素上脂质 A 的磷酸基团静电结合,破坏阴性菌的细胞膜,从而使细菌失活,达到治疗的目的。磺化葡聚糖常用来移除血液中低密度脂蛋白(LDL),还可以吸附抗 dsDNA 抗体、过敏毒素等。

4. 按吸附方式分类

(1)全血吸附:是血液直接接触吸附材料的一种血液净化方式。不需要特殊装置,操作简便,但血细胞成分与吸附材料直接接触,须留意血细胞成分是否被破坏。

(2)血浆吸附:是将血浆成分从血液中分离出来,然后将分离后的血浆进行吸附的一种血液净化方式。需要特殊装置,管路连接相对复杂,但可以避免因血细胞成分与吸附材料接触带来的不良反应。

随着血液净化技术的不断发展,吸附在中大分子毒素清除以及脓毒血症的治疗中发展迅速,血浆吸附等相关吸附技术在自身免疫相关疾病及生命支持方面也获得可靠的循证支持。随着材料的进步、生物相容性的不断提高,针对病症个体化的靶向吸附材料或技术,可作为临床治疗的重要补充,是近年来的研究热点,应用前景广泛。

四、离心分离

离心分离利用红细胞、白细胞和血浆比重不同的原理,实现血液不同组分的分离清除。利用离心分离的血液净化疗法,主要用于血浆成分的清除(如血浆置换)、血细胞成分的清除(如白细胞清除)、成分献血,另外还用于采集外周血干细胞等。

五、小结

弥散、对流及吸附是清除溶质的基本机制,超滤则是清除溶剂的基本机制,其中没有超滤就没有对流，对流是伴随超滤发生的。弥散、对流、吸附均可单独发生，也可在同一治疗模式中同时进行，例如在使用具有吸附作用的滤过膜进行 CVVHDF 治疗时，则同时采用了弥散、对流及吸附清除溶质，吸附主要发生在治疗初期，会影响到弥散和对流的效果。此外，弥散与对流两者的结合并不等于简单叠加，弥散与对流之间的相互作用比较复杂，超滤后血流量的下降可导致弥散清除率下降，同样，由于溶质浓度下降可导致对流清除率下降。因此，总的清除率小于对流及弥散清除之和。

传统观念认为，弥散对血液中的小分子物质清除效果好，而对流对中大分子物质清除效果好，对小分子物质清除效果不好。实则对于小分子物质而言，弥散系数和筛选系数均接近1，因此对流与弥散清除小分子的能力实际上是相当的。但由于在实际临床上间歇血液透析常采用 20~30 L/h 的透析液速率，而血液滤过仅采用 1.5~2 L/h 的置换液速率，两者的治疗剂量相差较大，故容易产生弥散较对流清除小分子溶质能力强的错觉，实际上弥散和对流清除小分子物质的能力是一样的，清除中大分子存在差别。吸附则能够弥补弥散和对流清除不了中大分子物质的缺陷。

参考文献

［1］付平.连续性肾脏替代治疗［M］.北京：人民卫生出版社，2016.

［2］李佳文.新型吸附膜及其血液净化应用研究［D］.杭州：浙江大学，2020.

［3］徐堃.聚偏氟乙烯接枝氨基酸亲和膜及其内毒素脱除研究［D］.杭州：浙江大学，2010.

［4］Matsuki Y, Suzuki K, Kawakami M, et al. Adsorption of anaphylatoxins from the plasma of systemic lupus erythematosus patients using dextran sulfate cellulose columns［J］. Journal of Clinical Apheresis, 1998, 13(3)：108-113.

［5］Suzuki N, Otuka I, Harada T, et al. Preferential Adsorption of Cationic Anti-Dna Antibodies with Immobilized Polyanionic Compounds, Dextran Sulfate［J］. Autoimmunity, 1994, 19(20)：105-112.

［6］叶超，巩前明，卢方平，等.中分子毒素在碳纳米管上的吸附［J］.物理化学学报，2007(09)：19-22.

［7］王虹，袁直，刘晓航，等.尿毒症中分子毒物吸附剂的研究-II 交联剂链长对壳聚糖树脂吸附性能的影响［J］.中国科学：化学，2001，31(4).

［8］刘贻声，张林，洪良通，等.血液灌流器吸附材料研究进展［J］.中国医疗器械信息，2014(8)：15-20.

［9］Yokoyama S. Selective removal of low density lipoprotein by plasmapheresis in familial hypercholesterolemia［J］. Arteriosclerosis, 1985, 5(6)：613-622.

［10］Matsuki Y Suzuki K, Kawakami M, et al. Adsorption of anaphylatoxins from the plasma of systemic lupus erythematosus patients using dextran sulfate cellulose columns［J］. Journal of Clinical Apheresis, 1998, 13(3)：108-113.

［11］Suzuki N, Otuka I, Harada T, et al. Preferential Adsorption of Cationic Anti. Dna Antibodies with Immobilized Polyanionic Compounds, Dextran Sulfate［J］. Autoimmunity, 1994, 19(2)：105-112.

［12］Samuelsson G. Extracorporeal immunoadsorption with protein A. Technical aspects and clinical results［J］. Journal of Clinical Apheresis, 2001, 16(1)：49-52.

［13］Hober S, Nord K, Linhult M. Protein A chromatography for antibody purification［J］. Journal of Chromatography B, 2007, 848(1)：40-47.

［14］Roque ACA, Gupta G, Lowe CR. Design, Synthesis, and Screening of Biomimetic Ligands for Affinity Chromatography［A］. E. D. Zanders. Chemical Genomics：Reviews and Protocols［M］. Totowa, NJ：Humana Press, 2005：43-62.

第三章

重症血液净化血管通路

第一节　重症血液净化血管通路的选择

目前尚无绝对理想的血管通路类型，我国维持性血液透析患者主要的血管通路类型有动静脉内瘘（包括自体动静脉内瘘跟移植物动静脉内瘘）和深静脉导管。由于大部分重症患者需紧急行血液净化治疗，而且是基于急性危重病状态而选择的暂时性血液净化措施，因此深静脉导管是重症血液净化最常用的血管通路。

一、治疗时间对血管通路选择的影响

血液净化导管分为带隧道和涤纶套的导管（或称长期血液净化导管）和无隧道和涤纶套的导管（或称临时血液净化导管）。临时血液净化导管从置管部位来看主要分为颈部静脉置管、股静脉置管。《中国血液透析用血管通路专家共识（第2版）》建议，颈部静脉临时血液净化导管原则上使用不得超过4周，如果预计需要留置4周以上，则应当采用长期血液净化导管。股静脉临时血液净化导管原则上不超过1周，长期卧床患者可以视情况酌情延长至2~4周。长期血液净化导管置管操作较临时血液净化导管复杂、费事、费用高、并发症多，重症患者往往需紧急行血液净化治疗，所以多选择临时血液净化导管。

二、血液净化导管置管部位的选择

《中国血液透析用血管通路专家共识（第2版）》建议，临时血液净化导管置管部位优选次序如下：①右颈内静脉；②左颈内静脉；③股静脉（肾移植的患者建议首选左股静脉）；④锁骨下静脉，注意避免在已经或计划制作内瘘肢体同侧留置锁骨下静脉导管。

长期血液净化导管置管部位选择顺序依次是：右颈内静脉、右颈外静脉、左颈内静脉、左颈外静脉、锁骨下静脉或股静脉。有技术条件且上述血管资源耗竭时，也可选择 DSA 引导下无名静脉或上腔静脉穿刺置管或超声引导下髂外静脉穿刺置管。建议只有确定右侧颈部静脉资源耗竭、或右侧置管无法完成时，才使用左侧颈部静脉留置导管。与右侧颈部静脉相比，左侧颈部静脉留置导管更易发生导管功能不良和中心静脉狭窄。与股静脉相比，在锁骨下静脉留置长期血液净化导管具有更好的通畅率和更低的感染率。

重症患者血液净化导管的置管位置往往需要考虑到个体化因素。如血管存在血栓或动脉瘤等局部异常；同步或现在有放置漂浮导管或 ECMO 置管需求；患者躁动或因呼吸困难，易

发生气胸并发症，不建议行颈内静脉和锁骨下静脉，而改用股静脉置管；避免在皮肤受损、感染等部位置管；避免选择曾经多次穿刺或血栓形成风险大的血管等。

三、血液净化导管的分腔与形状的选择

血液净化导管按管腔的数量分为单腔导管、双腔导管和三腔导管三种，绝大多数重症患者使用双腔或三腔血液净化导管。双腔血液净化导管的好处是减少感染的机会，可用于血流动力学稳定、且不伴有脑水肿和肺水肿的患者。如果患者需要监测中心静脉压，则需要额外放置中心静脉导管。

重症患者对容量的耐受空间缩窄，血液净化时可通过监测中心静脉压等指标来评估容量。三腔血液净化导管的第三腔除了增加输液通路外，更重要的是可方便监测中心静脉压。如果患者存在血流动力学不稳定、急性肾损伤、合并脑水肿、肺水肿，或需要较多输液通路（如枸橼酸抗凝），行血液净化治疗时宜选用三腔血液净化导管，其优势是减少第二根中心静脉导管穿刺并发症的发生。

颈内静脉置管时可考虑使用尾端弯头导管（鹅颈血液净化导管），以减少导管对患者头颈部活动的限制。

四、血液净化导管的长度与外径的选择

临时血液净化导管右颈内静脉通常选择长度在 12~15 cm 的导管，左颈内静脉选择 15~19 cm 的，股静脉需要选择 19 cm 以上的导管。长期血液净化导管右颈内静脉通常选择 36~40 cm 的导管，左颈内静脉选择 40~45 cm 的导管，股静脉应当选择 45 cm 以上的导管。

临床上，重症患者行血液净化的导管外径通常在 11~14Fr，以 12Fr 导管最常用；若使用三腔血液净化导管，则选择管径大 1Fr 的导管。高容量血滤治疗时宜使用 13~14Fr 的导管，以保证较高的血流量。

第二节　重症血液净化临时血管通路的维护

一、临时血液净化导管护理要点

1. 观察导管的固定情况，查看导管刻度，防止导管脱出。

2. 保持导管通畅，根据患者情况定时封管，操作时严格无菌操作，敷料污染随时换药，保持清洁、干燥。

3. 注意观察置管口有无红、肿、热、痛等感染征象，预防感染。

4. 密切观察置管肢体周径、皮温、搏动情况，防止血栓形成。

5. 不建议作为静脉输液通道；如不需使用，应尽早拔除，防止感染。拔除时要求充分压迫止血，至少压迫 10 分钟后纱布敷贴覆盖穿刺点，密切观察穿刺点出血情况，保持穿刺点密闭 24 h。

6. 如患者需带置管转出本科室，需向专科病房护士及家属详细交代注意事项，并记录。

7. 健康教育：操作前进行针对性解释，消除患者紧张心理，取得配合。告知患者管道留

置的必要性，防止意外拔管的发生。

二、临时血液净化导管的封管

1. 封管液的选择

对于没有枸橼酸盐使用禁忌的患者，无论是否合并活动性出血或高危出血风险，可采用4%枸橼酸钠溶液封管，动静脉管腔各推注封管液10 mL，下机时封管，治疗间歇期每8~24 h封管一次。对于没有肝素使用禁忌、且无严重出血的患者，可采用1000 U/mL浓度的肝素溶液封管，动静脉管腔各推注管腔容积量封管溶液，下机时封管，治疗间歇期每24~48 h封管一次。

合并导管内血栓形成的患者，建议每周1次使用1 mg重组组织型纤溶酶原激活剂(rt-PA)溶液封管；因患者经济条件等因素难以应用rt-PA时，可采用10万单位尿激酶溶液封管或20万~30万单位尿激酶静脉注射。对于血液高凝状态明显或存在血栓栓塞疾病高风险的患者，除外药物禁忌后，推荐给予抗血小板药物或低分子肝素作为基础治疗。发生导管感染、需要导管内使用抗菌药物时，推荐以4%枸橼酸钠作为基础抗凝药物；使用肝素溶液作为基础抗凝药物时，必须注意肝素与抗菌药物之间是否存在配伍禁忌。

2. 封管

消毒导管接头后，分别用5 mL注射器回抽导管动静脉端原有封管液及血液共2 mL，以"Z"字形推注在无菌纱布上检查是否有血凝块，如有血凝块，则需再抽2 mL推注在纱布上观察，重复2次仍有血凝块，则通知医生。动脉端需用20 mL注射器6 s无阻力回抽20 mL血液视为管路通畅，亦可采用1 s内回抽3~4 mL血液判断。脉冲法静推生理盐水10 mL冲净管路内血液。导管静脉端为回血端，推注生理盐水无阻力即视为管路通畅。管路不畅时应认真查找原因，严禁使用注射器用力推注导管腔。弹丸式注入封管液，封管液的量等于管腔容量。

三、临时血液净化导管敷料的更换

1. 敷料的选择及更换时间

应当尽量使用无菌透明、透气性好的敷料覆盖穿刺点，对高热、出汗、穿刺点出血、渗液的患者可使用无菌纱布覆盖。无菌纱布至少每48 h更换一次，无菌透明敷料每5~7天更换一次，当敷料变湿、松动、卷边、起水珠、明显污染、固定不合要求时立即更换。

2. 撕敷贴方法

0°或180°缓慢撕敷贴。

3. 消毒方法

酒精清洁血液净化导管及穿刺点周围皮肤上血渍、污迹后，络合碘消毒导管及局部皮肤三遍，消毒范围15 cm×15 cm。

4. 贴敷贴方法

以穿刺点为中心无张力垂放敷贴，高举平台法固定，从中心向两边轻轻捋平整块敷贴，边撕边框边压。

参考文献

［1］ 丁小强.连续性肾脏替代治疗临床规范［M］.北京：人民卫生出版社，2016.

［2］ 刘大为，杨荣利，陈秀凯.重症血液净化［M］.北京：人民卫生出版社，2017.

［3］ 付平.连续性肾脏替代治疗［M］.北京：人民卫生出版社，2016.

［4］ 陈香美.血液净化标准操作规程［M］.北京：人民卫生出版社，2021.

［5］ 王玉柱，张丽红.血液净化发展史—血管通路［J］.中国血液净化，2019，18(08)：513-516.

［6］ 金其庄，王玉柱，叶朝阳，等.中国血液透析用血管通路专家共识(第2版)［J］.中国血液净化，2019，18(06)：365-381.

第四章

连续性血液净化设备与血液净化器

第一节　连续性血液净化的设备

血液净化治疗离不开血液净化设备和血液净化器，血液净化设备的功能日益强大，实现了中文操作界面、更友好的人机对话方式、对集成模式的兼容等。目前各种血液净化设备均能够精准地控制置换液和超滤液的流量，具有完善的安全报警设施，充分满足临床一线的要求。目前，国内用于血液净化治疗的设备多为欧美日三国医疗公司的产品，主要有 Multifiltrate、Aquarius、Prismaflex、Diapact 和 IQ21 等机型，此外，一些国产机型也逐渐占领市场，如 SWS-5000。本节内容主要介绍 Multifiltrate、Prismaflex、Aquarius、SWS-5000 四种机型。

一、德国费森尤斯公司的 Multifiltrate

德国费森尤斯公司生产的 Multifiltrate 血液净化设备(图 4-1)，可灵活选择各种治疗方式及调整治疗参数；精确调整液体平衡，保证治疗的安全性；完全智能化设计，应用广泛。Multifiltrate 可以完成 CVVH、CVVHD/CVVHDF、SCUF 和血浆置换(PE)、血液灌流(HP)等多种治疗模式，血流量范围为 0~500 mL/min，最大置换液流量 9600 mL/h，能够满足成人和儿童治疗需要。

1. 优点

(1)液体进出系统分区设计，清洁区和污染区上下隔离，避免操作污染；

(2)内置两个独立的透析液和置换液加温系统，加热充分；

(3)最大支撑 24 L 置换液/滤过液的高精度天平，可同时挂两个 10 L 废液袋，治疗期间不用频繁更换废液袋；

(4)电器安全程度：是所有 CBP 设备中唯一达到 CF 级别(防心脏漏电类型)的，独特的后备电源可满足紧急待电治疗运行；

(5)灵活的耗材管路组件 Cassette 套装设计，操作方便，可自由选择滤器，满足临床多种治疗模式，分离式管路及多个侧支接口可根据临床需求使用；

(6)有追加置换液 100 mL/次的功能，可在低血压时进行临床补液，并进行液体总量平衡计算；

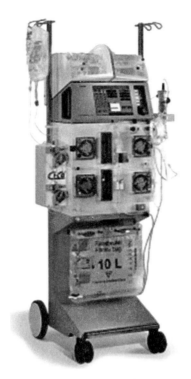

图 4-1 德国费森尤斯公司的 Multifiltrate

（7）独有的超滤预冲功能，彻底排净膜内外微小气泡；

（8）一体化 Ci-Ca 模块，整合枸橼酸泵和补钙泵，体外枸橼酸抗凝；

（9）超滤比率报警提示，可以防止后稀释时血液过分浓缩等不合理参数，保证治疗安全。

2. 缺点

（1）所有治疗模式变化需要断开管路，不同的治疗模式需要不同的专用管路；

（2）在治疗模式下，无法直接转换其他可选模式；

（3）较大的除气壶，易造成凝血；

（4）两个除气壶容积较大，不包括滤器的体外循环量达 160 mL；

（5）CVVHDF 模式下不可同时选择前后稀释治疗。

二、美国百特公司的 Prismaflex

美国百特公司的 Prismaflex（图 4-2）能为临床提供所有连续性血液净化技术治疗，是专为急性肾衰竭和多脏器衰竭的危重患者设计、方便医务人员操作的机型。可以完成 SCUF、CVVH、CVVHD 和 CVVHDF 及 PE、HP、高容量血液滤过（HVHF）等治疗。该机型有 5 个泵，分别是血泵、血泵前泵（PBP）、透析液/置换液 2 泵，置换液泵和废液泵。血流量范围在 10~450 mL/min，最大置换液流量 8000 mL/h。该机型配备有预装好的管路系统，其中包括一个不可拆卸的高通量滤器和液体管路。备有多种预装好的膜材各不相同的滤器管路系统可供选用。

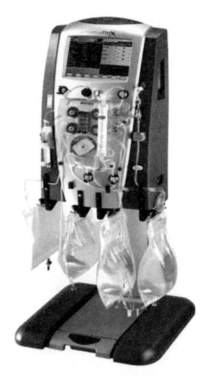

图 4-2　美国百特公司的 Prismaflex

1. 优点

（1）可实现在治疗过程中随时调节前后稀释比例，在 CVVHDF 模式下也可任意选用前稀释或后稀释；

（2）自带有第 5 个泵的设计，PBP 泵设计在血泵前，能够进行液体的分配，实现枸橼酸体外抗凝，一体化补钙管理；

（3）配有完备的自检功能，自动预冲和检查配套，空气彻底排尽，自动平衡透析液和置换液出入量，该机型流入管路在泵下方，有利于快速排出气泡。用户操作界面友好，全中文自动化操作功能，简单易懂；

（4）Prismaflex 软件通过泵秤反馈方式控制液体的流速，自动探测、确认设备间的连接，每个泵最大的误差范围为 30 g/h，一旦超出这一范围，将引发机器报警；

（5）配套加温仪加热方式灵活可调，设定温度范围 33℃~43℃，最小调整幅度为 0.5℃。加温仪可直接为静脉管路中的血液加温，内置多个热传感器，防止体外循环中血液被过度加热；

（6）体外循环血量小，多种滤器大小可以配合新生儿至成人的不同需要，最小滤器配套血液容量只有 60 mL；

（7）配备压力监测和智能报警系统，并提示解决方案。自动监测动脉压、静脉压、滤器压、滤出液压，自动计算、显示跨膜压和滤器下降压，自动计算滤过分数及超滤率，自动提示滤膜性能下降、堵塞和滤器堵塞，有效监视滤器性能；

（8）配套各类规格高性能 AN69 系列血滤器, 能清除血液内细胞因子等炎症介质, 并能结合肝素减少凝血的发生;

（9）独有的无气血界面, 无停滞无效腔, 自动调节液面的静脉壶设计, 最大程度帮助减低触发凝血产生的原因, 增加管路使用寿命。

2. 缺点

（1）Prismaflex 常规不提供后备电源;

（2）无法对置换液或透析液进行加热;

（3）滤器及管路不便拆卸分离, 不便进行杂合式血液净化治疗。

三、美国 Edwards 公司的 Aquarius

Edwards 公司的 Aquarius（图 4-3）能够完成 CVVH、CVVHD、CVVHDF、SCUF、PE 和 HP 等多种治疗模式, 以及执行 HVHF 治疗。血流量范围在 10~450 mL/min, 置换液流量范围 0~165 mL/min。Aquarius V6 RCA 具有 7 泵 4 称超高硬件配置, 在原有机型上增加了单独的枸橼酸泵及钙泵, 单独的枸橼酸称及钙称, 亦可选择枸橼酸联合肝素抗凝。

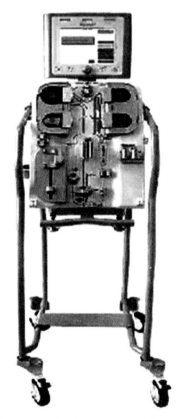

图 4-3　美国 Edwards 公司的 Aquarius

1. 优点

（1）有预装好的管路系统, 可根据临床需要自行选择适宜的滤器;

（2）预充程序简易, 自动进行, 再循环模式便于临床操作;

（3）有大面积双侧加热板装置，确保液体均匀高效加热；

（4）一套管路可满足所有治疗模式，治疗中可以切换治疗模式，滤器及管路易于拆卸分离，便于进行杂合式血液净化治疗；

（5）可执行前、后稀释或同时前后稀释等置换模式；

（6）机器有 2 个独立的秤，可选择多袋模式，延长换袋时间，能够实现准确连续的液体平衡管理；

（7）独特自动除气壶，可调节液面高低；

（8）可旋转显示屏，方便易用；

（9）非侵入式金属压力监测器，稳定耐用且杜绝气血界面；

（10）Aquarius V6 RCA 可显示平均交付剂量，有助于医生精准调控处方剂量。

2. 缺点

（1）仅在 CVVH 模式里可做前、后同时稀释，CVVHDF 只能选择后稀释模式；

（2）静脉壶容积较大，不包括滤器的体外循环量达 100 mL；

（3）枸橼酸模块仅可使用高浓度枸橼酸液；

（4）机器自检时间较长；

（5）清洁区和污染区混在一起，液体平衡误差大；

（6）卷管式平板加热系统，无自动关闭功能。

四、重庆山外山公司的 SWS-5000 血液净化设备

SWS-5000（图 4-4）是重庆山外山血液净化技术股份有限公司研发生产的新一代血液净化设备，该机型设有 5 个精密蠕动泵、1 个抗凝泵、4 个高精度称重计、2 个管路选择夹、高效能加热装置，适用于连续性肾脏替代治疗（CRRT）、血浆置换治疗（PE、DFPP、PDF）、全血/血浆吸附治疗（HP、PA、CPFA）、蛋白吸附治疗 10 余种血液净化治疗模式，是目前市面上功能最为强大的血液净化治疗设备之一。

1. 优点

（1）支持全面模式局部枸橼酸抗凝功能。所有模式均可采用枸橼酸抗凝，具有独立的枸橼酸输入泵和计量秤，可精确控制枸橼酸流量，实现枸橼酸、钙溶液自动比例推注；

（2）支持置换液双通道补入功能。碳酸氢盐可单独补入，无需外接输液泵；

（3）通过自动控制管路位置选择夹的状态，多种治疗模式或稀释方式一键切换，适应多种临床需求；

（4）CVVHDF 模式具有混合稀释功能；

（5）内置双面大容积的加热系统和置换液加温控制系统，加热效率高，液体控制温度精度高；

（6）多功能注射泵，可自动识别注射器型号，可使用 10 mL、20 mL、30 mL、50 mL 多种注射器；

（7）最大支撑 30 L 置换液/滤过液的高精度电子秤，可同时挂两个 10 L 废液袋、多袋置换液，治疗期间不用频繁更换液袋；

（8）开放式耗材、卡盘管路、能满足联合 ECMO 治疗，操作方便，可自由选择滤器，满足临床更多选择需求；

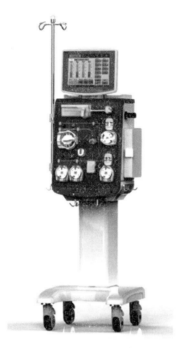

图 4-4　重庆山外山公司的 SWS-5000

（9）一键式的管路自动预充功能，操作方便，减少感染风险；

（10）一体化的连续性"配对"血浆滤过吸附；

（11）系统搭配超滤比率（二代滤过分数监测）报警提示，防止后稀释时血液过分浓缩等不合理参数，保证治疗安全。

2. 缺点

（1）无专用血液滤过器；

（2）泵管拆卸不方便；

（3）预充时间较长。

第二节　血液净化器

血液净化器不仅能实现清除水分或致病性溶质的目的，且选择不同材质及结构的膜材，会对血液净化治疗的效果产生不同的影响。血液净化器是血液净化治疗的核心部件，故临床治疗时如何选择合适的血液净化器对于治疗非常重要。血液净化器应具备以下要素：①良好的血液相容性；②无三致（致畸、致癌、致突变）反应；③良好的通透性、吸附性、机械强度，以及适当的孔径。随着科学技术的进步，血液净化材料也逐渐由非选择性向部分选择性或高选择性转化，且功能增加。根据物理形态和清除溶质原理的不同，目前可将血液净化器分为膜式血液净化器和吸附式血液净化器两大类。

一、膜式血液净化器

(一) 概念

膜式血液净化器是指主要利用对流或弥散原理对溶质进行清除的血液净化器,常见的膜式血液净化器包括:透析器、血滤器、血浆分离器、血浆成分分离器等。

一般而言,血液透析(HD)过程中使用的过滤器称为透析器。透析器主要利用半透膜的原理,膜的内侧和外侧分别流经患者的血液和透析液,两者在膜的两侧呈反方向流动,主要借助膜两侧的溶质浓度梯度,达到清除毒素和体内潴留的水分,同时补充体内所需物质的目的。

血液滤过(HF)过程中使用的过滤器称为血滤器。HF 是通过血泵或患者自身的血压引出血液流经滤器,在跨膜压的驱动作用下,利用对流和超滤的原理,清除致病溶质及水分,以达到血液净化的目的。血滤器是在透析器的基础上发展而来的。HF 对滤器要求较高,某些高通量的透析器也可以用于血液透析滤过的(HDF)治疗。

(二) 膜材料

膜是透析器/血滤器最重要的部分,膜材料是影响血液净化治疗效果的关键因素之一。膜是一种以浓度差或压力差为推动力的分离膜。根据分离的溶质颗粒直径大小,要求膜上有相适应的、孔径均匀的微孔。膜孔径在 1 μm 以下的、由有机高聚物制成的均质膜是一类不带电荷的多孔膜,目前主要用于血液净化治疗的为纤维素膜。常用的膜制备材料有铜氨法再生纤维素、醋酸纤维素、聚丙烯腈、乙烯-乙烯醇共聚物以及聚甲基丙烯酸甲酯、聚砜、聚丙烯酰胺等。

膜材料的理化特性影响透析和滤过的效果。膜形态类似海绵状,其横断面结构主要包含分隔层和支撑层。依据分隔层与支撑层比例,膜形态分为对称型和非对称型,也可以是不规则型。目前临床应用的合成膜多为非对称型。膜的物理特性、生物相容性均与自身的微结构和宏观结构相关。微结构涉及分子水平上的特征,如侧链的化学修饰、膜孔隙度、膜厚度等。宏观结构是指超越分子水平层面上的特性包括膜表面积、膜孔密度、中空纤维结构与形态、灭菌技术等。理论上若满足最佳的透析/滤过性能,膜的结构应符合如下要求:①尽可能薄的分隔层;②高孔隙度;③膜孔径分布窄;④最大膜孔径不应超过一定限度,使相关蛋白丢失最小;⑤良好的生物相容性,减少蛋白吸附。

膜式血液净化器的膜根据不同的生产原料可分为三类,即未修饰的纤维素膜、改良或再生纤维素膜和合成膜,三类膜在生物相容性、水通透性、毒素清除方面均有较大区别,膜材料性质对比见表 4-1,常见膜材料及其特性见表 4-2。

表 4-1　膜材料性质对比

	纤维素膜	改良纤维素膜	合成膜
原材料	纤维素	纤维素衍生物	高分子聚合物
特性	带有大量羟基	对羟基的各种改性	对多聚物的物化变化

续表4-1

	纤维素膜	改良纤维素膜	合成膜
亲水性	亲水性强	亲水性弱	较强的疏水性
对称性	对称	对称	不对称
超滤率	低	适中	高
补体活性	多	较多	少

1. 未修饰的纤维素膜

包括铜仿膜,双醋酸纤维素膜。由于纤维素类膜原料来源丰富,价格低廉,性能良好,具有一定的机械强度,对水有良好的透过性,能有效清除小分子物质,如尿素氮、肌酐等,在血液净化用膜的发展史上一度占据着主导地位。但这类膜的主要缺点为生物相容性差,无吸附作用,中分子物质的清除能力差,长期应用易产生并发症,未经修饰的一代产品已逐渐淘汰。目前临床上使用的多为表面处理后的铜仿膜,以改善生物相容性及减少补体激活。

2. 改良或再生纤维素膜

包括血仿膜,三醋酸纤维素膜。血仿膜较铜仿膜生物相容性好,清除小分子毒素的能力增加。而三醋酸纤维膜更具有清除中分子毒素的能力。

3. 合成膜

包括聚丙烯腈膜、聚酰胺膜、聚甲基丙烯酸甲脂膜、聚碳酸脂薄膜、聚砜膜、聚醚砜膜等。与纤维素膜相比,合成膜对中等分子物质的去除能力更强,生物相容性更好,同时有优良的耐菌、耐有机溶剂等特性。目前在临床上广泛应用于血液净化治疗。

(1)聚砜膜:聚砜膜是一种机械性能优良的膜,其能满足各种血液净化模式(低通量透析、高通量透析、在线透析滤过等)下清除溶质和水的需求。聚砜中空纤维膜具有膜薄(<40 μm)、内层孔隙率高、膜孔规则且无致密外层的特点,因而有较好的溶质清除性能,能够有效清除不同分子量的毒素,尤其是对中分子毒素的清除。其化学特性及微结构可有效阻止透析液中的内毒素反渗;膜的疏水性和所带电荷可吸附炎症介质,清除内毒素。聚砜膜有良好的热稳定性,能耐受蒸汽消毒,避免了化学消毒的弊端,蒸汽消毒的聚砜膜已经成为目前市场主流的膜材料之一。

(2)聚醚砜膜:聚醚砜和聚砜材料同属聚芳砜家族高分子材料,由于聚醚砜分子结构中的氧醚基团取代了聚砜分子中的异丙基,分子结构更简单,因此聚醚砜材料的性质更稳定,而且其分子中不含双酚A结构,避免了双酚A的致癌、致畸和生殖毒性等,使用更安全,其耐热性、机械耐力、亲水性也都优于聚砜。新一代的聚醚砜采用表面活性处理技术,通过调节膜疏水性孔附近的电荷,使膜的内表面对血液中的蛋白形成一定程度的"点排斥",可以明显减少蛋白吸附,使治疗进行过程中膜溶质清除能力逐步下降的现象得到改善。也可将肝素共价结合到聚醚砜表面,既保持了聚醚砜的力学性能,又提高了膜的抗凝性能。

(3)聚甲基丙烯酸甲酯(PMMA):1973年东丽株式会社开始开发PMMA中空纤维透析器的工作,将两种PMMA溶于二甲基亚砜(DMSO),而后加热到110℃,在溶胶状态下进行纺丝,冷却后溶胶恢复为凝胶状态,然后再浸渍在水中。由于DMSO与水可以任意比例混溶,凝胶中溶剂DMSO逐渐被水所置换,形成孔穴,得到透析性能良好的PMMA中空纤维。然而这类膜的渗水性能太高，不宜用于 HD，后来又发展了和纤维素共混的 PMMA 膜，这是世界上第一个用于临床的高分子材料合成的中空纤维透析器。通过使用不同的添加剂还可以制成带负电荷的 PMMA 膜，带上负电荷后使膜具有吸附能力，尤其是吸附分子量较大的碱性蛋白。PMMA 膜对 β₂ 微球蛋白及其他分子量超过滤器 5 kDa 的物质有较强的吸附清除能力，而聚砜膜不具备这种性能。

（4）聚丙烯腈膜：由于聚丙烯腈与单体丙烯腈互不相容，使聚丙烯腈易于提纯，这有利于它用于体外循环和血液净化。同再生纤维素膜相比，聚丙烯腈膜对中分子物质的清除能力更强，超滤速率是前者的几倍，同时有优良的、耐有机溶剂的特性，但其存在膜脆、机械强度差、不耐高温消毒等缺陷。随着工艺的不断改进，如日本东丽公司采用相对分子量为 20 kDa 的聚丙烯腈制备中空纤维膜，使其机械强度有明显提高，可耐反复冲洗，从而提高了膜组件的使用寿命。

（5）聚丙烯腈-甲基丙烯磺酸钠膜（AN69）：AN69 膜是由丙烯腈与甲基丙烯磺酸钠共聚而制成的高渗透性膜。丙烯腈及甲基磺酸共聚钠水凝胶膜材料具有强大的弥散、对流和吸附能力。与多数合成膜不同，AN69 膜是亲水性膜，大量的磺酸基团吸引水分子形成了一个特殊水凝胶结构，使弥散性和渗水性能得到提高。AN69 膜的显微结构和化学组成使其能大量吸附低分子量蛋白质，对碱性蛋白具有较高的特异吸附能力，与其他膜材料吸附蛋白主要为疏水和静电吸附不同，AN69 膜磺酸基团的离子，具有对等电点>7（即许多炎症介质）蛋白吸附的特异性，含有后溶酶体的蛋白也一样可被特异性吸附，而且磺酸基团分布在整个 AN69 结构内，可以保持长时间稳定的吸附能力。高亲水性、广谱溶质清除能力、独特的吸附能力及良好的生物相容性使其广泛应用于临床。

AN69-ST 膜是在 AN69 基础上开发出来的经表面修饰处理的新一代膜，其表面带电阴离子碱酸盐基团被阳离子生物聚合物聚乙烯亚胺中和。该膜可降低高分子量激肽原（HMWK）的吸附容量，从而减少 HMWK 在接触激活后引起的内源性凝血级联反应。由于带负电荷的肝素与膜表面带正电荷的阳离子聚合物结合，使 AN69-ST 膜具有非常强的肝素吸附能力，增强了其抗凝能力以及外表面对细菌产物的吸附能力，这可能可以减少高出血风险患者全身肝素化的用量，甚至可做到无肝素透析，但其临床效果还有待进一步研究和评价。

AN69-Oxiris 膜是在 AN69 膜的基础上采用多层线性 PEI 阳离子聚合物处理，不仅将预嫁接肝素成为可能，更由于强化的 PEI 结构，能够在滤过清除的同时通过离子键吸附表面为负电荷的内毒素。表面预嫁接肝素具有对抗凝酶Ⅲ特异性的亲和力将其吸附在表面，通过凝血酶-抗凝血酶逆转程序激活抗凝血酶活性。这成为高出血风险或无肝素抗凝患者的一个优势膜材选择。AN69-Oxiris 膜在保持 AN69 与 AN69-ST 的吸附能力同时，增加了吸附内毒素功能，不同膜材的吸附特点，参见表 4-3。体外研究发现，Oxiris 吸附炎症因子与 CytoSorb 吸附柱（细胞因子吸附柱）无显著差异，均高于多黏菌素 B（PMX）吸附柱；Oxiris 吸附内毒素能力与 PMX 无显著差异，均高于 CytoSorb 吸附柱。临床上将越来越多的具有吸附功能的膜材运用于脓毒血症患者的治疗，以吸附炎症介质及内毒素。临床研究显示，对于高内毒素血症患者，Oxiris 可显著降低患者体内内毒素及炎症介质，降低患者病死率；同时，多项临床研究显示 Oxiris 可改善脓毒症患者血流动力学，减少血管活性药应用、提高平均动脉压，从而改善组织灌注，改善器官功能，降低 SOFA 评分。

表 4-2　常见膜材料及其特性

分类	膜材料	通量	主要特性
纤维素膜	铜仿膜	低	由铜氨纤维制成，壁薄，亲水性高，小分子毒素清除能力强，但生物相容性差，中分子毒素清除能力低
	双醋酸纤维素膜	低	与铜仿膜比较，尺寸稳定，膜面光滑，可高温消毒
改良纤维素膜	血仿膜	低	与铜仿膜相比，生物相容性提高，小分子清除能力高
	三醋酸纤维素膜	高	超滤率高，可清除中小分子毒素，生物相容性较好
合成膜	聚砜膜	低、高	机械性能优良，膜薄，生物相容性好，溶质透过性高，中分子毒素清除率高，残血量少
	聚碳酸酯膜	低	尿素，维生素 B_2 和水的透过率均高于改良纤维素膜，机械强度高
	聚酰胺膜	高	生物相容性高，对中分子物质的清除率高
	聚醚砜膜	高	与聚砜膜相比，亲水性和耐热、耐腐蚀性能更高，与强氧化剂接触时，不产生甲基自由基
	聚丙烯腈膜	高	超滤率高，可清除中小分子毒素和 β_2 微球蛋白，可吸附毒素，缺点为膜脆，机械强度差，不耐高温消毒
	聚甲基丙烯酸甲酯膜	高	高吸附功能，生物相容性高，但对中分子物质的清除不足

表 4-3　不同膜材的吸附特点

膜材	特点
AN69-ST	高吸附膜，可吸附 HMGB-1，但不能吸附脂多糖
PMMA	高吸附膜，可吸附 HMGB-1 和脂多糖
AN69-Oxiris	高吸附膜，可多种炎症介质，同时可吸附脂多糖

(三) 膜的特性

1. 膜超滤系数与滤器超滤系数

膜超滤系数(K_{UF})指每单位压力和表面积的滤膜的透水性。它取决于膜的尺寸和孔的数量，公式计算如下：

$$K_{UF} = (Q_{UF}/TMP) \cdot (1/A)$$

其中，Q_{UF}：超滤率，TMP：跨膜压，A 是膜表面积。计量单位是 mL/(h·mmHg·m²)。提高或减少孔壁堵塞的治疗参数会导致 K_{UF} 发生变化。滤器超滤系数(DK_{UF})被定义为膜超滤系数(K_{UF})和膜表面积(A)的乘积，计量单位为 mL/(h·mmHg)，公式计算如下：

$$DK_{UF} = K_{UF} \cdot A$$

一般认为膜超滤系数 $K_{UF} > 25$ mL/(h·mmHg·m²)的膜为高通量膜；$K_{UF} < 10$ mL/(h·mmHg·m²)的膜为低通量膜；K_{UF} 在 10~25 mL/(h·mmHg·m²)之间的膜为中通量膜。如根据孔径大小区分，高通量膜平均孔径为 2.9 nm，最大直径为 3.5 nm，低通量膜平均孔径为 1.3 nm，最大直径为 2.5 nm。透水性并不一定单指渗透溶质，这在很大程度上取决于膜孔

的密度、平均孔径和孔隙分布等结构。因此,"高通量膜"和"高渗透膜"这两个术语不可互换。

2. 溶质转运面积系数

溶质转运面积系数(K_oA)代表整个滤过膜提供清除溶质通过滤器表面的弥散能力。它与单位膜面积的溶质通量(K_o)和膜表面积(A)相关。测量单位为 mL/min。K_oA 值可因透析过程中膜的渗透性或交换面积的损失而变化。

3. 膜筛选系数

筛选系数(SC)是超滤液中某种溶质的浓度(通过对流清除)与其滤器中的平均溶质血浆浓度的比值:

$$SC = C_{UF}/[(C_{PI}+C_{PO})/2]$$

其中,C_{UF}:超滤液溶质浓度,C_{PI} 和 C_{PO} 分别代表滤器入口和出口的血浆溶质浓度。准确地测量 SC 只能在膜两侧没有弥散梯度的情况下进行。因为膜特性的变化,SC 的测量值在治疗期间可发生变化。该公式通常简化为:

$$SC = C_{UF}/C_P$$

其中,C_{UF}:超滤液溶质浓度;C_P:血浆溶质浓度。

4. 截留值

最大截留分子量是指能被膜滤过的溶质的最大分子量,大于最大截留分子量的溶质不能被滤过。最大截留分子量与透析器/滤器膜最大的孔径范围有关。

2016 年,NenM 等重症医学和肾病学专家对 RRT 相关术语达成共识,对滤器/透析器的"截留值"进行了如下定义:对于一个特定的膜,截留值表示由膜阻挡的、最小溶质的分子量。考虑到膜孔径的正态分布,有统计意义的截留值被鉴定为 SC 为 0.1 的溶质分子量(即某溶质针对某种滤过膜的 $SC \geqslant 0.1$ 时,该溶质经滤膜清除才有临床意义)。对于一个特定的膜,溶质的滞留起始值为 $SC = 0.9$ 的溶质分子量(即某溶质的分子量为滞留起始值时,该溶质对于某种滤膜的 SC 为 0.9)。为了全面地理解滤器的膜特性,截留值和滞留起始值都应该纳入到临床的考虑范围内,从而能够评价每种膜的 SC 曲线特征。

(四) 常见的高性能滤器

1. 高通量滤器

$K_{UF} > 25$ mL/(h·mmHg·m²)的膜为高通量膜,而高通量膜的膜孔相对较大,最大截留分子量一般在 30 k~55 kDa。使用高通量膜的滤器称为高通量滤器。目前生产滤器的厂家较多,每个厂家生产的滤器特点不同,包括膜材料类型、膜面积、筛选系数、超滤率等,临床常用的高通量滤器见表 4-4。

表 4-4 临床常用的高通量滤器

名称	膜材料	膜面积(m²)	体外循环血量	最大截留分子量(kDa)
日机装				
PSHF400	聚砜	0.3	28	55

续表4-4

名称	膜材料	膜面积(m^2)	体外循环血量	最大截留分子量(kDa)
PSHF700	聚砜	0.7	53	55
PSHF1200	聚砜	1.25	83	55
金宝				
M60/ST-60 set	聚丙烯腈/改性聚丙烯腈	0.6	93(包含管路)	30
M100/ST-100 set	聚丙烯腈/改性聚丙烯腈	0.9	152(包含管路)	30
M150/ST-150 set	聚丙烯腈/改性聚丙烯腈	1.5	189(包含管路)	30
费森尤斯				
AV400S	聚砜	0.7	52	30
AV600S	聚砜	1.4	100	30
AV1000S	聚砜	1.8	130	30
贝朗				
Acute S	聚砜	1.0	59	55
Acute M	聚砜	1.5	90	55
Acute L	聚砜	2.0	113	55

2. 高截留量滤器

健康肾脏肾小球能滤过最大分子量接近65 kDa的物质,高通量膜对尿毒症毒素的清除有所增加,但不能完整复制肾脏的毒素清除功能,对中分子毒素及蛋白结合类毒素的清除仍非常有限,而这些毒素的滞留可引起一系列不良生物学效应,包括免疫应答功能受损、慢性炎症状态以及内皮细胞损伤。因此,需要增大膜通量以清除更多的中分子毒素和蛋白结合类毒素,有效截留分子量接近天然肾小球的高截留(HCO)膜因此受到关注。HCO膜是近年来血液净化领域的重要研究进展之一,其对大分子物质清除具有显著优势,临床应用逐渐增多。

高截留膜的含义是指膜的截留值接近于白蛋白的分子量,也称为超高通量膜或大孔径膜。使用高截留膜的血液滤过器称为高截留滤器。其膜孔径一般为8~10 nm,是高通量膜孔径(3~6 nm)的2~3倍,血浆分离器膜孔径(0.2~0.6 μm)的1/20。体外实验中,分子截留量为100 kDa(60 k~150 kDa),血液中为50 k~60 kDa(40 k~100 kDa)。目前市场上的HCO膜材料主要有聚醚砜/聚乙烯吡咯烷酮、聚苯乙烯、纤维素膜等,受制膜技术限制,膜孔径可能大小不一,部分膜孔径偏大,少量白蛋白(65 kDa)也会漏出,称为"尾巴效应"。因此评价高截留量滤器性能,主要依据其对一些大分子毒素的清除率和白蛋白丢失率两个方面。由于应用HCO膜治疗时,增加致病物质清除的同时白蛋白等物质丢失增加,因此,未来HCO膜能否在临床上广泛使用尚存在争议,还需要更多的大型RCT研究来证实。提高制膜技术使膜孔径分布更均一,在保证致病物质清除的同时减少白蛋白的等生理物质的丢失,这将是HCO滤器研究的关键。

(五)CRRT 透析器和滤器的选择原则

传统透析所应用的透析器通量较小,清除较大分子量溶质的效果差。而 CRRT 时常使用高通量透析器或滤器,在清除中、大分子溶质时具有优势。特别是进行 CVVH 或 CVVHDF 治疗时,必须选择血滤器才能满足治疗要求。而在进行 SCUF 或 CVVHD 治疗时,如以清除小分子物质和水分为主要治疗目的,也可考虑选择低通量膜的透析器。

其次,膜的面积与清除能力成正比。为了达到足够的治疗剂量,一般膜面积应超过 $1.0~m^2$。而在一些特殊情况,比如患者体型偏大,置换液流量需要大于 4 L/h,其膜面积则至少需要达到 $1.5~m^2$。如果不考虑增大膜面积带来的体外循环血量增加,使用较大膜面积滤器存在一定优势。

二、吸附式血液净化器

膜式血液净化器对大分子溶质、脂溶性高或与蛋白质结合的毒物的清除能力有限,且部分高性能膜材的吸附作用也存在局限性,无限制增加膜孔径来增加大分子清除并不现实。因此,为了弥补膜式血液净化器的不足,提高血液净化过程中毒物的清除率,近年来,吸附器已用于尿毒症、急性药物及毒物中毒、肝性脑病、脓毒血症等疾病的治疗。采用吸附材料,主要通过吸附原理进行溶质清除的血液净化器称为吸附式血液净化器。

在血液净化过程中,吸附剂与人血液直接接触,所以吸附剂必须满足如下要求:①对人体无毒、无过敏反应;②具有稳定的化学性能,与人体血液接触不发生任何化学变化;③吸附剂颗粒具有稳定的几何尺寸,不发生形变;④具有较好的机械强度,不易破碎,不脱落颗粒;⑤优良的血液相容性。临床上常见的吸附剂类型有:

(一)活性炭吸附剂

活性炭是一种多孔性高比表面积吸附剂,由某些动、植物材质经高温炭化、活化过程制成。活性炭来源广泛易得,价格便宜,于 20 世纪 60 年代开始普遍用于临床抢救急性药物中毒、尿毒症、肝性脑病患者。但是,活性炭的颗粒形状不规则,机械强度较差,一经磨擦容易脱落炭粒,造成微细血管栓塞,限制了其临床应用。为了完善活性炭在临床上的应用,国内外近些年来开展了对活性炭的成形技术、使用方式和提高其吸附性能的研究,并取得了较快的进展,陆续出现了亲水凝胶、高分子材料包膜的活性炭、含炭纤维、炭膜以及炭纤维织物等各种形式的医用活性炭吸附剂。

活性炭的特点是,吸附具有广谱性,尤其对许多水溶性极性物质具有很好的吸附性能,吸附速度快、吸附容量高,但吸附选择性低,不能有效地吸附清除与蛋白结合的大分子有毒物质,比较适合用于吸附低分子质量的有毒物质。

(二)炭化树脂

20 世纪 80 年代初研发出人工合成活性炭,即炭化树脂。炭化树脂是将球形合成树脂经过中温预烧,500℃~800℃无氧高温碳化,通入水蒸气活化后得到的产物。炭化树脂基本结构骨架与活性炭近似,对水溶性的极性物质具有很好的吸附性能,属于广谱性吸附剂。炭化树脂呈球形,表面光滑,比表面积可达 1000~1600 m^2/g,在结构和吸附性能上兼具吸附树脂和活性炭二者的特点，尤其对小分子物质如巴比妥、苯巴比妥、安眠酮、肌酐、尿酸等都具有较好的吸附效能。

炭化树脂的显著特点是具有较高的机械强度，不易脱落颗粒，易于用亲水材料包膜，克服了一般活性炭的微粒脱落、血液相容性差、需要包埋或包膜的缺点，而且孔径大小、分布均可控制。

(三) 吸附树脂

吸附树脂在 1970~1971 年用于血液灌流。吸附树脂具有一定的物理结构，包括树脂的比重、密度、强度、孔隙率、孔径、比表面积等物理性能。实际应用中，强度、孔径和比表面积是衡量树脂性能的主要标志。

吸附树脂以吸附作用为其使用特征，吸附树脂不带离子交换基团，使用过程中不发生离子交换反应。其特点包括：①可以人为地控制化学结构、孔径、比表面积，使其能选择性吸附；②可以再生，针对被吸附物质的结构和性质可以用合适的洗脱剂，将被吸附物质洗脱，洗脱后树脂可以重复循环使用；③吸附树脂都是交联网状结构，绝大多数都是通过 C-C 键、C-H 键构成，不易发生降解，具有很好的化学稳定性，并具有较好的耐辐射性能，通常可以用辐射和高温进行消毒；④机械强度好，合成吸附树脂为球形交联共聚物，形状规则，不易脱落颗粒。

(四) 离子交换树脂

离子交换树脂在医学领域的应用开始于 20 世纪 40 年代。由于治疗过程中与血液中电解质发生交换反应，破坏血中的电解质平衡且对血小板破坏严重，导致离子交换树脂在血液灌流方面的应用受到了限制。直至 20 世纪 70 年代，日本学者对 BR601 用高分子材料包裹，提高了生物相容性，使离子交换树脂成功应用于临床。目前离子交换树脂在临床上主要用于高胆红素血症的吸附治疗，常见厂家有日本旭化成医疗(BRS-350)、可乐丽医疗(BL-300)、国内珠海健帆(BS-330)和爱尔公司(AR-350)，其所用医用级胆红素吸附剂均为高分子材料包埋后的离子交换树脂。

离子交换树脂是一类带有可离子化基团的三维网状交联聚合物，包括中性、阴离子、阳离子交换树脂。主要原理是根据同电荷相斥、异电荷相吸的原理，对带相反电荷的分子进行吸附。但是离子交换树脂具有选择性低、有效期短、吸附效率低的特点。

(五) 多糖类

属于天然高分子材料，如琼脂糖、壳聚糖和纤维素等，具有良好的生物相容性，被广泛用于临床研究中。多糖类既可作为吸附的载体，也可通过自身修饰成为较好的选择性吸附剂。壳聚糖被认为是吸附应用中最有前途和适用的材料之一，主要优点是其化学结构中存在可调位置，通过修饰改变可增强稳定性及吸附力。其中羧甲基壳聚糖及其衍生物增强了水溶性，提高了溶解度和生物利用度。四川大学华西医院团队成功地制备了基于羧甲基壳聚糖的交联磁珠用于从全血中选择性去除低密度脂蛋白胆固醇，而高密度脂蛋白胆固醇的浓度几乎不受影响。将壳聚糖与京尼平交联并以纳米/微球形式的新型生物聚合物材料，有可能作为人冠状病毒 NL63(HCoV-NL63)吸附剂。

（六）免疫吸附剂

免疫吸附剂的研究开始于 20 世纪 50 年代，它是利用高度特异性的抗原抗体或有特定物理化学亲合力的物质(配基)结合在吸附材料(载体)上，从血液中特异性地吸附并除去与免疫有关的致病因子，免疫吸附剂的研究主要集中在特异性吸附功能基的选择和载体骨架的合成上。被选用为免疫吸附剂配体的物质有蛋白 A、特定的抗原(DNA)、特定的抗体(抗人 LDL 抗体、抗人 IgG 抗体)、聚赖氨酸、色氨酸、苯丙氨酸等。被选用为免疫吸附剂载体的物质有琼脂糖凝胶、葡聚糖、二氧化硅凝胶、聚乙烯醇珠、树脂等。

免疫吸附剂的应用领域极广，目前已经开发出多款商业化产品。日本 Asahi Medical 公司研发的两款商品化免疫吸附剂 TR-350 和 PH-350，分别以色氢酸和苯丙氨酸为配基，以聚乙烯醇球作为载体进行结合制备而成，上述两种产品均是基于静电作用和疏水作用实现对抗乙酰胆碱受体抗体、类风湿因子、抗 DNA 抗体及其免疫复合物的特异性选择性吸附，是世界上最早开发出的非生物活性免疫吸附剂。1988 年，南开大学团队将 DNA 与火棉胶溶液包覆在碳化树脂上，用于治疗系统性红斑狼疮，使患者体内的抗 DNA 抗体及其免疫复合物明显减少。该成果获得中国及美国专利并实现产业化，即健帆生物的"DNA 免疫吸附柱"。2015 年，广州康盛生物科技股份有限公司成功地研发出国内首个也是目前全球唯一一个能应用于临床血液净化治疗的基因工程重组蛋白 A 免疫吸附产品。该产品入选了国家创新医疗器械产品目录，并已广泛应用于肾内科、风湿免疫科、神经内科等多个学科的自身免疫性疾病以及器官移植领域。

免疫吸附剂的特点是具有专一性，其载体和配基可以根据需要灵活设计，能够特定地吸附致病毒素，是一种新颖而有效的治疗自身免疫系统疾病的方法，免疫吸附剂因此具有"靶向"性吸附作用，在临床医学，特别是免疫治疗和免疫检测等方面具有良好的应用前景。然而，免疫吸附剂也存在一些问题，比如配基大多为生物活性物质，在原料供应、制备纯化、灭菌储存等方面还存在困难且成本较高，这些可能会影响其发展的速度，也是未来科研工作者需要关注的问题。

（七）应用于脓毒症领域的常见吸附器

随着吸附材料和包膜技术的不断改进，血液(浆)灌流及其衍生技术的应用逐渐成为脓毒症血液净化治疗时的附加选择。对于伴有急性肾损伤的脓毒症患者，连续性肾脏替代治疗能够清除促炎细胞因子和脂质炎性介质的能力有限。为此，提出了使用高容量血液滤过(HVHF)和高截留量(HCO)膜。目前的证据表明，相对于标准剂量血液滤过，HVHF 并不能降低患者的病死率。HCO 膜通过增加膜的孔径而增加细胞因子的清除，但同时也可引起清蛋白的过度丢失。以吸附剂为基础的血液吸附技术逐渐受到关注，为临床救治脓毒症提供了新的方向和途径。

1. 多黏菌素 B(PMX-B)

多黏菌素 B 属多肽类抗生素，可以与内毒素的脂质 A 结合，破坏细菌细胞壁，对铜绿假单胞菌、大肠埃希菌、克雷伯氏杆菌及嗜血杆菌等多种革兰氏阴性菌有抑制作用，但由于其具有严重的肾毒性及神经阻滞作用，限制了其静脉应用。利用其可与内毒素结合的特点，日本于 20 世纪 90 年代，率先研究出多黏菌素 B 吸附器(商品名 Toraymyxin，日本东丽公司)用以吸附内毒素。固定多黏菌素 B 的灌流除直接结合血液里的脂多糖外，尚可吸附单核细胞、中性粒细胞等炎性细胞。另外，还可清除细胞因子、凋亡因子，并减轻肾小管和肾小球细胞的凋亡，有利于纠正患者的免疫麻痹状态。

2. 细胞因子吸附柱（CytoSorb）

CytoSorb 是通过欧盟认证的全血吸附器，由美国 CytoSorbents 公司生产，适用于高细胞因子水平的患者。按结构不同主要包括 CytoSorb，CYT-860-DHP，Lixelle，CTR-001 和 MPCF-X 等类型，对炎性细胞因子（如 TNF-α，IL-1β，IL-6 和 IL-8）均具有出色的吸附率。CytoSorb 是由高生物相容性的多孔性聚乙烯基吡咯烷酮涂层的聚苯乙烯二乙烯基苯共聚物珠组成，是一种选择性吸附器，能通过疏水相互作用，静电吸引力，氢键和范德华力吸附细胞因子和炎症介质，但无法吸附内毒素。总表面积超过 40000 m^2，有效靶向分子量范围广，约 5 k~60 kDa。CytoSorb 能从血液中清除各种分子如促炎和抗炎细胞因子、胆红素、肌红蛋白、外毒素及药物，但因孔径依赖性吸附而不能捕获内毒素和 IL-10。

3. 树脂灌流器

HA380 灌流器是由我国珠海健帆生物科技股份有限公司生产，专为重症脓毒症患者所设计，吸附剂为经独特工艺处理的聚苯乙烯中性大孔树脂，吸附分子量范围为 5 k~60 kDa，主要清除患者体内中大分子炎症因子，如白介素，肿瘤坏死因子，降钙素原等中大分子毒素及脂溶性代谢产物，以控制炎症因子爆发，改善血流动力学，减少重要器官损伤及并发症。目前临床应用尚处于起步阶段，关于其临床效果多为病例分析及报道，还需大量 RCT 临床研究以证实效果。

4. 高性能滤器

AN69-ST 为非选择性高吸附膜，具有强大的结合高迁移率族蛋白 B1（HMGB-1）的能力。AN69-Oxiris 与 AN69-ST 相比，聚乙烯亚胺层的厚度增加 2 倍（此厚度可以吸附内毒素），第 3 层肝素的浓度增加 2 倍。AN69-Oxiris 为半选择性高吸附膜，在膜表面能吸附内毒素，而在膜内部的吸附是非选择性的。Oxiris 的商品名为百希瑞，2009 年在欧洲上市，2017 年在国内上市，并由四川大学华西医院开展了我国首例 Oxiris 内毒素吸附技术用于治疗感染性休克。Oxiris 的适应证已经扩展为需要肾脏替代治疗的高内毒素血症/高炎症介质血症的患者。

参考文献

［1］　付平. 连续性肾脏替代治疗［M］. 北京：人民卫生出版社，2016.

［2］　丁小强. 连续性肾脏替代治疗临床规范［M］. 北京：人民卫生出版社，2016.

［3］　刘大为，杨荣利，陈秀凯. 重症血液净化［M］. 北京：人民卫生出版社，2017.

［4］　王敏敏，廖嵩平. AN69 膜材料在血液净化领域的前世今生［J］. 中国血液净化，2019，18（05）：356-358+360.

［5］　Thomas M，Moriyama K，Ledebo L. AN69：Evolution of the world′s first high permeability membrane［J］. Contrib Nephrol，2011，173：119-129.

［6］　Yamashita AC，Tomisawa N. Membrane materials for blood purification in critical care［J］. Contrib Nephrol，2010，166：112-118.

［7］　Yamashita AC，Tomisawa N. Importance of membrane materials for blood purification devices in critical care［J］. Transfus Apher Sci，2009，40（1）：23-31.

［8］Chanard J, Lavaud S, Maheut H, et al. The clinical evaluation of low-dose heparin in haemodialysis a prospective study using the heparin-coated AN69 ST membrane[J]. Nephrol Dial Transplant, 2008, 23: 2003-2009.

［9］Schetz M, Van Cromphaut S, Dubois J, et al. Does the surface-treated AN69 membraneprolong filter survival in CRRT without anticoagulation? [J]. Intensive Care Med, 2012, 38: 1818-1825.

［10］Malard B, Lambert C, Kellum JA. In vitro comparison of the adsorption of inflammatory mediators by blood purification devices[J]. Intensive Care Med Exp, 2018, 6 (1): 12.

［11］Shum HP, Chan KC, Kwan MC, et al. Application of endotoxin and cytokine adsorption haemofilter in septic acute kidney injury due to Gram-negative bacterial infection[J]. Hong Kong Med J. 2013, 19(6): 491-7.

［12］Chang, TM, Malave, N. The development and first clinical use of semipermeable microcapsules (artificial cells) as a compact artificial kidney. Trans Amer Soc Artif Intern Organs, 1970, 16: 141.

［13］马育. 血液净化吸附剂研究进展[J]. 中国血液净化, 2006, 5(11): 783-785.

［14］于茜, 周建辉, 赵小淋, 等. 血液净化吸附材料的临床发展[J]. 中华肾病研究电子杂志, 2021, 10(03): 170-174.

［15］Shariatinia Z. Carboxymethyl chitosan: properties and biomedical applications[J]. Int J Biol Macromol, 2018, 120(Pt B): 1406-1419.

［16］Wang Y, Huang X, He C, et al. Design of carboxymethyl chitosan-based heparin-mimicking cross-linked beads for safe and efficient blood purification[J]. Int J Biol Macromol, 2018, 117: 392-400.

［17］Nassar RA, Browne EP, Chen J, et al. Removing human immunodeficiency Virus (HIV) from human blood using immobilized heparin[J]. Biotechnol Lett, 2012, 34(5): 853-856.

［18］Ciejka J, Wolski K, Nowakowska M, et al. Biopolymeric nano/microspheres for selective and reversible adsorption of coronaviruses[J]. Mater Sci Eng C Mater Biol Appl, 2017, 76: 735-742.

［19］姚丽娟. 血液灌流吸附剂的研究进展[J]. 离子交换与吸附, 2020, 36(05): 468-479.

［20］Hirano R, Hirata N. Immunoadsorption using Immusorba TR and PH[J]. Transfusion and Apheresis Science, 2017, 56(5): 661-665.

［21］Nakaji S. Hayashi N. Adsorption column for myasthenia gravis treatment. Medisorba MG-50[J]. Ther Apher Dial. 2003. 7(1): 78-84.

［22］刘贻声, 张林, 洪良通, 等. 血液灌流器吸附材料研究进展[J]. 中国医疗器械信息, 2014, 20(08): 15-20.

［23］潘鹏飞, 宋云林, 李文哲, 等. 血液吸附技术在脓毒症中的应用进展[J]. 重庆医学, 2019, 48(14): 2451-2454.

［24］Joannes-Boyau O, Honor P M, Perez P, et al. High-volume versus Standard-volume haemofiltration for septic shock patients with acute kidney injury (IVOIRE study): a multicentre randomized controlled trial[J]. Intensive Care Med, 2013, 39(9): 1535-1546.

［25］Borthwicka E M, Hill C J, Rabindranath K S, et al. High-volume haemofiltration for sepsis in adults [J]. Cochrane Database Syst Rev. 2017(1): CD008075.

［26］Rimmer E, Houston BL, Kumar A, et al. The efficacy and safety of plasma exchange in patients with sepsis and septic shock: a systematic review and meta-analysis[J]. Crit Care, 2014, 18(6): 699.

［27］Ronco C, Klein DJ. Polymyxin B hemoperfusion: a mechanistic perspective[J]. Critical Care, 2014, 18(3): 309.

［28］Esteban E, Ferrer R, Alsina L, et al. Immunomodulation in Sepsis: The Role of Endotoxin Removal by Polymyxin B-Immobilized Cartridge[J]. Mediators of Inflammation, 2013(6): 507-539.

［29］刘焕皓，覃英锗.连续性血液净化技术治疗脓毒症患者的研究进展［J］.内科，2018，13(02)：204-207.

［30］Akil A，Ziegeler S，Reichelt J，et al. Combined Use of CytoSorb and ECMO in Patients with Severe Pneumogenic Sepsis［J］. Thorac Cardiovasc Surg. 2021 Apr；69(3)：246-251.

［31］Honore PM，Jacobs R，Joannes BO，et al. Newly designed CRRT membranes for sepsis and SIRS-a pragmatic approach for bedside intensivists summarizing the more recent advances：a systematic structured review ［J］. ASAIO J，2013，59(2)：99-106.

［32］Ankawi G，Xie Y，Yang B，et al. What have we learned about the use of cytosorb adsorption columns? ［J］. Blood Purif，2019，48(3)：196-202.

第五章

RRT 的治疗剂量

第一节　概述

一、治疗剂量的定义

急性肾损伤(AKI)是危重患者常见的并发症之一，目前仍缺乏有效的治疗手段。肾脏替代治疗是目前治疗 AKI 的有效方法之一，其模式具有多样性，包括血液透析、血液滤过和血液透析滤过等。充分了解并合理设置肾脏替代治疗的治疗剂量至关重要。尿素清除指数 Kt/V 是在慢性肾患者群中用来评估肾脏替代治疗(RRT)的常用指标，然而将它用做 AKI 时 RRT 剂量计算的参考指标时存在局限性。AKI 患者往往处于代谢不稳定的状态下，此时尿素的产生是存在变异的。此外，尿素在患者体内的分布容积也大于体内总水体积。用以测定 Kt/V 的不同方法得到的结果也大相径庭。同样的，选择某一血浆尿素浓度作为目标值来确定透析剂量的做法也是相当武断的，因为血浆尿素的水平还受到一些肾外因素的影响，比如：种族，年龄，性别，营养，合并肝脏疾病，败血症，肌肉损伤，药物等。

CRRT 剂量是指单位时间内(24 h)单位体重的液体置换量和清除量，通常以 mL/(kg·h)×24 h 表示。治疗剂量应包括容量治疗剂量和溶质治疗剂量两部分，临床上大家习惯将容量治疗剂量称作容量管理，在提到 CRRT 的治疗剂量时一般指的是溶质治疗剂量。

目前对于 CRRT 剂量的确定仍缺乏统一的方法，因为不同患者需清除的溶质类型是不一样的。慢性肾功能衰竭(CRF)患者行 CRRT 还沿用尿素动力学模型来确定剂量，但 AKI 患者的病理生理、营养及代谢状况完全不同于 CRF 患者，高分解代谢而摄入不足是其主要特征。尿素作为标志性溶质并不能够代表 AKI 期间累积的所有溶质，因为不同溶质的动力学和分布容积不同，且在治疗的过程中，标志溶质的清除也并不能完全代表其他溶质的清除。故针对不同的治疗目的，应有不同的剂量要求，应根据每位患者病因和病情进行具体分析，进行个体化治疗，以促进患者肾功能的恢复及改善患者预后。

二、溶质清除率的计算

1. 超滤率(Q_{UF})

Q_{UF} 是指单位时间内通过超滤作用清除的血浆中的溶剂量，单位是 mL/(kg·h)。目前

以 Q_{UF} 来表示 CVVH 的治疗剂量，其计算公式如下：

$$Q_{UF} = Q_{Bin} - Q_{Bout}$$

Q_{Bin}：每分钟流入滤器的血流量；Q_{Bout}：每分钟流出滤器的血流量。

$$Q_{UF} = K_{UF} \cdot A \cdot TMP = DK_{UF} \cdot TMP$$

其中，K_{UF}：膜超滤系数，单位为 mL/（h·mmHg·m²），与膜材料结构有关；A：膜面积，单位为 m²；TMP：跨膜压，单位为 mmHg；DK_{UF}：滤器超滤系数，$DK_{UF} = K_{UF} \cdot A$，单位为 mL/（h·mmHg），即 1 mmHg 的跨膜压下，每小时通过膜超滤的液体量。

2. 滤过分数（FF）

FF 是指单位时间内从流经滤器的血浆中清除的液体量占血浆流量的百分数。计算公式如下：

$$FF = Q_{UF} / Q_P$$
$$Q_P = Q_B \cdot 60 \cdot (1 - HCT)$$

其中，Q_{UF}：每小时从流经滤器的血浆中清除的液体量（mL/h）；Q_P：每小时流经滤器的血浆量（mL/h）；Q_B：血流速（mL/min）；HCT：血细胞比容（%）。

FF 就是血液流经滤器被浓缩的程度。FF 增加意味着血液浓缩，易出现滤器内凝血。一般认为 FF 应控制在 25%~30% 以下，否则会明显增加滤器凝血风险。行血液滤过治疗时，置换液若在滤器前输入称为前稀释，若在滤器后输入称为后稀释。前稀释有利于降低滤过分数从而延长滤器寿命，而后稀释则具有更高的溶质清除效率。

3. 溶质清除率

（1）在 CVVH 模式下，由于前稀释时血液进入滤器前被稀释，故前后稀释的溶质清除率（K）的计算有所不同，其计算公式如下：

当为后稀释模式时，

$$K = Q_{UF} \cdot SC = Q_{UF} \cdot (C_{UF} / C_P)$$

其中，K：溶质清除率；Q_{UF}：超滤率[mL/（kg·h）]；SC：膜的筛选系数；C_{UF}：超滤液的溶质浓度；C_P：血浆的溶质浓度。对于小分子溶质，由于筛选系数接近 1，溶质的清除率等同于超滤率，即 $K = Q_{UF}$。

当为前稀释模式时，

$$K = Q_{UF} \cdot SC \cdot Q_P / (Q_P + Q_{PRE})$$

其中，$Q_P / (Q_P + Q_{PRE})$ 为校正系数；K：溶质清除率；Q_{UF}：超滤率[mL/（kg·h）]；SC：膜的筛选系数；Q_P：血浆流速（mL/h）；Q_{PRE}：前置换液流率（mL/h）。临床应用中，前稀释法由于血液进入滤器前被稀释，使血液中溶质浓度降低，因此同样的置换液量清除效果比后稀释法低。

溶质清除率除了受 Q_{UF} 的影响，也受 SC 的影响。SC 主要受膜的通透性影响，溶质分子越大，受膜的通透性影响越明显。但是 SC 会随着 CRRT 进行时间而改变，使滤器表面形成一层蛋白膜。蛋白膜厚度逐渐增加，膜的通透性逐渐下降。

（2）在 CVVHD 模式下，其计算公式如下：

$$K = (C_D / C_P) \cdot Q_D$$

其中，K：溶质清除率；C_D：透析液的溶质浓度；C_P：血浆的溶质浓度；Q_D：透析液流率（mL/h）。

（3）在 CVVHDF 模式下，其计算公式如下：

$$K=(C_E/C_B) \cdot Q_{EFF}$$

$$Q_{EFF}=Q_{UF}^{NET}+Q_R+Q_D$$

其中，K：溶质清除率；C_E：滤出液的溶质浓度；C_B：血液的溶质浓度；Q_{EFF}：流出液流率（mL/h）；Q_{UF}^{NET}：净超滤率（mL/h）；Q_R：置换液流率（mL/h）；Q_D：透析液流率（mL/h）。

在 CVVHDF 模式中，溶质的清除主要依靠弥散和对流共同作用，但总的溶质清除率要小于两者之和。分析其原因，因弥散作用降低了滤器中溶质的浓度，而对流的溶质清除与滤器中溶质浓度成正比，故对流清除率下降。

第二节　CRRT 的治疗剂量

一、治疗剂量的设置

目前，关于 CRRT 的治疗剂量尚未有统一的定论，各大指南对 CRRT 剂量的推荐存在差异：①2012 年 KDIGO 指南建议 AKI 达成剂量至少为 20～25 mL/(kg·h)(1A)，这往往需要给予更高的流出液处方（未分级）；②英国重症监护学会建议成人<2 L/h 的超滤量可能显示不出疗效(1C)，前稀释模式需要增加 15% 以上。35 mL/(kg·h) 剂量可能是最低有效剂量(1C)，这个剂量也保证了足够的达成剂量。如果脓毒症性 AKI，35 mL/(kg·h) 是最低剂量(1C)，需保证剂量达成率为 85%(E 级)；③英国肾脏病学会建议每天评估达成剂量并持续改进以保证达成率(1 A)，建议对 AKI 和多脏器功能衰竭者，使用剂量相当于后稀释超滤率>25 mL/(kg·h)，前稀释模式需要酌情增加(1 A)；④美国胸科学会建议小分子溶质清除率至少为 20 mL/(kg·h)（实际达成剂量），高剂量的 CRRT 不是常规推荐，只有对于能安全地管理患者的医疗团队可考虑。对重症和代谢异常的患者，在初始治疗中采用高剂量的 CRRT[≥30 mL/(kg·h)]，这并非使所有患者均能获益。⑤中华医学会重症分会建议，重症患者合并急性肾衰时，CVVH 剂量不应低于 35 mL/(kg·h)(B 级)。HVHF 用于感染性休克的辅助治疗时，建议剂量不低于 45 mL/(kg·h)(D 级)。

1. 处方剂量

2016 年急性透析质量倡议（ADQI）工作组对 CRRT 处方剂量问题提出了 4 条建议：①CRRT 剂量是单位时间内血液中溶质被清除的量；②流出量是 CRRT 处方剂量可接受的替代剂量，清除率取决于代表溶质（如尿素）的 SC；③默认处方剂量为 20～25 mL/(kg·h)，尿素是最常用于定量的小分子溶质；④处方剂量是动态的，按照患者需求和质量评估的反复评价结果调整默认处方剂量，处方剂量至少每隔 24 h 评估一次，质量评估频率应按照患者的需求决定。

以流出液流率（Q_{EFF}）表示 CRRT 处方剂量较为合理，因为小分子溶质（如尿素，SC 约为 1.0）清除率接近于 CRRT 流出量。当处方剂量为 20～25 mL/(kg·h) 时，通常能达到 CRRT 的治疗目标，即达到维持水、电解质和酸碱平衡以及清除溶质的目的。但默认剂量对部分患者可能是不适宜的，需要进行患者的需求及质量评估，以评价其临床疗效和及时调整 CRRT

剂量。

流出液量，即为废液量，包括通过对流清除的超滤液、通过弥散清除的透析液，以及对流和弥散共同作用清除的流出液，若采用前稀释时，还需乘以校正系数。以 CVVHDF（后稀释）为例进行说明：

$$Q_{EFF} = Q_{UF} + Q_D = Q_{UF}^{NET} + Q_R + Q_D$$
$$Q_{UF}^{NET} = Q_{UF} - Q_R$$

其中，Q_{EFF}：流出液流率（mL/h）；Q_{UF}：超滤率（mL/h）；Q_{UF}^{NET}：净超滤率（mL/h）；Q_R：置换液流率（mL/h）；Q_D：透析液流率（mL/h）。

2. 交付剂量

ADQI 对交付剂量问题提出了 2 条建议：①交付剂量＝治疗强度[mL/(kg·h)]×治疗小时数或 24 h 平均值或其他持续时间的均值；②交付剂量应常规基于的质量评估的反复评估结果进行再评估和调整，交付剂量至少每隔 24 h 评估一次，评估频率应按照患者的需求决定。

Q_{EFF} 的设置应基于特定溶质的清除目标和质量评估进行调整，交付剂量应作为质量评估进行监测。关于交付剂量的举例说明：

某患者体重 50 kg，CRRT 处方剂量为 25 mL/(kg·h)，24 h 不间断行 CRRT，其治疗强度＝25 mL/(kg·h)×24 h＝600 mL/kg，由于 CRRT 中断或者下机，导致实际治疗强度<600 mL/kg。此时，交付剂量＝平均时间剂量<处方剂量。

某患者初始 CRRT 处方剂量为 25 mL/(kg·h)，持续 12 h 后降至 20 mL/(kg·h)，再持续 6 h，然后中断 6 h。计算平均时间剂量如下：

交付剂量＝平均时间剂量＝[(25×12)+(20×6)+(0×6)]/24＝17.5 mL/(kg·h)

关于 CRRT 交付剂量对溶质清除的效应，ADQI 做了如下推荐：①交付剂量是动态的，影响尿素和其他溶质的清除率，这些溶质可能作为处方预期清除的一部分，初始目标清除溶质包括肌酐、钾、磷、尿酸和氨；②非预期清除的溶质可导致潜在的副作用，包括磷、钾、镁、营养素和药物（抗生素）的过度清除；③交付剂量影响酸碱平衡；④溶质清除需要进一步考虑的技术因素包括 CRRT 模式、膜特性和 CRRT 运行特征等。

二、影响治疗剂量的因素

1. 前稀释和后稀释

前稀释的优点是血液在进入滤器之前已被稀释，故血流阻力小不易凝血，不易在滤过膜形成蛋白覆盖层，可减少抗凝剂用量，但由于血液被稀释后溶质清除率低于后稀释，要达到与后稀释相等的溶质清除率需要消耗更多的置换液。而后稀释的优点是血液未被稀释，因此溶质清除率高，减少了置换液的用量，但血流阻力大，滤过分数的问题相较于前稀释更为突出，易发生凝血，故抗凝剂用量相应加大。

2. 操作因素

在临床实际操作中，时常出现因和操作相关的各种因素导致治疗的暂停或中断，使得实际交付剂量小于处方剂量。临床上常见的操作因素包括机器报警、机器自检、更换液袋或注射泵、临时中断操作以及非计划性下机等，尤其是 ICU 中危重患者的特殊性，常需接受诊断性治疗、外科操作、外出检查等，往往会导致血液净化治疗的中断。因此，在临床实践中应尽量保证治疗的顺利进行，及时处理报警，尽早识别凝管风险，集中各项操作，防止不必要的中断，从而保证治疗剂量的达成。

3. 增加溶质清除力的方法

可以通过增加超滤率（Q_{UF}）、跨膜压（TMP）、膜超滤系数（K_{UF}）、滤器膜面积（A）、血流率（Q_B）以及增加弥散清除等进行。提高 TMP 和 Q_B 虽然可以在一定程度增加溶质清除，但受患者血流动力学、导管条件及滤器特性等因素的影响，TMP 不能无限制的增加。可通过弥散的方式增加透析液量来增加对小分子物质的清除，对中大分子清除效果甚微，故需要结合临床实际情况合理选择。

临床应该探索以患者为中心的精准 CRRT 处方，CRRT 剂量也应随病程进行调整，使之与患者的临床需求相匹配。CRRT 剂量的调整要考虑到患者肾功能储备能力、疾病严重程度、肾外器官功能障碍、液体平衡和代谢状况的变化。精准 CRRT 剂量应该适宜于特定的靶溶质，高代谢重症患者初始就需要设置更高的 CRRT 剂量[>20~25 mL/（kg·h）]，以达到可接受的溶质控制目标。此外，在实际治疗中，由于各种因素会导致实际交付剂量小于处方剂量，因此，临床实践中应根据影响因素校正处方剂量，故在实际工作中将处方剂量设定为 25~30 mL/（kg·h），才可以实现 20~25 mL/（kg·h）的交付剂量。尤其是对于重症患者往往需要根据病情对治疗剂量进行个体化调整，如高钾血症 AKI 的患者，早期进行高剂量治疗有助于快速降钾，当血钾降至正常后再根据情况调整治疗剂量。

三、高容量血液滤过

高容量血液滤过（HVHF）在连续性静静脉血液滤过（CVVH）的基础上发展起来。CVVH 置换剂量达 25~30 mL/（kg·h）时，可清除中、小分子物质，稳定内环境，该剂量称为标准（常规）剂量或肾脏替代剂量，适用于急、慢性肾功能衰竭的治疗。有观点认为，对于危重病患者，尤其是脓毒症，如要降低病死率，需提高置换剂量。通过增加血浆与滤液的交换，能够从血浆中更多地清除炎性因子。

清除炎症介质是 HVHF 治疗脓毒症最主要的病理生理机制，可能是非特异的清除血液中炎症细胞因子，缓解患者急性状态，为临床有效治疗创造条件和赢得时间。HVHF 不仅清除炎症介质，尚能清除心肌抑制因子，改善血流动力学状态。多数学者认为，HVHF 可改善脓毒症患者预后。但遗憾的是，Joannes-Boyau 等学者在欧洲 3 个国家 18 个 ICU，进行了迄今为止规模最大的多中心、随机对照的 IVOIRE 研究后指出，与 35 mL/（kg·h）相比，70 mL/（kg·h）的置换剂量在降低患者 28 d 病死率、改善血流动力学及器官功能和减少住院时间等指标上并无优势。此与 Clark 等及 Zhang 等研究结果相似。分析原因可能是，脓毒症是以炎症介质的大量生成为基本特征，使用传统滤器的 HVHF 是否能有效、持续地清除炎症介质；其次，及时和足量的抗生素是治疗脓毒症的关键，但 HVHF 清除了大量的抗生素，使其不能达到有效的血药浓度，导致治疗失败和增加不良预后的风险；再者，HVHF 时清除多种微量元素，致电解质紊乱，营养物质丢失，抵消了其正性治疗作用。

高容量血液滤过是目前比较有前景的血液净化治疗模式，但其治疗脓毒症的机制尚未阐明，尚无足够证据支持 HVHF 能显著改善脓毒症患者预后。HVHF 的剂量选择、治疗时机及滤器的选择以及治疗期间的用药等尚不明确。事实上，HVHF 治疗脓毒症的研究，多来自于单中心、回顾性或小样本的动物实验或临床观察，不具备较强说服力。有必要就 HVHF 的基础及临床应用进行进一步的研究。

参考文献

[1] 邵小平, 王芳, 许永华. 影响 CRRT 实际治疗剂量的临床操作相关因素分析[J]. 解放军护理杂志, 2016, 33(5): 64-66.

[2] Claudio Ronco, 张凌, 陆任华, 等. 重症肾脏替代治疗和血液净化技术的标准化术语命名[J]. 华西医学, 2018, 33(07): 782-796.

[3] 王力军, 余慕明, 柴艳芬. 高容量血液滤过在脓毒症治疗中的临床应用及进展[J]. 中华急诊医学杂志, 2017, 26(2): 244-247.

[4] Honore PM, Jacobs R, Boer W, et al. New insights regarding rationale, therapeutic target and dose of hemofiltration and hybrid therapies in septic acute kidney injury [J]. Blood Purif, 2012, 33(13): 4451.

[5] Machado JR, Soave DF, da Silva MV, et al. Neonatal Sepsis and Inflammatory Mediators [J]. Mediators Inflamm, 2014: 269681.

[6] 储腊萍, 俞娅芬, 彭俊琼, 等. 脉冲式高容量血液滤过联合血液灌流治疗脓毒性休克并发肾损伤的临床研究[J]. 中国实用内科杂志, 2020, 40(4): 331-335.

[7] 林荣海, 蒋永泼, 张胜, 等. 连续性血液净化治疗对脓毒症心肌抑制保护作用的研究[J]. 中华急诊医学杂志, 2016, 25(12): 1290-1293.

[8] 任宏生, 蒋进皎, 楚云峰, 等. 高容量血液滤过对感染性体克患者血管外肺水和肺泡-动脉间氧交换影响的研究[J]. 中华危重病急救医学, 2014, 26(9): 609-614.

[9] Joannes-Boyau O, Honoré PM, Perez P, et al. High-volume versus standard-volume haemofiltration for septic shock patients with acute kidney injury (IVOIRE study): a multicentre randomized controlled trial [J]. Intensive Care Med, 2013, 39(9): 1535-1546.

[10] Clark E, Molnar AO, Joannes-Boyau O, et al. High-volume hemofiltration for septic acute kidney injury: a systematic review and meta-analysis[J]. Crit Care, 2014, 18(1): R7.

[11] Jiarui Xu, Xiaoqiang Ding, Yi Fang, et al. New, goal-directed approach to renal replacement therapy improves acute kidney injury treatment after cardiac surgery [J]. J Cardiothorac Surg, 2014, 9: 103.

[12] Zhang L, Yang J, Eastwood GM, et al. Extended daily dialysis versus continuous renal replacement therapy for acute kidney injury: A meta-analysis[J]. Am J Kidney Dis, 2015, 66(2): 322-330.

第六章
RRT 抗凝技术

第一节　抗凝评估与策略

一、影响凝血的因素

(一) 患者因素

患者自身疾病因素,诸如出血性疾病、严重感染疾病、尿毒症状态导致的血管内皮细胞损伤等可以增加凝血发生的风险。患者躁动导致引血不畅使血泵频繁停顿也可增加凝管风险。

(二) 血管通路

体外循环通路不畅(如导管受压、打折、移位、贴壁、血栓)等因素使血流量不足导致机器频繁报警,使血泵抽吸空气或体外循环管路内血液停滞、细胞破坏凝血因子激活,以及血液与空气接触增加等因素是导致凝血发生的常见原因。

(三) 治疗方式

选择 CRRT 模式采取后稀释方式时,血液在流经滤器时因超滤而浓缩,降低了膜的通透性,增加了凝血风险,在相同的抗凝方法和治疗剂量下,前稀释方式可降低滤器凝血的风险。

不同 CRRT 模式下,置换液/透析液的剂量与体外循环管路和滤器寿命存在相关性。超滤率增加时,跨膜剪切力增加,血细胞对中空纤维内壁的冲击机会增加,容易堵塞滤器中空纤维的孔隙造成滤器凝血。故相同治疗剂量下,CVVHDF 较 CVVH 而言,跨膜压低,对滤器的保护性好。此外,若使用含钙置换液/透析液也可能会增加滤器凝管风险,需相应增加抗凝剂的用量。

参数设置中除了超滤速度外,血流速同样对体外循环装置凝血产生影响。充足的血流速是 RRT 顺利实施的前提,理论上,血流速越快,体外循环装置越不易凝血。但应注意,机器设定的血流速要与血管通路的通畅情况及患者容量状态相匹配,否则易产生抽吸现象,加重血细胞和血小板的机械性破坏,影响正常的凝血过程,机器报警频繁而中断治疗易导致凝管。故设定血流速时,要依据患者循环状态、血管通路功能状态等实际情况作出综合评估。

(四)操作因素

临床上常见的操作因素包括机器报警、机器自检、更换液袋或注射泵、上下机操作以及非计划性下机等，尤其是ICU中危重患者的特殊性，常需接受诊断性治疗、外科操作、外出检查等，往往会血液净化治疗的中断。因此，集中各项操作，防止不必要的中断，在临床实践中应尽量保证治疗的顺利进行，及时处理报警，尽早识别凝管风险。

(五)膜材

滤膜的类型可影响体外循环的凝血过程。与纤维素膜相比，合成膜具有高通量、筛选系数高、生物相容性好的优点，已成为重症患者RRT中应用最多的膜材料。AN69-ST膜是在AN69基础上开发出来的新一代膜，具有非常强的肝素吸附能力，增强了其抗凝能力。

二、凝血状态的评估

1. 血小板计数

血小板计数(PLT)的正常参考值为$(100\sim300)\times10^9$/L，但不能代表血小板功能，某些患者血小板计数虽低但仍有很好的凝血表现。

2. 凝血酶原时间

凝血酶原时间(PT)反映外源性和共同途径凝血因子活性，与Ⅰ、Ⅱ、Ⅴ、Ⅶ、Ⅹ因子相关，对Ⅶ因子缺乏最为敏感。正常参考值为$11\sim15$ s，当测定值超过正常对照值3 s以上为异常。PT测定值受凝血活酶和标本采集、转运和储存、抗凝剂种类等多种因素的影响。因此，推荐以"国际标准化比值(INR)"进行标准化。PT/INR为临床监测外源性凝血途径和指导抗凝药物使用最常用的指标。

3. 国际标准化比值

国际标准化比值(INR)是患者凝血酶原时间与正常对照凝血酶原时间之比的ISI次方(ISI：国际敏感度指数，试剂出厂时由厂家标定)，是可以校正凝血活酶试剂差异对凝血酶原时间测值进行标准化报告的方法。INR正常值范围$0.8\sim1.2$。INR是反映外源性凝血功能的指标，INR降低表示机体处于高凝状态，增高提示凝血功能障碍。

4. 凝血酶原活动度

凝血酶原活动度(PTA)和凝血酶原时间的意义相同，且更能准确地反映凝血因子的活性。凝血酶原活动度(%)=(正常人凝血酶原时间-8.7)/(患者凝血酶原时间-8.7)$\times100$%，正常参考值为$75\%\sim100\%$。PTA是反映肝脏凝血功能好坏的一个重要指标，也是反映肝脏储备功能好坏的重要指标，与病情轻重程度密切相关。PTA<40%常作为重型肝炎的早期诊断方法。

5. 部分凝血活酶时间

部分凝血活酶时间(APTT)反映内源性和共同途径凝血因子活性，与Ⅰ、Ⅱ、Ⅴ、Ⅷ、Ⅸ、Ⅹ、Ⅺ、Ⅻ因子以及激肽释放酶原和激肽酶原相关。正常参考值为$35\sim45$ s，较正常对照值延长10 s以上为异常。

6. 凝血酶时间

凝血酶时间(TT)是将标准化凝血酶加入受检血浆，消除了凝血酶生成所涉及各种因素的影响。正常参考值为 16~18 s，延长则提示存在凝血酶抑制物、纤维蛋白缺乏或结构异常。

7. 抗凝血酶Ⅲ

抗凝血酶Ⅲ（AT-Ⅲ）是抗凝系统中最重要的成分，它由肝脏合成，为一种多功能的丝氨酸蛋白酶抑制物，可抑制凝血酶生成，具有强大的抗凝活性。临床上常常以测定 AT-Ⅲ 的水平作为判断机体抗凝水平和血栓形成性疾病的实验室指标。肝素钠在体内主要通过与 AT-Ⅲ 的赖氨酸结合，发挥其抗凝作用，所以只有当 AT-Ⅲ 活性正常时，肝素才能具有满意的抗凝效果。

8. 纤维蛋白原

纤维蛋白原（FIB）又称凝血因子Ⅰ，是凝血活化最终阶段血液发生凝血所必需的蛋白质。正常参考值为 2~4 g/L。纤维蛋白原是急性期反应物，在脓毒症和炎症的情况下升高，意味着凝血激活后将产生大量的纤维蛋白，更易发生血栓栓塞性疾病，降低则意味着发生出血时不能生成足量纤维蛋白，无法有效止血。

9. D-二聚体

D-二聚体（DD）是纤维蛋白降解的产物，对诊断继发纤溶疾病有较高的特异性。D-二聚体水平升高意味着存在凝血酶和纤溶酶的生成，即提示存在凝血活化和继发性纤溶活性增加。

10. 血栓弹力图相关指标

血栓弹力图（TEG）是反映血液凝固动态变化（包括纤维蛋白的形成速度、溶解状态和凝块的坚固性、弹力度）的指标，分为普通凝血检测、肝素酶对比检测和血小板图检测三种检测方式，通过血栓弹力图可以全面了解患者凝血系统的全貌与动态，包括血凝块、速率、强度、稳定性、血小板凝血因子和细胞间的相互作用、出血血栓风险和纤溶亢进等状况。血栓弹力图参数意义及正常值见表 6-1。

表 6-1 血栓弹力图参数意义及正常值

主要参数	名称	意义	正常值范围
R 值	凝血时间	从激活凝血功能开始到纤维蛋白开始形成所用的时间。该值的大小反映了患者体内凝血因子含量的多少，R 延长表示体内凝血因子缺乏，反之 R 值缩短表示血液呈高凝状态。	5~10 min
K 值	血块形成速度	从 R 时间终点至描记幅度达 20 mm 所用的形成时间，主要反映纤维蛋白原的功能和水平。高凝或纤维蛋白原活性可使 K 值缩短。	1~3 min
Angle（α）角		从血凝块形成点至描记图最大曲线弧度作切线与水平线的夹角，评估纤维蛋白块形成及相互联结的速度，主要反映纤维蛋白原的功能。	53°~78°
MA	最大血块强度	反映正在形成的血凝块的最大强度或硬度及血栓形成的稳定，主要反映血小板功能。	51~69 mm

续表6-1

主要参数	名称	意义	正常值范围
LY30 值	血块稳定性	MA 出现后 30 分钟内血凝块振幅衰减率的比例（%），数值增加提示纤溶亢进。	<7.5%
EPL 值	预测纤溶指数	MA 出现后 30 分钟内血凝块将要消融的比例（%）。	<15%
CI	凝血综合指数	综合凝血指数，R，K，Angle，MA 结合推算出。	−3~3

第二节 抗凝技术

在实施血液净化过程中，血液和人工材料表面接触而导致凝血级联反应的激活，造成滤器和管路凝血。通过对血液进行抗凝，可有效避免凝血的发生，保证血液净化顺利实施。不同的抗凝方式由于其抗凝机制差异，存在不同的适应证及禁忌证。选择恰当的抗凝方式是安全有效开展血液净化治疗的前提。

一、普通肝素（UFH）抗凝

UFH 价格便宜、使用较为广泛。相对分子质量为 4 000~40 000Da，平均为 12 000~15 000Da，是由葡萄糖胺、N-乙酰葡萄糖胺、L-艾杜糖醛苷和 D-葡萄糖醛酸交替组成的一种黏多糖硫酸脂。80% 的 UFH 与血浆白蛋白相结合，血浆内 UFH 浓度不受 RRT 的影响。UFH 主要在网状内皮系统代谢，肾脏排泄。半衰期一般为 1~3 小时，平均 1.5 小时。静脉注射后其排泄速度取决于给药剂量。慢性肝肾功能不全及过度肥胖者，代谢排泄延迟，有蓄积的可能。

UFH 同时具有促凝血和抗凝血作用，一方面可通过激活血小板聚集而促进血栓形成，另一方面可通过上调抗凝血酶Ⅲ（AT-Ⅲ）的活性产生更为强大的抗凝效果，从而增强 AT-Ⅲ 的抗凝血能力，抑制因子 Ⅹa（Stuart-Power 因子）、Ⅱa（凝血酶）、Ⅸa、Ⅺa 和Ⅻa 的活性。

UFH 的主要优点包括低成本、丰富的临床经验和可通过实验室检查（凝血酶原时间，APTT）和床边试验（激活凝血时间，ACT）监测其效果。此外，UFH 还可以用鱼精蛋白拮抗。

在临床实践中，UFH 作为 RRT 的系统性抗凝存在一些不良反应，包括出血事件、肝素诱导的血小板减少（HIT）、促炎作用和肝素抵抗导致的无效抗凝等。

出血事件：对于出血风险增加（例如手术、创伤史，凝血障碍）的危重患者全身 UFH 抗凝会增加这些患者出血的风险。CRRT 中使用系统性 UFH 抗凝后，出血事件发生率为 4%~50%，甚至发生致死性出血。

HIT：在 UFH 抗凝的患者中，发病率为 5% 左右。出现 HIT 的高危因素包括 UFH 使用时间长、近期外伤/外科手术史，危重症患者等。如果给予 UFH 后的第 4~14 天，患者出现血小板下降≤50%并且/或者患者出现新的血栓形成或者皮肤过敏，应当考虑 HIT 的可能；HIT 风险评估系统提示 HIT 可能性大，应当停用 UFH。

UFH 与炎症：脓毒症患者中 AT-Ⅲ 通过保持微血管完整性发挥抗炎作用，从而防止出现继发器官功能障碍。UFH 抗凝时，AT-Ⅲ 与 UFH 结合，其活性降低，保护作用减弱。除了 AT-Ⅲ 介导的肝素对炎症的作用外，UFH 本身还具有促炎和抗炎双重作用，UFH 的应用到底是保护作用还是有害的尤其在脓毒症患者中仍有争议。

肝素抵抗：个体之间 UFH 反应的差异很大。肝素抵抗可能由 AT-Ⅲ 缺陷介导。先天性 AT-Ⅲ 缺乏症很少见，许多临床情况（如围术期出血、休克、肝硬化、血液透析本身）可导致 AT-Ⅲ 下降，最后导致 UFH 抗凝无效，过滤器寿命缩短。当然，也有肝素抵抗与 AT-Ⅲ 无关。

二、低分子肝素(LMWHs)抗凝

LMWHs 由普通肝素进一步裂解纯化制得，其相对分子质量为 2 000~9 000Da，平均约为 5 000Da。与 UFH 相比，它们更主要地结合因子 Xa 而不是 Ⅱa，且目前无有效中和其效应的药物。抗凝过程中需要特殊的凝血实验监测其抗 Xa 活性。

与 UFH 相比，LMWHs 很少与血浆中白蛋白结合，药代动力学稳定，生物利用度高，半衰期 3.5 h。LMWHs 通过肾脏排泄，肾衰竭患者 LMWHs 抗凝作用将会延长。可经 RRT 清除，需考虑相应的剂量调整。有研究表明，依诺肝素与 UFH 相比，出血事件发生率无差异。虽然滤器的使用寿命依诺肝素与 UFH 相比显著延长（22 小时 vs31 小时；$p<0.017$），总体应用这两种技术时的滤器寿命都很短。在另一项研究中，滤器的使用寿命 LMWHs 组和 UFH 组相同，而 LMWHs 组的成本更高。

三、无肝素抗凝

在有较大出血风险、肝素存在禁忌的患者，可考虑在无肝素抗凝下行血液净化。为防止凝血，一般在治疗前给予 4 mg/dL 肝素生理盐水预冲，保留灌注 20 min 后，再给予生理盐水 500 mL 冲洗；治疗过程每 30~60 min 给予 100~200 mL 生理盐水冲洗管路和滤器。定时生理盐水冲洗管路其目的一是稀释血液，降低黏稠度，防止血小板聚集；二是便于肉眼观察滤器和管路凝血状况。也有研究表明无抗凝 CRRT 中生理盐水冲洗对预防体外循环管路、滤器的凝血无作用，且每小时必然有 100~200 mL 生理盐水进入患者的循环系统中，需要通过体外循环超滤方式将这部分液体移出，这对于有潜在低血压或液体超负荷风险的危重患者来讲，造成了更多的液体管理的困难。生理盐水冲洗还会增加人力时间成本和开放性操作，因此不建议在长时间血液净化治疗时采取此法。有学者甚至认为，如血液净化策略实施得当，在血管通路状态良好、无血流量剧烈波动、无管路抽吸现象、滤过分数控制在低于 20% 等情况下，抗凝方式并不是影响管路寿命的主要因素。无肝素抗凝的技术细节，例如是否一定需要生理盐水冲洗、冲洗的频率及冲洗量等，都有待更多的循证证据加以证明。

文献报道的无肝素抗凝时减少凝管的措施有：充分预充管路及滤器、增大血流量、减少气血混合、尽量减少血泵停止时间及间断盐水冲洗等；选择生物相容性好的合成膜，如：聚砜膜、聚丙烯晴膜、肝素涂层膜等；白蛋白涂布法：肝素盐水预冲后再用 5% 的白蛋白溶液密闭循环 20 min，流速 100~150 mL/min；避免输血、蛋白、脂肪乳、甘露醇、高张盐、高渗糖等，如病情需要，可以从患者另一侧肢体的静脉输入。

四、枸橼酸钠抗凝(RCA)

离子钙是凝血因子Ⅳ，为内外源性凝血所必需的凝血因子之一。枸橼酸盐携带负电荷，能与离子钙螯合，阻止凝血酶原转化为凝血酶及凝血级联反应中的多个步骤，从而起到抗凝作用。RCA 是一种局部抗凝方法，通过在体外循环动脉端泵入枸橼酸、静脉端泵入钙剂，同时维持体外循环的低钙水平以及体内钙离子的稳定。RRT 时体外循环中的钙离子<0.33 mmol/L 时抗凝效果最佳。

任何 RRT 的主要目标是有效的容量控制、足够的溶质清除、电解质和 pH 控制，同时避免不良反应。与全身抗凝相比，RCA 显著延长滤器及回路寿命，且降低出血风险。RCA 延长了滤器的运行时间并减少了停机时间，因此可以提供有效的治疗剂量。控制 pH 值和纠正代谢性酸中毒是 RRT 另一个重要目标。在传统的 CRRT 中，置换液含有高浓度的碳酸氢盐(通常为 32~35 mmol/L)以纠正代谢性酸中毒。在 RCA 中，钙-枸橼酸盐复合物进入体内后，可通过肝脏、肾脏皮质及骨骼肌的线粒体代谢成碳酸氢盐分子，每一个枸橼酸盐分子可产生 3 个碳酸氢盐分子。RCA-RRT 期间可通过调整枸橼酸钠、治疗剂量及碳酸氢钠三者速度来控制酸碱状态，大部分 RCA 患者需要额外输注碳酸氢盐，控制得当，代谢性酸中毒及代谢性碱中毒均是可避免的。

枸橼酸钠分子量约为 294Da，RCA 时 20%~40%钙-枸橼酸盐复合物通过滤器从废液中流失。在治疗期间需要保持钙平衡，因为持续的钙流失和负钙平衡会激活甲状旁腺并增加甲状旁腺激素的水平，导致骨钙释放，发生缓慢但持续的脱钙。而传统的检验方法无法检测到这一过程，因为通过激活激素系统，离子钙和总钙将恢复正常。一项针对 30 名 RCA-CVVD 患者的前瞻性研究发现，离子钙介于 1.12~1.20 mmol/L 之间时甲状旁腺激素水平无显著变化。因此，RCA 时将离子钙维持在生理范围内与稳定的甲状旁腺激素水平相关，可以避免脱钙。

枸橼酸盐主要在肝细胞的三羧酸循环中有氧代谢。严重肝衰竭及乳酸酸中毒的患者，枸橼酸盐的代谢能力受损，剂量控制不当可导致枸橼酸蓄积，表现为体循环低离子钙、血清总钙升高、代谢性酸中毒和阴离子间隙增宽等。枸橼酸蓄积时最早的表现是离子钙下降，补钙量增加，以维持离子钙在生理范围内，此时总钙会增加。RCA 时，应至少每天测量一次血清总钙，如果血清总钙/离子钙超过 2.5，则提示枸橼酸钙蓄积。随着蓄积的枸橼酸钙增多，产生的碳酸氢盐减少，还可能出现代谢性酸中毒。枸橼酸盐本身没有毒性，但持续蓄积增多和低离子钙可能会降低心脏收缩力或引起心律失常以及出现全身性低钙血症的其他症状。轻度枸橼酸盐蓄积，可通过降低枸橼酸输注速度以减轻枸橼酸盐负荷，RCA 可以继续；对于持续蓄积和严重的低钙血症，应停用 RCA。在 ICU 患者中，枸橼酸盐蓄积的总体发生率接近 3%，多见于重症患者，且大多与重度乳酸酸中毒同时出现，是细胞代谢明显受损的征兆，持续的枸橼酸盐蓄积是休克后代谢不可逆受损的指标。

肝功能不全的重症监护患者枸橼酸盐清除率降低，因此，肝功能不全或衰竭最初被认为是 RCA 的禁忌证。然而，肝功能障碍患者通常存在凝血功能障碍，出血风险高。因此，肝功能受损(LF)的患者可能通过避免过滤器凝血和出血而特别受益于 RCA。近来，众多研究指出，RCA 可以安全地用于不同程度肝功能不全的患者，同时，在枸橼酸盐蓄积的情况下，RCA 不能立即停止，但需要减少枸橼酸剂量。也有文献报道了 RCA 成功用于肝移植后 AKI

患者、分子吸附再循环系统（MARS）和普罗米修斯的肝脏支持治疗。

枸橼酸盐的代谢途径是氧依赖性的。因此，严重的低氧血症可能导致枸橼酸盐代谢受阻。有研究发现，在低氧血症患者中（PaO₂<60 mmHg），RCA 期间代谢性酸中毒恶化，所有患者均发生低钙血症，这项研究清楚地表明，低氧血症是枸橼酸盐蓄积的危险因素，RCA 可能无法耐受。

五、凝血酶抑制剂

1. 阿加曲班

阿加曲班是第二代新型凝血酶抑制剂，可用于 HIT 患者。起效快、半衰期 39~51 分钟、主要经肝脏代谢，对肾功能衰竭者更安全，肝衰竭患者需要降低剂量。合并高凝状态的患者可能发生凝血亢进。目前尚无拮抗剂。由于价格较贵，阿加曲班通常在患者存在 HIT、不耐受肝素的情况下作为替代抗凝药物。在一项纳入 253 例使用阿加曲班的维持性血液透析患者的文献综述显示，5 例患者出现较为严重的出血事件。

2. 水蛭素

水蛭素是从水蛭中提取的一类具有抗凝作用的生物蛋白，可直接抑制凝血酶活性，其抗凝效果不依赖于辅助因子及血小板，可作为 HIT 患者的备选抗凝药物。一项纳入 11 例患者的交互对照研究显示水蛭素和肝素的抗凝效果类似。出血不良反应发生率较高，平均出血率为 38%。水蛭素的半衰期为 1~2 h，主要经肾脏代谢，肾功能不全时半衰期明显延长。尿毒症患者药物半衰期可长达 35 h。水蛭素具有较强的免疫原性，有报道发现高达 74% 的患者对水蛭素产生抗体，会进一步延长药物半衰期。分子量为 6980Da，几乎不能通过弥散清除，通过对流清除量效率不稳定，目前也无相应的拮抗剂。剂量较难掌握理想，连续输注会引起出血比例增加，间断给药则减短滤器寿命；由于水蛭素的药效关系不线性，较难通过 APTT 来检测抗凝效果。

3. 甲磺酸萘莫司他

甲磺酸萘莫司他是人工合成的丝氨酸蛋白酶抑制剂-环前列腺素类似物，对凝血酶、胰蛋白酶、激肽释放酶、血纤维蛋白溶酶等具有很强的选择性抑制作用。主要由肝脏的羧酸酯酶快速分解，半衰期仅为 8 min，可通过检测 APTT 判断抗凝效果。相对分子质量为 539Da，可通过透析/滤过被清除。甲磺酸萘莫司他的不良反应包括高钾血症、过敏及骨髓抑制等，出血性并发症的发生率约为 4%。且同样缺乏有效拮抗剂。

表 6-2 不同抗凝剂作用机制及优缺点比较

抗凝剂	作用机制	优点	缺点
普通肝素	与 AT-Ⅲ 结合抑制凝血酶的活化和 FX 的生成	廉价、使用广泛，临床医生熟悉使用剂量和监测方法，半衰期短，可使用鱼精蛋白中和	个体差异、剂量变异大，过敏反应，HIT 风险，增加全身性出血风险
肝素/鱼精蛋白局部抗凝	使体外管路及滤器内血液中肝素的抗凝作用最大化	抗凝效果仅限于体外循环管路中，降低全身性出血风险	管理复杂，频繁监测，剂量调节困难，鱼精蛋白过敏，肝素反跳，仍有出血风险

续表6-2

抗凝剂	作用机制	优点	缺点
低分子量肝素	抑制 FXa 作用增强，对 AT-Ⅲ影响减弱	出血风险相对降低，HIT 风险降低	比肝素贵，半衰期长，需监测 FXa 活性，仍可发生 HIT，鱼精蛋白不能完全中和
枸橼酸钠	通过螯合 Ca²⁺阻断凝血瀑布反应和血小板聚集	避免全身抗凝，出血风险降低，避免 HIT，体外管路使用时间延长	价格较贵，实施方案复杂，缺少规范，频繁监测，容易出现代谢并发症及离子失衡，肝衰竭慎用
阿加曲班	不依赖 ATⅢ，直接灭活凝血酶、抗纤维蛋白形成和抗血小板聚集	可用于 HIT 患者，主要在肝脏代谢，半衰期短，监测方便（APTT 或 ACT）	价格贵，可能过敏，过量时可导致出血，无拮抗剂
甲磺酸萘莫司他	抑制凝血酶、Ⅹa、Ⅻa 和激肽释放酶等凝血因子	局部抗凝，不影响体内凝血功能，用于高出血风险患者，抑制体外循环产生的炎症因子	过敏，肝功能损伤等副作用，大剂量使用诱发低血压和高血钾

第三节 抗凝方案的选择

一、KDIGO 指南推荐的抗凝流程

对需要 RRT 的患者，应评估使用抗凝剂的潜在风险与获益来决定抗凝剂的使用(图6-1)。

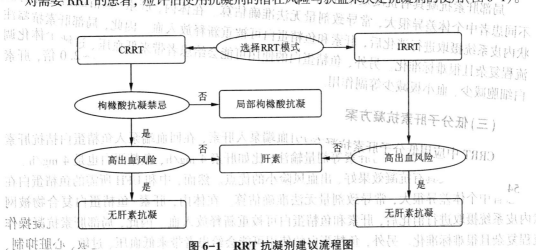

图6-1 RRT 抗凝剂建议流程图

对于合并血液高凝状态和/或血栓栓塞性疾病高危因素，且无肝素使用禁忌证的患者，建议采用普通肝素作为基础治疗。对于以糖尿病肾病、高血压性肾损害等疾病为原发疾病，

临床上心血管事件发生风险较大,而血小板数量正常或升高、血小板功能正常或亢进的患者,推荐每天给予抗血小板药物作为基础治疗。对于长期卧床具有血栓栓塞性疾病发生的风险,INR 较低、血浆 D-二聚体水平升高,AT-Ⅲ在 50%以上的患者,推荐每天给予低分子量肝素作为基础治疗。

对于没有出血高风险、没有凝血障碍及未接受系统抗凝治疗的 AKI 患者,推荐使用抗凝剂行 RRT。

实施间断肾脏替代治疗(IRRT)的患者,临床上没有出血性疾病的发生和风险,血浆抗凝血酶活性在 50%以上,血小板计数正常,APTT、PT、INR、D-二聚体正常或轻度异常的患者,没有显著的脂代谢和骨代谢的异常者,推荐选择普通肝素作为抗凝药物;但脂代谢和骨代谢的异常程度较重,或 APTT、PT 延长和 INR 增加具有潜在出血风险的患者,推荐选择低分子量肝素作为抗凝药物。临床上存在明确的活动性出血性疾病或明显的出血倾向,或 APTT、PT 明显延长和 INR 显著增加的患者,推荐选择阿加曲班、枸橼酸钠作为抗凝药物,或采用无抗凝剂的方式实施血液净化治疗。

实施连续性肾脏替代治疗(CRRT)的患者,无论是否合并出血性疾病,均可采用枸橼酸抗凝;但对于出血风险增加的患者,建议避免使用局部肝素化。

存在肝素引起的血小板减少症(HIT)的患者,必须停用所有肝素。推荐在 RRT 中使用直接凝血酶抑制剂(如阿加曲班),或因子 Xa 抑制剂(如达那肝素或磺达肝素)。存在 HIT 的患者,如果没有严重肝衰竭,建议 RRT 中使用阿加曲班抗凝,而不是其他凝血酶或因子 Xa 抑制剂。

二、CRRT 治疗的抗凝

(一)全身肝素抗凝方案

一般首剂量 0.3~0.5 mg/kg,追加剂量 5~10 mg/h,静脉注射或持续性滤器前静脉输注(常用),治疗结束前 30~60 min 停止追加。抗凝药物的剂量依据患者的凝血状态个体化调整;治疗时间越长,给予的追加剂量应逐渐减少。维持 APTT 正常范围的 1.5~2.0 倍,肝素抗凝滤器使用寿命与 APTT 相关而不与肝素剂量成正比。

(二)局部肝素抗凝方案

局部肝素抗凝是指在体外循环管路的引血端泵入肝素,在回血端泵入鱼精蛋白拮抗肝素的抗凝效果。一般鱼精蛋白与肝素等剂量输注,比如肝素 4 mg/h,鱼精蛋白也是 4 mg/h。

局部肝素抗凝具有抗凝效果好、出血风险小的优点。然而,中和 UFH 所需的鱼精蛋白在不同患者中个体差异很大,常导致剂量无法准确估算。在体内,肝素-鱼精蛋白复合物被网状内皮系统摄取进行消化后,肝素和鱼精蛋白可被重新释放入血。因此,局部肝素抗凝操作流程复杂且很难标准化。另外,鱼精蛋白的使用可能会给患者带来低血压、过敏、心脏抑制、白细胞减少、血小板减少等副作用。

(三)低分子肝素抗凝方案

CRRT 中应用低分子肝素抗凝有两种策略:其一为固定剂量,其二为根据抗 Xa 水平调整剂量。推荐临床应用过程中监测抗 X a 水平(目标值 0.25~0.35 U/mL)。

达肝素:负荷剂量 20 IU/kg,维持剂量一般 10 IU/(kg·小时)。

那曲肝素:负荷剂量 15~25 IU/kg,维持剂量一般 5 IU/(kg·小时)

依诺肝素:负荷剂量 0.15 mg/kg,维持剂量 0.05 mg/(kg·小时)。

(四)枸橼酸钠抗凝方案

决定枸橼酸输注速度的几个要素为血浆流率、离子钙水平、白蛋白钙(取决于白蛋白水平)、阴离子钙;一般以血浆流率最为重要。因此,经典无钙置换液枸橼酸抗凝建议枸橼酸钠以 4~4.5 mmol/L 血浆流量的速度输注,维持管路中的离子钙水平 0.30~0.35 mmol/L。

$$枸橼酸钠(mL/h) = (4~4.5) \times 血浆流量 \div 27.2 \times 200$$

其中:血浆流量(L/h) = 血流速(mL/min) × 60 × (1-Hct) ÷ 1000

含钙置换液需要提高枸橼酸钠输注速度 15%~20%。CRRT 枸橼酸抗凝时应在治疗开始后 30~60 min 采集体内、滤器后血气,并随时调整枸橼酸钠及补钙速度,之后可每 2 小时采集一次,当体内、滤器后钙离子及酸碱等指标趋于稳定时,可适当延长监测频率至每 4~6 h一次。

肝功能障碍患者枸橼酸抗凝时可降低血流速,减少枸橼酸的剂量,同时可适当放宽体内及滤器后钙离子范围。建议枸橼酸起始速度为 4 mmol/L 血流量,滤器后离子钙水平为0.35~0.45 mmol/L,血清离子钙水平为 1.0~1.2 mmol/L。枸橼酸及钙剂输入速度根据血流及滤器后离子钙水平调整。

(五)凝血酶抑制剂抗凝方案

1. 阿加曲班

建议负荷剂量 250 μg/kg,维持剂量为 0.5~2 μg/(kg·min),APTT 维持在正常值的 1~1.4 倍。

2. 水蛭素

持续输注建议重组水蛭素 0.005~0.01 mg/(kg·h),或间断给药 0.02 g/kg,使蛇静脉酶凝血时间(ECT)达 80~100 s。

3. 甲磺酸萘莫司他

建议从 20 mg/h 开始,根据抗凝效果调整剂量为 10~30 mg/h,一般给药剂量为 0.1 mg/(kg·h)。

三、血液吸附治疗的抗凝

目前血液吸附(HP)常用的抗凝方案主要是普通肝素全身抗凝,由于 HP 的治疗时间较短,也可以选用低分子肝素全身抗凝。对发生 HIT 的患者可以选择阿加曲班抗凝。有出血风险的患者也可考虑使用局部枸橼酸抗凝。

由于吸附器可激活血小板,易生成血栓,与滤器和透析器相比,吸附器更容易发生凝血。所以血液吸附对抗凝的要求更加严格,抗凝剂的用量相较于其他血液净化方式更大,不推荐使用无抗凝技术进行 HP 治疗。

（一）全身肝素抗凝方案

一般首剂量 0.5~1.0 mg/kg，追加剂量 10~20 mg/h，间歇性静脉注射或持续性静脉输注（常用）。预期结束前 30 min 可停止追加。肝素剂量应依据患者的凝血状态个体化调整。

（二）低分子肝素方案

一般选择 60~80 IU/kg，推荐在治疗前 20~30 min 静脉注射，一般无需追加剂量。

（三）枸橼酸钠方案

枸橼酸钠抗凝在 HP 模式下存在液体入超、枸橼酸钠中毒的风险，需要控制枸橼酸钠速度与治疗时间。钙离子并不会丢失，但可能因与枸橼酸螯合而出现一过性体内离子钙下降，可根据情况适当补充。一般建议设置血流速为 100~150 mL/min，枸橼酸起始以 4 mmol/L 血浆流量的速度输注；治疗前、治疗开始后 30 min、90 min 测定体外及体内血气分析。

（四）阿加曲班方案

阿加曲班适用于活动性出血或高危出血风险、肝素类药物过敏或既往发生肝素诱导血小板减少症的患者。一般首剂量 250 μg/kg、追加剂量 2 μg/(kg·min) 持续灌流器前给药，应依据患者 APTT 的监测进行调整。

四、人工肝治疗的抗凝

（一）全身肝素抗凝方案

根据治疗前患者情况，目前有两种给药策略。

1. 根据体质量调节肝素剂量

一般首剂量 62.5~125.0 U/kg(0.5~1.0 mg/kg)，维持剂量 1250~2500 U/h(10~20 mg/h)。

2. 根据凝血功能调节肝素剂量

进行血浆置换（TPE）时，凝血酶原活动度（PTA）<20%，可采用无肝素抗凝法；PTA 为 20%~40%，一般可只给予首剂量 625~1250 U(5~10 mg)；PTA 为 40%~80%，一般首剂量 1250~2500 U(10~20 mg)，维持剂量 312.5~625.0 U/h(2.5~5.0 mg/h)；PTA>80%，可参考根据体质量调节肝素剂量方法。进行双重血浆分子吸附系统治疗（DPMAS）时，可在此基础上适当增加剂量，同时参考血小板数量、抗凝血酶活性等情况作出个体化调整。

（二）低分子肝素方案

一般给予 60~80 U/kg 静脉注射，根据凝血功能适当增加或减少剂量。进行 TPE 或 DPMAS 时，无需给予维持剂量。

（三）枸橼酸钠方案

TPE 时采用枸橼酸钠抗凝存在以下风险：血浆置换超滤液为血浆，不会额外脱水，枸橼酸钠会全部入超；枸橼酸钠代谢产物为碳酸氢钠，治疗结束后有代谢性碱中毒和高钠血症的风险；血浆置换一般采用冰冻或新鲜冰冻血浆为置换液，血浆中的枸橼酸与抗凝血用枸橼酸叠加，增加枸橼酸钠蓄积的风险。因此，如果 TPE 采用枸橼酸钠抗凝，需要控制血流速与治疗时间，以减少枸橼酸用量；同时在治疗前、治疗开始后 30 min、90 min 测定体外及体内血气分析，监测钙离子及酸碱平衡情况，及时调整方案，从而减少并发症的风险。

　　建议初始阶段于引血端泵入 4% 枸橼酸钠 100～110 mL/h，回血端泵入 10% 葡萄糖酸钙 8～10 mL/h，若采用了血浆作为置换液，建议还应额外补钙 1～2 g/1000 mL 血浆。治疗期间根据低钙症状的有无及体内外离子钙水平调整枸橼酸钠与钙剂的泵入速度。

参考文献

[1] 陈瑞娟，周熙谋，芮庆林，等.影响脓毒症短期预后危险因素的联合预测价值[J].中华危重病急救医学，2020(03)：307-312.

[2] 陈香美.血液净化标准操作规程[M].2021 版.北京：人民军医出版社，2021.

[3] Dirkes S, Wonnacott R. Continuous renal replacement therapy and anticoagulation：what are the options？[J]. Crit Care Nurse, 2016, 36(2)：34-41.

[4] Brandenburger T, Dimski T, Slowinski T, et al. Renal replacement therapy and anticoagulation[J]. Best Pract Res Clin Anaesthesiol, 2017, 31(3)：387-401.

[5] 王质刚.血液净化学[M].3 版.北京：北京科学技术出版社，2011.

[6] Zhang W, Bai M, Yu Y, et al. Continuous renal replacement therapy without anticoagulation in critically ill patients at high risk of bleeding：A systematic review and meta-analysis[J]. Semin Dial, 2021, 34(3)：196-208.

[7] Kindgen-Milles D, Brandenburger T, Dimski T. Regional citrate anticoagulation for continuous renal replacement therapy[J]. Curr Opin Crit Care, 2018, 24(6)：450-454.

[8] Yu Y, Bai M, Ma F, et al. Regional citrate anticoagulation versus no-anticoagulation for continuous venovenous hemofiltration in patients with liver failure and increased bleeding risk：A retrospective case-control study [J]. PLoS One, 2020, 15(5)：e0232516.

[9] Honore PM, Mugisha A, David C, et al. In severe liver disease, citrate can be used safely：the question remains-by which mechanism[J]. Crit Care, 2020, 24(1)：63.

[10] Zhang W, Bai M, Yu Y, et al. Safety and efficacy of regional citrate anticoagulation for continuous renal replacement therapy in liver failure patients：a systematic review and meta-analysis[J]. Crit Care, 2019, 23(1)：22.

[11] Villa G, Ricci Z, Ronco C. Renal Replacement Therapy[J]. Crit Care Clin, 2015, 31(4)：839-848.

[12] Schilder L, Nurmohamed SA, Bosch FH, et al. Citrate anticoagulation versus systemic heparinisation in continuous venovenous hemofiltration in critically ill patients with acute kidney injury：a multi-center randomized clinical trial[J]. Crit Care, 2014, 18：472.

[13] Stucker F, Ponte B, Tataw J, et al. Efficacy and safety of citrate-based anticoagulation compared to heparin in patients with acute kidney injury requiring continuous renal replacement therapy：a randomized controlled trial [J]. Crit Care, 2015, 19：91.

[14] Liu C, Mao Z, Kang H, et al. Regional citrate versus heparin anticoagulation for continuous renal replacement therapy in critically ill patients：a meta-analysis with trial sequential analysis of randomized controlled

trials. Crit Care, 2016, 20: 144.

[15] Broman M, Klarin B, Sandin K, et al. Simplified citrate anticoagulation for CRRT without calcium replacement. ASAIO J, 2015, 61: 437-478.

[16] Monchi M. Citrate pathophysiology and metabolism. Transfus Apher Sci, 2017, 56: 28-57.

[17] New AM, Nystrom EM, Frazee E, et al. Continuous renal replacement therapy: a potential source of calories in the critically ill. Am J Clin Nutr, 2017, 105: 1559-1611.

[18] Bai M, Zhou M, He L, et al. Citrate versus heparin anticoagulation for continuous renal replacement therapy: an updated meta-analysis of RCTs. Intensive Care Med, 2015, 41: 2098-2197.

[19] Schultheiss C, Saugel B, Phillip V, et al. Continuous venovenous hemodialysis with regional citrate anticoagulation in patients with liver failure: a prospective observational study. Crit Care, 2012, 16: R162.

[20] Khadzhynov D, Slowinski T, Lieker I, et al. Evaluation of acid-base control, electrolyte balance, and filter patency of a Prismaflex based regional citrate anticoagulation protocol for pre-dilution continuous veno-venous hemodiafiltration. Clin Nephrol, 2014, 81: 320-349.

第七章

RRT 置换液与透析液

　　置换液与透析液是 RRT 的重要组成部分，滤器膜是分离和选择的工具，治疗模式由液体和血液之间的关系决定。在血液透析模式下，血液在透析膜内侧，液体在透析膜外侧流动，膜两侧溶质的浓度差是弥散转运的动力，这种液体被称为透析液。在血液滤过模式下，液体和血液相混合，水在跨膜压的作用下，由膜内向膜外转移，即超滤，溶质在水的带动下共同转运至膜外，这种液体被称为置换液。置换液在滤器前加入血称为前稀释；在滤器后加入，称为后稀释。血液透析滤过是透析和滤过两种治疗手段的有机结合，既有置换液，又有透析液。

　　透析液虽然不进入体内，但与血液存在直接接触，而 RRT 使用的是高通透性滤器，其透析液应该是超纯的，超纯透析液的标准为内毒素<0.03EU/mL、细菌数<0.1CFU/mL；置换液由于直接进入患者血液循环，应该是无菌的。目前关于置换液中细菌学及内毒素的检测标准尚未明确，多参照大输液生产的标准（内毒素<0.03EU/mL、细菌数<1×10⁻⁶CFU/mL）。

第一节　置换液的基本成分

　　RRT 的置换液和透析液成分通常是一致的，主要包括缓冲液和电解质，其浓度旨在达到生理水平并且应该考虑到已经存在的成分缺失或过多，以及所有输入的和丢失的组分。人体体液电解质成分见表 7-1。

表 7-1　人体体液电解质成分（mmol/L）

	血浆	组织间液	细胞内液
Na⁺	142	145	10
K⁺	4	4.1	155
Ca（游离45%）	2.5	1.25	<1
Mg²⁺	1	1	15
Cl⁻	104	110	3
HCO₃⁻	24	27	10
葡萄糖	4.0	4.0	4.0

一、缓冲液

RRT 时溶解在血浆中的酸碱物质会随着废液丢失，需要用含有特定缓冲物质的液体替代。缓冲液的补充旨在达到生理水平，所以缓冲液碱基浓度应该补充已经存在的碱缺失的量和 RRT 废液中丢失的量。缓冲液不仅对纠正酸碱紊乱有很大影响，同时也显著影响临床结局。

可供选择的缓冲液有碳酸氢盐、乳酸盐、醋酸盐和枸橼酸盐，后三种缓冲液需要在体内代谢产生碳酸氢盐，才能起到如同碳酸氢盐一样的缓冲作用；如果代谢不充分，阴离子间隙增加会导致酸性环境。其中，枸橼酸盐同时也可作为抗凝剂使用，而醋酸盐因其缓冲效率低和已知的不良反应已不再使用。

(一)缓冲液类型

碳酸氢盐：碳酸氢盐是生理性碱基，直接参与体内酸碱平衡的调整，2012 年 KDIGO 指南推荐首选碳酸氢盐作为 RRT 的缓冲液。碳酸氢盐体外不稳定，与钙和镁反应发生沉淀，因此商业成品置换液中往往不会直接加入，而将其作为 B 液输入。传统观点认为碳酸氢盐置换液是肾衰竭情况下纠正酸中毒的最适合碱基，但也有不同的观点，认为在心脏骤停所致的乳酸性酸中毒或通气功能障碍引起的高碳酸血症的情况下，输入碳酸氢盐可引起严重的二氧化碳潴留；另外碳酸氢盐置换液还可使血浆张力升高，容量负荷加重，细胞内或颅内酸中毒进一步恶化。代谢性及呼吸性碱中毒时，使用标准碳酸盐置换液有可能加重碱中毒，进而导致呼吸抑制、低氧血症和心律不齐。严重酸中毒患者若纠正过快则有引起脑脊液酸化、组织乳酸产生过多的危险。

乳酸盐：乳酸可经肝脏、心脏、骨骼肌和肾脏代谢，在体内产生碳酸氢根而对酸碱进行调整。其体外存在稳定，商业成品置换液易于保存。但重症患者很多情况下乳酸产生增加，利用减少，如休克、肝衰竭等，此时再应用乳酸盐置换液，会导致额外的乳酸负荷。另外含有乳酸的溶液导致的医源性高乳酸血症可能会妨碍化验结果的正确解读。因此，在伴有高乳酸血症的重症患者，不建议使用乳酸盐置换液。

枸橼酸盐：枸橼酸盐在肝脏代谢生成碳酸盐，有诱发代谢性碱中毒的风险、而枸橼酸盐自身蓄积可诱发酸中毒。因而特别强调使用枸橼酸盐置换液的适应证和适当的剂量。枸橼酸钠缓冲液枸橼酸根和钠浓度稳定，体外循环抗凝效果确切，延长滤器寿命，可作为抗凝剂用于高出血风险患者的 RRT 治疗，恰当地使用枸橼酸溶液作为置换液兼顾了 RRT 治疗过程中补充碱基和抗凝双重作用。

(二)缓冲液加入的位置

一般按照各科室的习惯，缓冲液可能加入置换液中，以前稀释、后稀释和(或)透析液的方式输入，或者不加入置换液，单独静脉输入。需要提出的是应该特别关注静脉直接输入方式，因为此方式没有自动匹配的置换液或透析液体流速来缓冲所给予液体的流速，所以需要密切监测酸碱电解质情况以及液体出入超是否平衡。枸橼酸盐置换液因同时具有抗凝血作用，一般采用前稀释的方式补入，根据 RRT 治疗剂量及血流量比例不同，有 20%~40% 枸橼酸通过滤器滤出，剩下的枸橼酸与管路中血液的钙结合生成枸橼酸钙返回到体循环。

二、电解质

RRT 时电解质平衡状态受置换液电解质浓度的影响，由于 RRT 的连续性和有效性，如果没有严格的处方和监控，很可能会发生水、电解质的严重紊乱。RRT 的置换液应包含以下电解质：钠、钾、钙、镁、磷、氯、碱基、葡萄糖。

钠：置换液中钠离子浓度波动较小，一般要求与生理浓度相似，在 135~145 mmol/L。然而，当患者合并严重高钠血症或者低钠血症的情况时，常需根据患者的血钠水平调整置换液中钠离子的浓度，避免血液中钠离子浓度快速波动对机体带来的损害。

钾：置换液中钾离子水平一般控制在 0~6 mmol/L。高钾血症是 AKI 患者的常见并发症，无论什么原因导致的高钾血症，RRT 是主要治疗方法之一。对于有致命危险的高钾血症，需要使用无钾置换液快速降钾。但应注意的是，在使用较高或较低钾浓度置换液时，应严密监测钾离子水平，尽快使置换液中钾离子水平恢复到生理范围。

钙：国内商品化置换液的钙离子浓度为 1.5 mmol/L，手工配制的置换液的钙离子浓度波动在 1.25~1.75 mmol/L。无钙置换液可以被用于治疗高钙血症，但是应该被限于高血钙危象或肾功能受损的患者，因为发生心血管副作用的风险会显著增加。在使用枸橼酸抗凝时，置换液中通常不含钙离子，钙离子由单独的通道补充。

镁：置换液中镁的浓度一般控制在 0.5~0.75 mmol/L。

磷：虽然目前国内使用的置换液中均不含磷，但 RRT 过程中出现的低磷血症问题越来越引起重视，有研究发现低磷血症与预后呈负相关。长期肠外营养、营养不良或代谢性碱中毒会加重低磷血症的发生。此时需要口服或肠外补充磷。

氯：氯离子在置换液中的浓度相对恒定，一般控制在 100~115 mmol/L。

碱基：目前临床常用的置换液碱基主要包括碳酸氢盐及乳酸盐两类，由于乳酸在肝衰竭、循环衰竭及严重低氧血症时代谢不充分会对患者带来治疗风险，因此推荐采用碳酸氢盐为置换液的基础碱基成分。当采用枸橼酸抗凝时，枸橼酸则成为置换液的主要碱基成分，在体内可代谢成为碳酸氢盐（详见第二章 RRT 的抗凝技术）。

糖：由于无糖溶液会导致低血糖发生，糖又是细菌繁殖的培养基，要警惕置换液被污染。早期手工配制的置换液含糖浓度较高，患者常出现难以控制的高血糖。目前配方有所改进，推荐使用的商品化置换液或配制的置换液中葡萄糖的浓度应控制在 5~12 mmol/L。

第二节　RRT 置换液配方

目前国内使用的 RRT 置换液按配置方法不同主要包括以下三种：商品化的置换液、血液透析滤过机在线生产的 online 置换液及手工配制的置换液，其特点见表 7-2。推荐采用商品化置换液作为治疗的首选。需要强调的是，手工配制置换液时应严格掌握无菌原则，而且必须在相对无菌的环境下进行操作。除此之外，置换液在使用过程中可能需要添加药物，也需严格执行无菌操作。如果在 RRT 过程中患者出现原因未明的寒战、抽搐及高热等情况，在排除其他原因后，需考虑到置换液污染的可能，应立即更换置换液，并对疑似污染的置换液进行细菌学检测。

表7-2 不同置换液的比较

	商品化置换液	Online 置换液	手工配制置换液
生产方式	由生产线统一加工配制，并做无菌消毒处理	由血液净化机在线生产并装袋	由手工将各种溶质成分配制在 3 L 袋中
细菌污染	无	存在污染风险	污染风险较大
保存时间	12~24 个月	24 h 内	24 h 内
溶质的稳定性	优	优	影响因素较多
酸碱电解质调节	方便	不易调节	方便
个体化配制	较易	较难	容易

　　商品化置换液和南京军区总医院等手工配制置换液为目前临床比较常用的置换液配方，溶质的浓度接近生理状态，但均未含磷，因此长时间的治疗易伴有低磷血症，需要从外周进行补充。RRT 常用置换液配方电解质终浓度见表7-3。

表7-3 生理浓度和若干置换液的配方浓度对比（mmol/L）

		Na^+	K^+	Ca^{2+}	Mg^{2+}	HCO_3^-	Cl^-	Lac	磷酸盐	葡萄糖
生理浓度	下限	135	3.5	1.05	0.75	25	—		3.86	0.8
	上限	145	5.5	1.30	1.25	35	—		6.11	1.5
乳酸钠林格		130.3	4.03	1.36	—	—	109.4	27.7	—	—
青山利康配方		141	0~5.5	1.5	0.75	35	110	—	0~1.5	10
南总配方		143	0	1.4	1.56	34.9	116	—	—	8
中山医院配方		140	3.5	2.4	0.8	39	105	0	0	7.3
珠江医院配方		145	4	1.5	0.75	30	122	—	—	9.5

一、商品化置换液

　　国内商品化的碳酸氢盐成品置换液通用名血液滤过置换基础液（成都青山利康公司），总量 4250 mL，包括主要成分为无水葡萄糖、氯化钠、六水合氯化镁、二水合氯化钙的基础置换液 A 液（4000 mL/袋，成分见表7-4）和相对应的 B 液：$NaHCO_3$。置换液的终浓度（4000 mL 的 A 液+250 mL 的 B 液）：pH 7.40，Na^+ 141 mmol/L，Cl^- 110 mmol/L，Ca^{2+} 1.5 mmol/L，Mg^{2+} 0.75 mmol/L，葡萄糖 10 mmol/L，HCO_3^- 35.0 mmol/L。

表7-4 商品化血液滤过基础液成分

组分	标示量（mmol/L）	标示量（mg/mL）
无水葡萄糖	10.6	1.91
氯离子	118	4.18

续表7-4

组分	标示量(mmol/L)	标示量(mg/mL)
镁离子	0.797	0.0194
钙离子	1.60	0.0639
钠离子	113	2.60

本品为酸性，根据需要加入10%KCl至4.5 mmol/L时，渗透压约290 mOsm/L。

二、手工配置的置换液

1. 南京军区总医院配方

总量为4250 mL。A液：0.9%NaCl 3000 mL+5%葡萄糖170 mL+注射用水820 mL+10%CaCl$_2$ 6.4 mL+50%MgSO$_4$ 1.6 mL；B液：5%NaHCO$_3$ 250 mL。

2. 复旦中山医院配方

总量为3813 mL。A液：0.9%NaCl 2500 mL+注射用水1000 mL+50%葡萄糖10 mL+50%MgSO$_4$ 3 mL+20%CaGS 40 mL+10%KCl 10 mL；B液：5%NaHCO$_3$ 250 mL。

3. 珠江医院配方

总量为3998 mL。A液：0.9%NaCl 3000 mL+50%葡萄糖15 mL+注射用水750 mL+5%NaHCO$_3$ 200 mL+25%MgSO$_4$ 3 mL+10%KCl 12 mL。B液：5%CaCl$_2$ 18 mL。

第三节　置换液配方的调整

不管是手工配制的置换液还是商品化成品置换液经常会需要根据患者酸碱及电解质情况作个体化调整，下面以我科手工配制置换液及商品化置换液为例介绍置换液配方的电解质浓度计算与调整。

一、置换液电解质浓度计算

置换液配方中各离子浓度的计算公式，见表7-5，我科手工配置换液离子浓度计算方法，见表7-6。

置换液配方调整步骤(举例说明)：按置换量2 L/h举例，根据血气分析决定的HCO$_3^-$目标值，确定B液NaHCO$_3$输入速度：

$$NaHCO_3(mL/h) = HCO_3^- 目标值(如35 mL/h)×84×2÷(5\%×1000)$$

表7-5　置换液配方中各离子浓度计算公式

离子浓度 mmol/L	计算公式
Na$^+$	[5%×NaHCO$_3$量(mL/h)÷84÷置换量(L/h)+0.9%×NaCl量(mL)÷58.5÷4升袋总液体量(L)]×1000

续表7-5

离子浓度 mmol/L	计算公式
Ca²⁺	5%×CaCl₂ 量(mL/h)÷111÷配方总量(L)×1000 或 10%×CaGS 量(mL/h)÷448÷配方总量(L)×1000
K⁺	10%×KCl 量(mL)÷74.5÷配方总量(L)×1000
Mg²⁺	25%×MgSO₄ 量(mL)÷246.5÷配方总量(L)×1000
HCO₃⁻	5%×NaHCO₃ 量(mL/h)÷84÷置换量(L/h)×1000

表7-6　我科手工配置换液电解质浓度计算

组分	实际使用量(mL)	分子量(D)	浓度(mmol/L)						
			Na⁺	Cl⁻	Mg²⁺	HCO₃⁻	Ca²⁺	K⁺	GS
0.9% NaCl	3000.00	58.44	102.7	102.7					
注射用水	1100.00								
5% GS	100.00	198.17							5.61
25% MgSO₄	3.00	246.48			0.68				
10% CaGS	30.00	448.40					1.49		
5% NaHCO₃	250.00	84.01	33.09			33.09			
10% KCl	14.00	74.55		4.18				4.18	
总液体量	4497.00								
浓度			135.8	106.9	0.68	33.09	1.49	4.18	5.61
正常值			135~145	96~111	0.7~1.1	22~28	1.15~1.29	3.5~5.5	

二、电解质浓度调整

(一)钾

钾是细胞内液中的主要阳离子，正常时血清钾浓度为 3.5~5.5 mmol/L。钾具有调节细胞内适宜的渗透压和体液的酸碱平衡，参与和维持细胞的代谢、神经肌肉组织的兴奋性及心肌的生理功能等。体内的钾绝大部分存在于细胞内，约占体内钾总量的98%，细胞外液钾离子浓度的细微变化即可引起细胞膜兴奋性及其他细胞功能的变化。

首先确定目标值，一般为 3.5~4.5 mmol/L，高钾血症患者目标值一般为 3.5 mmol/L 左右，有下列情况者建议目标值为 4.0~4.5 mmol/L：①伴心脏疾病：如应用洋地黄类药物、急性心肌梗死和室性心律失常等；②呼吸肌麻痹；③糖尿病酮症酸中毒；④肝性脑病；⑤使用胰岛素和 β2 受体激动剂等；⑥严重低镁血症。对于有致命危险的高钾血症，建议使用无钾置换液，如果不是严重的高钾血症，适当降低置换液中钾离子的浓度，而低钾血症时，可适当调高置换液钾离子浓度。本品 4000 mL 每加入 10% 氯化钾注射液 1 mL，钾离子浓度提高 0.335 mmol/L。RRT 过程中，钾离子的增多与减少，不仅与滤器的清除效率和置换液中加入钾的剂量有关，还与钾摄入（包括饮食和静脉输入含有钾的物质）、钾排泄（残余肾功能、胃肠道、皮肤）以及钾离子在细胞内液与外液之间转移（酸中毒、溶血、组织损伤时钾从细胞内向细胞外转移；碱中毒、大量输注葡萄糖及胰岛素时钾从细胞外向细胞内转移）等因素有关。因此，在实际操作中，应根据患者情况个体化调整。

商品化置换液不含钾，10% 氯化钾可以从置换液直接补入，也可以从滤器前或透析液采用泵入的方式补入。由置换液中直接补入时，应将置换液平置，加钾后摇匀，并在置换液袋上做出明确标记；在滤器前或透析液泵入的方式补钾优点是可随时调整；不推荐在滤器后泵入钾，虽然效率高，但风险极大。对于严重高钾或低钾血症时，应加强监测。

（二）钠

钠离子的生理浓度为 135~145 mmol/L，是置换液中的主要阳离子，血浆渗透压（溶液中溶质微粒对水的吸引力）90%~95% 来源于 Na^+、Cl^- 和 HCO_3^-，通常在 280~310 mOsm/L 之间；钠离子可以自由通过滤器；保持生理水平的 Na^+ 浓度对稳定患者的心血管功能有重要作用；浓度过高会引起而血钠过高易致口渴、高血压，还会加重患者心脏负担导致心力衰竭；浓度过低可致负钠平衡，刺激肾素分泌，导致高血压，还可引起渗透压的改变，以及随后的液体转移而导致失衡综合征。

商品化置换液 4000 mL 配合 5% 碳酸氢钠 250 mL 后钠离子终浓度为 141 mmol/L（两者不能直接混合使用）；每增减 5% 碳酸氢钠 50 mL 后置换液中钠浓度改变约 6 mmol/L；4000 mL 置换液中每加入钠 1 g，钠离子浓度上升 4.2 mmol/L。

低钠血症：对于中重度低钠血症，可通过调整置换液中钠离子浓度，一般使置换液中钠离子浓度比患者体内高 5~10 mmol/L，在最初的 4~6 个小时，每小时升高血钠 1~2 mmol/L，在血钠达到 120~125 mmol/L、临床症状有所改善后，可将升钠速度控制在每小时不超过 0.5~1.0 mmol/L。建议每 24 小时使血清钠浓度增加 12 mmol/L 以内。

高钠血症：纠正速度不应该超过每小时 0.5~1 mmol/L，每 24 小时不超过 12 mmol/L。由于低钠置换液可能会导致血流动力学不稳定，所以建议使用接近血钠浓度的置换液，缓慢、持续纠正高钠血症。

（三）钙

钙的生理浓度为 1.05~1.30 mmol/L，是机体各项生理活动不可缺少的离子，参与肌肉收缩过程，神经递质合成与释放，激素合成与分泌，作为凝血因子参与凝血过程，也是骨骼构成的重要物质。低钙血症可能导致抽搐、低血压、心律失常甚至心脏骤停；持续低钙，可能处于负钙平衡状态，甲状旁腺素分泌亢进，导致骨钙持续释放。

本品 4000 mL 配合 5% 碳酸氢钠 250 mL 后钙离子终浓度为 1.5 mmol/L，肝素抗凝时，一般不需补充离子钙，若 RRT 前游离钙<0.95 mmol/L，上机前可缓推 10% 葡萄糖酸钙 10~20 mL。

枸橼酸抗凝时，一般外周血离子钙目标值为 1.0~1.2 mmol/h；有研究发现枸橼酸抗凝时废液钙浓度高于常规抗凝方式，废液中丢失的总钙约 1.7 mmol/L；无钙置换液-枸橼酸抗凝时，补钙速度主要取决于置换液的补入速度（治疗剂量），含钙置换液-枸橼酸抗凝时，置换液推荐使用 1.5 mmol/L 的钙浓度；一般经过 3~5 个枸橼酸代谢半衰期后（≈3 小时），枸橼酸达到稳态浓度，此后枸橼酸浓度不再增加；上述额外蓄积的钙必须在 RCA 开始后补给，直至达到稳态，也就是说，RCA-CRRT 开始阶段，补钙需补体外循环清除钙+蓄积钙，此后只需要补充体外循环清除钙。也有观点认为治疗早期将离子钙补充至正常范围，则可能会导致后期发生高钙血症或组织钙沉积。

高钙血症的患者枸橼酸抗凝通过快速钙丢失导致血清离子钙的快速降低，可引起 QT 间期和复极时间的延长，从而诱发心律失常；钙丢失速度以不超过 6.4 mmol/h 为宜，使血钙在 1~2 天内下降 0.25~0.75 mmol/L。

（四）碱基

正常生理浓度的碱基为 25~35 mmol/L，一般 4 L 的商品置换液配合 250 mL 的 5% 碳酸氢钠使用。

1. 枸橼酸钠抗凝时的碱基补充

在体内 100 mL 的枸橼酸钠可代谢为约 70 mL 的碳酸氢钠，经滤器清除后，100 mL 枸橼酸钠可代谢为约 50 mL 碳酸氢钠，枸橼酸钠抗凝时可将枸橼酸钠换算为碳酸氢钠计算碱基浓度，如表 7-7。应注意的是，枸橼酸钠经滤器清除的量受治疗剂量、滤器清除效果等因素的影响，同时，在治疗初始阶段，枸橼酸-钙复合物在体内蓄积，有代谢性酸中毒的风险，可适当调高碳酸氢钠速度。

表 7-7 肝素抗凝、枸橼酸抗凝时碱基的调整（举例说明）

治疗剂量 (L/h)	肝素抗凝	枸橼酸抗凝	
	5%NaHCO$_3$ 速度 (mL/h)	枸橼酸钠速度 (mL/h)	5%NaHCO$_3$ 速度 (mL/h)
2	125	200	25
		250	0
2.5	156	200	56
		250	32

2. 代谢性酸中毒时的碱基补充

严重代谢性酸中毒时，可提高置换液中碱基浓度，可使用补碱公式计算补碱的量和速度。一般将计算值的半量在 2~4 小时内输入，防止矫枉过正。

补碱公式：5%NaHCO$_3$（mL）=（需要提高的 mmol 数）×体重（kg）×0.4×1.7

3. 代谢性碱中毒时的碱基补充

严重代谢性碱中毒时，可降低置换液碱基浓度，但需要同时考虑减少碳酸氢钠用量后对钠离子浓度的影响，避免因纠正代碱造成的血钠下降过快，可通过在置换液中加入 10%NaCl 纠正，5% 碳酸氢钠 50 mL 可改变 4 L 置换液中钠浓度约 6 mmol/L，改变碱基浓度约 7 mmol/L。5% 碳酸氢钠 250 mL 提供的钠离子相当于 10%NaCL 70 mL 中的钠离子。代谢性碱中毒是枸橼酸抗凝的相对禁忌证，当采用枸橼酸抗凝时，可通过减低血流速、减少枸橼酸用量，增加治疗剂量来纠正。

参考文献

[1] Tan HK, Uchino S, Bellomo R. The acid-base effects of continuous hemofiltration with lactate or bicarbonate buffered replacement fluids. Int J Artif Organs, 2003, 26：477-483.

[2] Holloway P, Benham S, St John Ward RA. Worldwide guidelines for the preparation and quality management of dialysis fluid and their implementation. Blood Purif, 2009, 27(Suppl 1)：2-4.

[3] 陈香美.血液净化标准操作规程[M].2021版.北京：人民军医出版社, 2021.

[4] 陈孝平, 汪建平, 赵继宗.外科学[M].第9版.北京：人民卫生出版社, 2020.

[5] 王庭槐.生理学[M].第9版.北京：人民卫生出版社, 2020.

[6] 刘博, 程玉梅, 沈锋, 等.低磷血症与重症患者不良预后有关：一项1555例患者的Meta分析[J].中华危重病急救医学, 2018, 30(01)：34-40.

[7] 李静, 赵双平, 胡成欢, 等.局部枸橼酸钠抗凝的连续性静脉-静脉血液滤过治疗中患者补钙速度的研究[J].中华临床医师杂志(电子版), 2018(6)：001.

[8] 庄峰, 俞雯艳, 马帅, 等.一种"二阶段补钙模型"在RCA-CVVH中的临床应用[J].中国血液净化, 2018, 17(07)：461-465.

[9] 姜变通, 张志刚, 靳修, 等.枸橼酸用于CRRT局部抗凝时的离子钙管理的研究进展[J].中国血液净化, 2019, 18(08)：553-556.

[10] 樊启晨, 丁峰.血液净化治疗中局部枸橼酸抗凝时的钙管理[J].上海医药, 2018, 39(09)：6-11.

[11] 邬步云, 王静, 杨光, 等.枸橼酸抗凝血液滤过治疗高钙血症时应限制钙的丢失速度[J].中国血液净化, 2018, 17(02)：144.

第八章

RRT 常见报警及处理

第一节　报警的分类及相关概念

在 RRT 治疗期间，由于患者病情复杂、严重、多变，人为因素，机器故障等多种原因均会引起 RRT 机器报警。通过分析讨论引起机器报警的不同原因可及时有效地处理，减少失误，有效地降低医疗风险，提高工作效率，保证患者安全，也是提高 RRT 成功的重要举措。

一、RRT 报警的分类

RRT 仪器报警一般可分为提示性报警及故障性报警两类，用红色及黄色指示灯闪烁提示。红色：警告性警报或故障性警报，治疗处于暂停状态，患者危险程度最高，需要操作者迅速采取措施；黄色：警示性警报或建议性警报，血泵和抗凝剂泵仍然正常工作，需要操作者采取相应措施使治疗正常进行。文献报道故障性报警中血路报警所占比例超过 80%，该类报警如处理不及时甚至会导致治疗失败。常见的仪器报警见图 8-1。

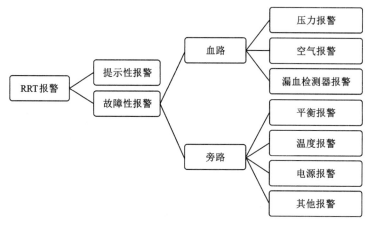

图 8-1　RRT 常见报警分类

二、相关概念

1. 动脉压(Arterial pressure)或输入压

血泵前的压力,由血泵转动后抽吸产生,通常为负压。主要反映血管通路所能提供的血流量与血泵转速的关系,血流不足时负压值增大。正常情况下大于-200 mmHg。

2. 静脉压(Venous pressure)或回输压

血液流回体内的压力,反映静脉入口通畅与否的良好指标,通常为正值。

3. 跨膜压(TMP)

滤器半透膜内外的压力差,反映治疗过程中作用在血滤器膜上的压力。

$$计算公式: TMP = [(P_{PRE} + P_{OUT})/2] - P_{EFF}$$

其中,P_{PRE}:滤器前压力;P_{OUT}:滤器后压力;P_{EFF}:滤器流出液侧的压力;以上三个压力值均可通过机器测量获得。

4. 压力降(ΔP)

指血滤器压力下降,反映血液通过血滤器时的阻力。

$$计算公式: \Delta P = P_{PRE} - P_{OUT}$$

其中,P_{PRE}:滤器前压力;P_{OUT}:滤器后压力。

5. 滤器前压(Pre-filter pressure)

滤器前压是体外循环压力最高处。与血泵流量、滤器阻力及血管通路静脉端阻力相关,滤器前压不仅是压力指标,还是安全性监测指标。各种原因导致滤器前压过度升高,易造成循环管路接头处崩裂,失血及导致滤器破膜。

压力受患者的个体差异,血球比容,血管通路位置、粗细和长度,血管条件以及治疗模式的选择和流速的设定等因素的影响,其中患者个体差异包括血压、体形、一般状况等。

第二节　常见报警的原因及处理

一、压力报警

见表8-1。

二、空气报警

1. 可能的原因

排除原因:空气检测器安装不到位或故障;动脉压低产生气泡;输碳酸氢钠、盐水时进入过多的空气;置换液端有空气进入;各管路连接不紧密,有空气进入;管路破损造成漏气。

2. 预防

确保各管路连接紧密,避免进气,如有破损,及时更换;及时排除动静脉壶、排气壶等处的气泡。

表8-1 常见压力报警原因及处理

报警内容	可能的原因	处理措施
静脉压力（回输压力）低报警	排除原因：压力传感器连接不紧密或压力传感器故障；危重患者血管条件差或血压低引起；管路破损或接管连接处不紧密造成的漏血，血流速设置过低或调血流。	上机前正确安装压力传感器，如确认为压力传感器故障，按仪器故障处理流程处理；低血压时可先补液或使用升压药物（间羟胺、去甲肾上腺素等）；上机前应检查管路是否有破损，管道连接处是否紧密；治疗过程中如管路破损，应立即停止治疗，视情况回血，必要时更换新的管路；因管路破损导致的静脉压力低报警，可适当上调血流速。
静脉压（回输压力）高报警	参数设置：超滤量设置过高，血流速设置过高等；患者体位不当血管通路不通畅，如打折、扭曲等；患者血液黏滞度高，血色素高；管路或血管通路静脉端有凝血。	合理设置各参数；避免管路打折及受压，患者清醒的，应做好解释工作，患者躁动时可使用镇静剂；动态观察体外循环有无凝血，必要时可加大抗凝剂的用量，提示有管路凝血的倾向，并监测患者出凝血情况，应合理调整患者的抗凝，必要时回血，避免血栓回输体内。在CRRT过程中，静脉压力逐渐上升，此时不要盲目回血，重新固定，再逐渐增加血流速，解除经孪时可用热水袋外敷，血容量不足时对症处理。
动脉压（输入压力）低报警	排除原因：压力传感器连接不紧密或压力传感器故障；最常见的原因为血管通路动脉端血流量不足，一般是由血管通路动脉端贴壁或管路内附壁血栓形成引起的；参数设置：血流速设置过高，患者血容量不足，血压下降。	正确安装压力传感器，检查动脉管路有无空气进入，有无干扰现象；排除管路及导管端受压，扭曲等，如降低血流速度，变换患者体位或导管位置后动脉压不继续下降，说明动脉血流不足，此时应保证患者安静，摆合适的体位，调整合理的位置，重新固定，再逐渐增加血流速。血容量不足时再上调血流速。
动脉压（输入压力）高报警	一般临时性血管通路置入中心静脉中，不会引起动脉压高报警，出现该报警可能的原因有导管误入动脉或导管接入ECMO串联。	导管误入动脉时应对症处理。跟ECMO串联导致的动脉压力高报警，可以尝试改变引血端连接部位，加用兼容性更好的CRRT仪器。
跨膜压（TMP）低报警	排除原因：压力传感器连接不紧密或压力传感器故障；当滤后压（静脉压）及滤器前压低，或（和）滤器流出液侧压力（废液端压力）增高时，可能出现该报警；在CVVHDF或CVVHD模式时，滤器膜孔堵塞导致超滤液流出受阻。	检查滤器有无凝血，如果肉眼观察已有凝血，回血下机；如果不能解除，水冲洗管路，不盲目回血。
跨膜压（TMP）高报警	凡是能引起滤器前高压，静脉压升高或/和废液端压力负值增大的原因均可导致跨膜压增加；超滤量过大，或废液流出管路受阻，使废液端负压增加；滤器膜有血栓形成导致通透性改变。	合理的参数设置，滤过分数尽量控制在25%以下，不能超过30%；观察血液滤器有无凝血，尽早发现凝血倾向并及时处理。凝血早期表现：血色渐暗，滤器中空纤维出现暗黑色条纹，跨膜压逐渐上升，确保血管通路血流量充足稳定，血流量不足易引起血泵停止增加凝血风险，血流量过高容易导致涡流抽血增加，血流量一般在100～200 mL/min。

3. 处理措施

不盲目启动治疗,检查静脉壶至静脉端管路有无气泡,排除气泡,必要时回血后排气,确认没有气泡后按机器提示步骤处理。

三、漏血(BLD)报警

1. 可能的原因

排除因素:漏血探测器不清洁、连接不紧密、故障;漏血监测管路问题;血滤器破膜,红细胞进入废液中;溶血。

2. 处理

观察滤出液颜色,滤出液呈现淡红色,说明血滤器破膜或溶血,可通过血红蛋白、胆红素水平的变化及破碎红细胞等鉴别有无溶血;如为破膜,应立即停止血泵及超滤,更换整套管路及滤器。

四、常见机型的报警特点及分析

(一)日机装 Aquarius 报警分析

1. 提示性报警

提示性报警,见表8-2。

表8-2　日机装 Aquarius 提示性报警常见报警原因及处理

报警显示	原因	处理
Pump door	血泵门打开	关闭血泵门
Degassing chamber missing	置换液排气室没有安装到位	正确安装置换液排气室
Goal accomplished end of treatment	设定的治疗时间或脱水量已经完成	①继续治疗,重新设定治疗参数;②终止治疗
Change filtrate bag	超滤液袋子满载(重量≥5000 g/袋)	更换废液袋,保证管路顺畅
Heparin syringe missing	设定肝素参数但没有插入肝素注射器或放置不正确	①如果需要肝素,正确放入注射器;②如果不需要肝素,设定肝素为零
Change syringe	肝素注射器已空	更换注射器
Change filter and tube	滤器的使用时间已超过72小时	更换滤器及管路
Change substitution bag	袋子清空,当每袋置换液称的重量下降至330 g时,出现该报警	更换置换液袋,保证管路顺畅

2. 故障性报警

(1)动脉压力低(Low access pressure):当血管壁被血管通路的动脉端导管吸住,导致引血不出时,可以手动将血泵逆血流方向旋转半圈或用生理盐水冲洗释放压力,使动脉压恢复正常。

（2）跨膜压高（High TMP）：选择主屏幕右下角"more"查看压力的详细信息；与初始的TMP相比较（在相同的超滤率及滤过分数的前提下），TMP有明显升高常提示滤器有凝血。

（3）超滤压低（Low filtrate pressure）：超滤压力低于报警极限-200 mmHg，滤器前压力可能很高。

（4）漏血报警（Blood leak）：检查漏血监测壶是否正确放在漏血监测器中，排除破膜溶血后，可使用假壶（50%葡萄糖）替代消除报警。

（5）高温报警（High temperature）：置换液温度在40.5℃以上，加热板的温度在53℃以上（液体泵将停止运转，血泵不停）。如果温度下降至正常范围，报警自动解除，平衡系统的三个泵自动运转。此时应检查置换液管路的通畅度，可打开加热室门，冷却加热室。

（6）低温报警（Low temperature）：置换液温度低于33℃大于10分钟。应检查加热管路的安装及温度设置。

（7）平衡系统关闭（Balance system off）：平衡系统的所有液体泵停止运转。可能的原因有滤器凝血、置换液袋、废液袋未正确悬挂或晃动、废液端不畅，夹子未打开、参数设置不合理等。应查找原因并作相应处理。

（二）百特 Prismaflex 报警分析

1. 安装配套及预充自检阶段报警

（1）预充前故障：电压超限。可能的原因：电路板故障；未关闭机器开关，进行手动回血程序，导致血泵故障。

（2）预充前故障：称/压力归零测试失败。可能的原因：称上有液袋；称未调校；压力传感器上提前接入配套；回输压力传感器进水/血。

（3）预充前故障：上下部夹管阀故障。可能的原因：耗材管路问题；上下部夹管阀位置传感器故障；压力传感器漏气；夹管阀内六角螺丝松动或者故障。

（4）预充前警告：配套中检测到血液。可能的原因：患者传感器偏差；回输管表面有滑石粉；回输管内有气泡；上次治疗未进行完回血程序，点击无血液即可。

（5）预充前故障：设置错误。可能的原因：配套管路夹子未完全打开；配套自动安装时管路未完全装载至泵头内；泵头老化，无法密闭耗材管路；压力传感器漏气；耗材漏气。

（6）预冲故障：回输压力传感器。预冲自检未通过的主要原因：排气室监控管路与回输压力传感器连接有泄漏，重新连接。按"重新测试"。

（7）预充后故障：漏血探测器故障。可能的原因：漏血探测器内未安装废液管；废液管路中有气泡；漏血探测器里有灰尘或者需要调校；漏血探测器故障；耗材透光性。

（8）预充后故障：泵密闭性测试失败。可能的原因：配套自动安装时管路未完全装载至泵头内；耗材密闭性；管路接头连接不紧密；回输压力接头未安装到位；回输夹内管路未安装；回输压力传感器内部进血或水；泵头老化。

（9）预充后故障：可能的原因有 ARPS 系统内部气路管漏气；气泵故障；压力传感器故障。

2. 治疗阶段报警

Prismaflex 监测的压力名称及工作范围，见表8-3。Prismaflex CRRT 常见压力相关报警、报警原因及处理，见表8-4。

表 8-3 Prismaflex 监测压力名称、作用及工作范围

压力名称	作用	工作范围(mmHg)
输入压	监测血泵前动脉通路是否通畅	-250~+450
滤器压	监测整个管路中滤器前的最高压力	-50~+450
回输压	监测滤器后静脉通路是否通畅	-50~+350
废液压	监测膜外超滤负荷	-350~+400
跨膜压	监测半透膜的超滤性能	+70~+300
压力降	监测血液腔压力状况	+10~+100

表 8-4 Prismaflex CRRT 常见压力相关报警、报警原因及处理

报警	报警原因	处理措施
输入压力极端负值 (输入压低于 -250 mmHg 时触发)	患者正在移动、咳嗽或正对患者进行抽吸。	等待 15 秒钟,以便进行自我清除尝试。注:如果自我清除尝试失败,则请等待直到压力在非自我清除画面中恢复正常,然后按"继续"软键。
	输入导管凝血或在静脉内位置偏移,或者血液流速对于输入装置而言过高。	按照医院规程,冲洗/复位输入导管。通过输入取样口输注盐水,以释放负压和/或降低血液流速。按"继续"软键。
输入压力极端正值 (输入压高于 300 mmHg 时触发)	外部设备(如果使用)输注血液压力过高。	降低外部装置的输注压力。
	根据外部设置输注的血压,设置的血液流速太低。	提高血液流速。返回报警画面,并按"继续"软键。
	输入压力测量故障。	进行自检以复位压力接头膜。若问题仍然存在,"停止"并更换配套。
回输压力极端正值 (回输压高于 350 mmHg 时触发)	患者正在移动、咳嗽或正对患者进行抽吸。	等待 15 秒钟,以便进行自我清除尝试。
	回输导管凝血或在静脉内位置偏移,或者血液流速过高。	冲洗/复位回输导管和/或降低血液流速。按"释放夹"软键,并"继续"。
	回输压力传感器失灵。	比如肉眼可见疏水膜打湿时,结束治疗,更换新的配套或联系维修人员。
无法检测回输压力 (回输压低于 10mmHg 时触发)	回输管或导管已经断开连接。	确保回输导管与回输管和患者接牢。要恢复治疗,按"继续"软键。
	导管尺寸过大或血液流速过低。	更换成较小的导管或增大血流速。返回报警画面后,按"忽略"软键。
	排气室监控管未牢固连接到回输压力接头。	将监控管与回输压力接头牢固连接并"忽略"。若液体屏障受损,请更换配套。

续表8-4

报警	报警原因	处理措施
过滤器压力过高	过滤器压力接头至排气室之间的管路被夹闭或扭结	矫正。
	机器以较高回输压力运转，过滤器已开始凝血。	降低血液流速。检查导管。
	压力过高。	按"释放夹"软键。注：排除其他报警要求关闭管夹。
TMP 过高(跨膜压超过膜压力限制)	超滤率(Q_{UF})过高。被清除液体过多。	降低 PBP、置换液和/或患者脱水流速，或者选择提高血液流速。
	过滤器和废液压力测量错误。	暂时降低 Q_{UF} ，清除报警。在"系统工具"自检。重新设定为以前的流速。如果再次发生报警，降低 Q_{UF} 或更换配套。
过滤器凝血	过滤器内已形成凝血块。	更换配套。并根据需要调整抗凝血剂输注。
	血液流路管路被夹住。	松开管路。
	超滤率对于所用过滤器而言过高。	按"继续"软键，然后降低置换液流速及/或 PBP 液流速及/或患者脱水流速。

其他常见报警有检测到漏血、血液中有气泡、检测到液体渗漏和流动问题等，报警原因及处理措施详见表8-5。

表8-5　Prismaflex 其他常见报警、报警原因及处理

报警	报警原因	处理措施
检测到漏血	处于漏血探测器内的废液管中有气泡。	排除气泡。如果重现气泡(废液除气)，应检查废液管路是否存在扭结和/或降低超滤率。
	废液管路未适当装入漏血探测器。	将管路由下至上推入探测器并牢固穿入管路导杆。报警清除后，在"系统工具"中按"重调 BLD"。
	探测器管路内有液体或碎片。	从探测器中移除管路，使用无尘布及异丙醇柔和清洁探测器内部，彻底干燥。清水清洁废液管路并彻底干燥。将管路重新插入探测器及管路导杆。报警清除后，在"系统工具"中"重调 BLD"。
	过滤膜漏血。	更换配套。
	TPE：血浆中存在凝结元素或油脂，血浆变色。	降低置换液速率和/或患者血浆丢失速率。如果此操作无法清除报警，则可以更换配套。
检测到液体渗漏	已检测到承滴盘中存在渗漏，或液体渗漏探测器中存在潮湿区域。	检查并确保：所有的连接都牢固且无泄漏；所有液袋都无泄漏；承滴盘中没有液体。 将承滴盘擦干并擦拭传感器。按"重新预充"/"继续"可恢复治疗。

续表8-5

报警	报警原因	处理措施
血液中有气泡	管路断开；连接泄漏；配套未完全预充；回输管未装入气泡探测器。	排除可能的渗漏或管路断开。 按向上箭头直到回输压力变为负值。如果不成功，可继续执行手动程序。 按"释放夹"软键，清除空气并将血液从患者体内吸入回输管/排气室。如果需要，请使用箭头调整排气室液面。
	管路内有空气/气泡。	对于反复发生的报警，请打开气泡探测器门并检查管路内有无空气/气泡；检查排气室的液位。
流动问题	管路或液袋夹闭或出现重大泄漏；液袋摇摆；管路扭结。	矫正。
	废液袋排液口未完全闭合。	矫正。
	液袋接头未拧紧。	确保接头已拧紧。
	秤上有异物；液袋部分受支托。	清除异物或部分支托。
	液袋或管路内有气泡。	检查液袋连接并矫正。
	废液内有气泡。	检查废液管路是否发生扭结并矫正。
	管路连接到错误的液袋，或液袋挂在错误的秤上。	确保管路与正确的液袋相连。管路的颜色编码必须与所用秤的颜色相匹配。
	泵未夹紧泵管或秤失灵。	结束治疗。联系维修人员维修。
	环境中有振动。	如果无法停止振源，结束治疗。

(三)费森尤斯 Multifiltrate 报警分析

1. 费森尤斯 Multifiltrate 常见报警提示内容、原因及处理，详见表8-6。

表8-6　费森尤斯 Multifiltrate 常见报警提示内容、原因及处理

提示内容	原因	处理
漏血报警（Blood leak detector）	溶血；滤器膜破裂； 患者原发病如血脂过高所致的血浆混浊(临床上)。	破膜情况下需要更换滤器/管路系统；如有必要，重新校正漏血检测器。
空气报警（Air detector）	静脉壶液面过低，有气泡； 置换液袋已空/置换液管路系统中有空气； 动脉管路系统渗漏； 动脉血容量不足、流量不好； 动脉血液管路或导管打结、扭曲。	提高静脉气泡捕捉器的水位；检查置换液管路系统；检查管路的连接，患者导管的状态。
TMP>100 mmHg(膜浆分离时)报警	血浆流速过高，血流速过低； 血浆滤器阻塞(血凝块)。	降低血浆流速和/或提高血液流速；必要时，回输血液和更换系统。

2. 费森尤斯 Multifiltrate 常见警告提示内容、原因及处理，详见表8-7。

表8-7 费森尤斯 Multifiltrate 常见报警提示内容、原因及处理

提示内容	原因	处理
Balancing	超滤或者置换速度过高。	提高血流速度或者降低置换/超滤率比值。
Dialysate pump	透析泵门打开。	关闭透析泵门。
Dialysate Scales（Ⅰ）	天平上的重量过大或有变化。	将置换液袋放在天平上，不要超过天平最大负荷。
Substituate pump	置换泵门打开。	关闭置换泵门。
Substituate Scales（Ⅱ）	天平上的重量过大或有变化。	将置换液袋放在天平上，不要超过天平的最大负荷。
Filtrate pump	滤过液门打开。	关闭滤过泵门。
Filtrate Scales（Ⅲ）/（Ⅳ）	天平上的重量过大(过小)或有变化。	注意天平的最大载荷，如有必要，倒空或者更换过滤液袋。
Heater	膜浆分离温度>37℃：环境因素、加热器因素。	温度不要超过37℃(有溶血的危险)，降低加热器温度。
Heater	温度过高：环境因素，加热器的因素；加热囊内气体过多。	如果确认几次警报，仍然不能纠正，必要时通知工程师。
Heater	不能达到理想的温度：环境因素，加热器的因素；置换液袋温度过低，置换液流速过快。	检查置换液袋与环境的温度，以及置换液参数；如有必要，将置换液袋加热至室温。
Scales Ⅰ/Ⅱ	天平的位置：天平移动或是触碰过；透析液袋和置换液袋位置错误；泵管的扭曲或被牵引；液体流速的设定有问题。	检查天平和液袋；排出所有问题后报警复位。

参考文献

［1］ 日机装 Aquarius CRRT 设备操作说明书.

［2］ 金宝 Prisma flex CRRT 设备操作说明书.

［3］ 费森尤斯 Multifiltrate CRRT 设备操作说明书.

［4］ 廖升文.日装机 Aquarius V4 常见故障及处理［J］.医疗装备，2021，34(09)：143-145.

［5］ 庄旭东，叶昌盛，徐明明.费森尤斯血液透析机治疗过程中的常见故障［J］.医疗装备，2019，32(07)：129-130.

［6］ 袁媛.金宝 Prisma flex 血滤机常见报警及对策［J］.实用临床护理学电子杂志，2019，4(01)：185-186.

［7］ 李金宝.Prisma Flex 压力测试原理详解以及故障维修分析［J］.中国血液净化，2017，16(03)：208-210.

［8］ 叶冬英，石斌，叶明荣，等.ICU 床旁血液净化报警原因分析及处理［J］.检验医学与临床，2015，12（12）：1776-1779.

［9］ 樊蓉，孔凌，邹华，等.降低连续性血液净化体外循环凝血导致非计划性下机发生率的实践［J］.中国护理管理，2015，15(04)：475-477.

［10］ 刘礼全.金宝血液净化(CRRT)系统常见故障及处理方法［C］.2014 中国医疗设备民族工业发展大会征文集.［出版者不详］，2014：78-79+81.

［11］ 曹赋韬.AQUARIUS 血液净化系统的报警分析及处理［J］.中国医疗设备，2011(12)：1674-1633.

第九章

RRT 常见并发症

第一节　血管通路相关并发症

一、导管相关感染

血液净化导管相关感染分为导管相关性血流感染（CRBSI）、出口和隧道感染。重症患者一般留置中心静脉导管作为临时血液净化通路，导管相关性血流感染最常见。导管相关性血流感染是指带有血管内导管或者拔除血管内导管 48 h 内发生的菌血症或真菌血症，伴有发热（>38℃）、寒颤或低血压等感染表现，除血管导管外没有其他明确的感染源。外周静脉血培养细菌或真菌阳性；或者从导管段和外周血培养出相同种类、相同药敏结果的致病菌。

血液净化开始数分钟至数十分钟，患者出现畏寒、寒战、发热等全身症状，这是血流感染的典型表现。少数患者可以出现延迟发热，即血液透析结束后低热，这与感染的细菌数量和毒力有关。如怀疑发生中心静脉导管相关血流感染，拔管时建议进行导管尖端培养、经导管取血培养及经对侧静脉穿刺取血培养。

二、导管功能不良

关于导管功能不良的定义，各国指南略有差异。KDOQI 指南定义为：导管血流量小于 300 mL/min，或泵前动脉压小于−250 mmHg。中国共识则根据我国具体情况定义为：导管血流量或血泵流量小于 200 mL/min 时；动脉压小于−250 mmHg，或静脉压大于 250 mmHg 时，无法达到充分性透析，确定为导管功能不良。早期（置管 2 周内）导管功能不良常见原因有：导管位置不良、引血不畅（与患者低血压、尖端紧贴血管壁、深静脉穿刺部位的选择有关）。晚期（置管 2 周后）导管功能不良原因：血栓形成、纤维鞘形成、导管破损、导管相关的再循环率过高等。

血液净化治疗过程中当出现以下情况提示可能存在导管功能不良：有动脉压或输入压过低报警，或一时正常一时不正常，或管道出现频繁抽吸现象，说明导管抽吸产生贴壁引起流量不足报警。上机前应评估患者血压及血容量情况，对于血压低患者适当补液或使用升压药物升压，适当使用镇痛镇静药物，避免患者躁动。上机过程中出现体外循环血流量不足时，应严密观察输入压力是否上升，若能自动恢复正常，启动继续治疗；尖端紧贴血管壁时，可在输入端连接盐水进行冲洗，待压力恢复正常后继续治疗；调整血液流速后使压力恢复正常后继续治疗。对于无法立马处理好的报警，需使用盐水密闭式回血冲管后，调整临时血管通路位置，具体方法为：一手固定蝴蝶翼，一手轻轻旋转导管，通过改变导管尖端位置来调整单针双腔的位置，从而达到有效血流量。导管功能恢复的标准为 6 s 内回抽 20 mL 血液或血流量恢复到 200 mL/min 以上。

导管内血栓形成时，动脉端血栓形成表现为动脉负压增大，静脉端血栓形成表现为静脉压增大，导管无论推注或者抽吸压力均明显增加，对于危重症患者，建议及时更换导管以继续血液净化治疗。血液净化相关的临时管形成的导管内血栓，因置管时间短，导管内血栓的形成多是由于管腔内血液凝固造成，所以肝素封管可以有效避免导管内血栓的形成。

第二节　体外管路及滤器相关并发症

一、管路及滤器凝血

血液净化治疗过程中发生管路或滤器凝血，会缩短滤器使用寿命，减少治疗时间和影响治疗效果，消耗凝血因子等，甚至使患者在治疗过程中或结束后发生血栓栓塞性疾病。

1. 常见原因

血液净化管路及滤器凝血的原因主要包括患者因素、操作因素、治疗因素等。患者方面，如本身疾病存在全身炎症反应综合征及多器官功能衰竭导致血液呈高凝状态；患者不配合治疗，导致仪器频繁报警。操作方面，如处理报警不及时，血泵停止运转时间过长；参数设置不合理，滤过分数过高；预冲不充分，滤器膜未充分湿化，血液与膜接触面积减少，肝素涂层未完全形成等。治疗方面，如患者存在出血倾向而没有应用抗凝剂；治疗过程中输入血液、白蛋白、脂肪乳剂、高渗糖增加了血液黏稠度等。

2. 预防措施

血液净化治疗过程中医护人员应积极预防、尽早识别管路与滤器凝血。

(1)建立和维持一个良好的血管通路是保证 CRRT 进行的基本条件。若导管功能不良导致动脉压或输入压过低，或管道出现频繁抽吸现象，造成仪器频繁报警，将直接导致滤器凝血，血凝块堵塞中心静脉导管。综合全身情况选择合适的置管部位，如肥胖、腹内压高等患者避免选择股静脉。上机前需评估导管功能，流量不足时应进行调整。

(2)合理设置治疗参数。血流速度在早期已被国外学者证实是影响体外循环凝血的主要因素之一。血流速度越快，体外循环装置越不易凝血，而过快的血流速度也会导致滤器的压力增高，引起报警，且导管口的血管内膜在血流的反复冲刷下，内皮细胞裸露，刺激释放凝血因子及纤维蛋白原，导致侧孔形成血栓。置换液的补入方式采用后稀释模式置换液经滤器后进入，被处理的血液先经超滤浓缩，再补充置换液，降低了膜的通透性，增加了凝血风险，因此，前后稀释比例不同影响着管路和滤器的凝血。同时，超滤脱水量越大越快，对 TMP 的影响越大，越容易凝血。此外，在设定治疗方案时应充分考虑滤过分数对循环凝血的影响，高滤过分数增加非计划性下机的发生率，1 项观察性研究发现滤过分数每下降 3%，滤器凝血发生率下降 20%。

(3)选择合理抗凝剂。指南推荐枸橼酸局部抗凝为无枸橼酸抗凝禁忌的急性肾损伤患者进行血液净化时的首选，可减少出血风险，延长滤器的寿命。临床上根据患者不同情况选择不同抗凝剂及剂量，同时监测凝血指标应贯穿 RRT 前、中、后，根据抗凝方式不同维持各指标在合适范围，并随时调整抗凝剂的使用量。

（4）充分预冲管路及滤器。预冲滤器及静脉壶时，轻轻敲打，使滤器及静脉壶中的小气泡充分排出。

（5）及时发现并正确处理报警。各种报警会导致血泵停止，研究表明血泵停转时间超过 3~5 min，可导致血液净化管路中血液静置，发生"血浆—血细胞分层"现象，出现不可逆转的血液凝集。无论由何种原因引起，护士都必须尽快排除其故障。

（6）严格监测管路及滤器凝血情况。监测动脉压、静脉压、跨膜压和滤器压力下降值（ΔP）来判断血管通路及滤器凝血状况，特别要重视 TMP 和 ΔP。ΔP 是反映滤器凝血最有意义的指标，用于估算血液经过滤器前后的压力变化，ΔP 急剧升高，常预示滤器大面积凝血。可通过肉眼观察体外循环装置凝血征兆，如血液颜色变暗、管道内血液出现分层、静脉壶中存在凝血块的泡沫、滤器颜色发暗或可见条纹等都提示凝血倾向。同时，静脉壶是凝血高发部位，血液输入静脉壶时形成"气-血"接触面促使凝管的发生。维持静脉壶液面在合适的位置，防止液面过低导致凝血。

（7）避免在治疗过程中输入血液制品、白蛋白、脂肪乳剂、高渗糖等液体，如有必要可选择非同侧肢体输入。

（8）有条件者可适当选择一些新型膜材。不同材料的滤器膜引发的凝血程度也不同，AN69-ST 滤膜是通过对 AN69 滤膜表面采用带正电荷的聚乙烯亚胺的处理，可增加肝素的吸附，减少肝素的使用量，防止凝血酶的生成，降低接触性激活的发生。

3. 处理措施

根据滤器的凝血程度分为四级：0 级，无凝血或数条纤维凝血；Ⅰ级，部分凝血或成束纤维凝血；Ⅱ级，严重凝血或半数以上纤维凝血；Ⅲ级，滤器静脉压明显增高或需要更换滤器。血液净化治疗中应严密监测管路及滤器凝血情况，当发现可疑凝管时应及时积极处理，做到计划性下机，避免管路或滤器严重凝血，导致患者血液丢失，严禁血泵因管路或滤器凝血停止运转时强行回血，避免将血栓输入患者体内。

二、空气栓塞

体外回路静脉端负压容易导致气体进入静脉系统形成空气栓塞，表现为胸痛、呼吸困难、咳嗽、发绀、低氧血症或心搏骤停。回路出现空气的原因可能有：引血不畅动脉压低抽吸管路产生气泡，输碳酸氢钠、盐水时进入过多的空气，置换液端有空气进入，各管路连接不紧密，管路破损造成漏气。现行的血液净化机器配备检测和报警系统，可以及时发现管路中的空气而停泵，防止空气栓塞。空气栓塞重在预防，血液净化治疗中应确保各管路连接紧密，避免进气，如有破损，及时更换；及时排出动静脉壶、置换液排气室等处的气泡；出血不畅出现动脉压低报警时及时处理，保证血流通畅。当静脉回路出现少量空气时，应停止治疗、根据操作说明进行排气，避免空气进入患者体内。

三、生物相容性不良

生物相容性指仅引起轻微的生化反应和生物反应，既往专指生物膜对白细胞和补体系统的活化作用。广义的生物相容性指膜材料与生物体的接触不会带来任何不良反应，我们一般把不会对宿主引起明显的不良反应，即无毒性、无过敏或炎症反应、无血栓形成、无血细胞破坏、无血小板破坏和激活、不激活补体和凝血系统的材料称为生物相容性好的材料。

血液长时间暴露于滤器膜或循环管路，可能激活血液中补体、蛋白酶、缓激肽、细胞因子等免疫炎症介质，导致过敏反应、蛋白降解、能量消耗增加。可静脉使用地塞米松、吸氧等处理，严重影响生命体征而确系生物不相容导致者，应及时中止治疗。

第三节　患者临床并发症

一、出血

ICU 中重症患者常合并凝血功能障碍，预防性使用抗凝剂、外科或介入手术、有创操作等容易导致出血。另一方面无抗凝情况下滤器凝血会丢失血液、消耗凝血物质或血小板，增加继发性出血的风险。

因此，重症患者实施血液净化治疗前应全面评估出血风险。在对患者进行血液净化治疗前与过程中的检测、评估凝血状态的基础上，确立个体化抗凝治疗方案。一旦发生出血并发症，应立即判断出血的严重程度及出血引起原因，并根据出血严重程度和原因及时采取相应措施。主要措施包括：①出血程度较轻者仅需抗凝剂减量；②出血较重，但不影响患者血流动力学时，则应停用抗凝剂，或换用其他抗凝方法如局部抗凝方法；同时可根据使用抗凝剂类型，选择应用其拮抗剂，如肝素抗凝时可使用鱼精蛋白进行中和；③因凝血功能障碍导致的出血，可以适当补充凝血因子；如因血小板数量或功能异常则可输注血小板；④出血严重，引起患者血压降低甚至休克时，应立即紧急处理，包括停用抗凝剂、应用抗凝剂拮抗剂、补充血容量、输注新鲜血液等措施，直到患者出血缓解，血流动力学稳定。

二、低血压

尽管 CRRT 缓慢清除液体，较间歇性血液透析对血流动力学影响小，但仍有 8.7%~9.8%的危重患者因发生低血压而终止治疗。血流动力学的稳定性取决于患者的有效血容量、心泵功能、外周血管张力；受患者基础疾病、血液净化治疗干预及其他治疗措施影响。高龄、重度贫血、低蛋白血症、糖尿病的患者容易发生低血压，重症患者常因液体向第三(组织)间隙转移或失血等导致有效容量不足。随血流向体外引出，患者体内有效血容量减少，血液净化治疗的启动阶段常出现血压降低。超滤速度过快或量过多也是低血压的常见原因。罕见的滤器过敏也可以导致血液净化治疗过程中低血压。此外重症患者镇静剂及降压药物的使用增加了低血压的可能性。因此，重症患者低血压并非血液净化治疗的绝对禁忌。监测中心静脉压下，必要时联合应用血管活性或强心药物等措施维持血压，积极进行血液净化治疗。血流动力学监测手段有助于评估循环容量、心输出量和全身灌注情况，调整治疗方案，维持最佳容量及血流动力学稳定。

低血压可发生于血液净化治疗各阶段。临床表现不一，可表现为头晕、头痛、恶心、肌肉痉挛、反应迟钝等。一旦出现应及时分析原因，并立即采取措施。如因脱水过多导致有效血容量不足，则应及时调整超滤速度和超滤量，必要时补充生理盐水或高渗盐水、胶体溶液、调整升压药物等。如因出血导致血容量不足，则除上述措施外，应及时进行止血处理，包括减少或停用抗凝剂、应用抗凝剂拮抗药物，补充凝血因子等措施。由于危重症患者本身血流动力学常不稳定，且患者意识常存在障碍，因此治疗中应密切监测患者的血压变化，一旦出现血压持续降低，应及时采取措施。

三、电解质酸碱平衡紊乱

RRT 可用于纠正患者的电解质紊乱及酸碱失衡，但若置换液运用不当、配方调整不及时等可能加重电解质酸碱平衡紊乱，患者可出现头痛、恶心、呕吐、肌肉抽搐、痉挛、意识障碍、心律失常、呼吸困难，甚至死亡。随着碳酸氢根置换液的推广，代谢性酸中毒的并发症较乳酸置换液显著减少。若透析液的碳酸氢根浓度高于置换液时可能出现碱中毒。此外，枸橼酸抗凝过程中，枸橼酸过量时可能发生代谢性碱中毒。而严重肝功能不全患者枸橼酸蓄积时可出现低钙血症伴阴离子间隙增高的代谢性酸中毒。

RRT 治疗过程中应严密监测患者电解质及酸碱平衡变化，每隔 2~4 h 监测血气结果，对症纠正电解质紊乱，合理调整配方。

四、低体温

血液体外循环治疗时可导致机体大量热量丢失，尽管目前血液净化设备都配有液体加温装置，但在大剂量治疗下仍可丢失 1500 kcal/d 的热量，引起患者体温的下降。临床上一般将低体温症定义为体核温度低于 35℃。但目前关于血液净化相关低体温的概念并不明确，在血液净化治疗开始后体温下降多少或低于多少摄氏度定义为低体温、是否合并寒战等并发症才能诊断低体温等问题均无统一答案。当患者出现畏寒、寒战、四肢末梢凉时，可能发生低体温。血液净化治疗过程中出现低体温，可能掩盖患者发热，导致抗感染治疗延迟。对于年老体弱、女性患者或外科危重症患者等高危人群行血液净化治疗时需早期干预，在患者未发生高热的情况下，可采取综合性连续性的保温护理措施来预防血液净化相关低体温的发生，如提高室温、使用加温毯、对回输段血液加温等，若仅仅依赖血液净化机器自带液体加热器，可能不足以预防体外循环热量的丢失。

五、失衡综合征

失衡综合征是指发生于血液净化治疗过程中，以脑电图异常及全身和神经系统症状为特征的一组病症，轻者可表现为头痛、恶心、呕吐及躁动，重者出现抽搐、意识障碍甚至昏迷。发病机制是由于血液净化治疗剂量大、快速清除溶质，导致患者血液溶质浓度快速下降，血浆渗透压下降，血液和脑组织液渗透压差增大，水向脑组织转移，从而引起颅内压增高，导致脑细胞水肿加重。失衡综合征可以发生在任何一次血液净化治疗过程中，但多见于首次治疗、治疗前血肌酐和血尿素氮高、快速清除毒素（如高效透析）等情况。

轻者仅需减慢血流速度，以减少溶质清除，减轻血浆渗透压和 pH 过度变化。对伴肌肉痉挛者可同时输注碳酸氢钠、10% 氯化钠或 50% 葡萄糖溶液，并予相应对症处理。如经上述处理仍无缓解，则提前终止血液净化治疗。重者（出现抽搐、意识障碍和昏迷）建议立即终止治疗，并作出鉴别诊断，排除脑卒中，同时予输注 20% 甘露醇，之后根据治疗反应予其他相应处理。

六、过敏反应

血液净化治疗过程中发生过敏反应的原因主要是：滤器膜材质问题(生物相容性不良)，血浆置换时输入血浆引发过敏反应，其次，血液长时间接触滤器或循环管路可以激活多种细胞因子、补体系统、蛋白酶缓激肽等免疫炎症递质，导致过敏反应、蛋白降解、能量消耗增加，甚至引发全身性炎症反应综合征，造成机体严重损伤。过敏反应多在血液净化开始后5~30 min 内发生，轻者有胸痛和背痛、血管性水肿、荨麻疹、瘙痒、打喷嚏、流涕；重者出现哮喘、呼吸困难、全身烧灼感、胸腹剧痛、血压下降、甚至死亡。

为避免血液净化治疗过程中发生过敏反应，应尽量使用高度生物相容性的生物膜。对于过敏体质，血浆置换前可预防性使用抗过敏药物，如应用地塞米松，同时避免将血浆混合输注。当患者出现过敏反应时，应积极使用肾上腺素或地塞米松等抗过敏药物，出现休克表现时，积极抗休克治疗。

参考文献

[1] 张嘉铃，喻倩，李寒，等.血液透析急性并发症研究进展[J].中国血液净化，2020，19(02)：127-129.

[2] 张慧，宗志勇，胡秀英.CRRT 患者导管相关血流感染的研究现状及进展[J].中国感染控制杂志，2019，18(06)：593-599.

[3] 林丽玉，许丽春，张鑫，等.血液透析患者中心静脉导管发生相关血流感染危险因素的 Meta 分析[J].中华护理杂志，2021，56(10)：1478-1484.

[4] 许俊堂.肝素诱导的血小板减少症中国专家共识解读[J].中国循环杂志，2018，33(S2)：117-120.

[5] 姜艳华，邢唯杰，周兴梅，等.连续性肾脏替代治疗患者中心静脉导管维护的最佳证据总结[J].护士进修杂志，2021，36(06)：533-539.

[6] Juncos LA, Chandrashekar K, Karakala N, et al. Vascular access, membranes and circuit for CRRT. Semin Dial, 2021, 34(6)：406-415.

[7] Lok CE, Huber TS, Lee T, et al. KDOQI Clinical Practice Guideline for Vascular Access：2019 Update [published correction appears in Am J Kidney Dis. 2021 Apr；77(4)：551]. Am J Kidney Dis, 2020, 75 (4 Suppl 2)：S1-S164.

[8] Barton A. A guide to：catheter lock solutions for the prevention of CRBSI. Br J Nurs, 2019, 28(Sup19)：2-8.

[9] 龚立超，常红，赵洁，等.神经系统疾病患者膜式血浆置换发生滤器破膜的影响因素分析[J].中华护理杂志，2021，56(06)：831-836.

[10] 冯菁，李和文，张兴凯，等.肝衰竭患者行局部枸橼酸抗凝连续性肾脏替代治疗时发生枸橼酸蓄积的影响因素分析[J].临床和实验医学杂志，2021，20(22)：2402-2406.

[11] 李雪洁，郑茜子，于重燕，等.延长间断肾脏替代治疗非计划性下机相关因素分析[J].中国血液净化，2020，19(01)：3-6.

[12] 张仲华，曾铁英，徐蓉，等.无抗凝连续性肾脏替代治疗非计划性下机相关因素分析[J].护士进修杂志，2019，34(18)：1633-1639.

[13] 查丽玲，周松，王婧，等.ICU 患者持续性肾脏替代治疗非计划性下机相关因素的研究[J].护理学杂志，2017，32(13)：31-34.

［14］付平.连续性肾脏替代治疗［M］.北京：人民卫生出版社，2016.

［15］丁小强.连续性肾脏替代治疗临床规范［M］.北京：人民卫生出版社，2016.

［16］刘大为.重症血液净化［M］.北京：人民卫生出版社，2017.

［17］孙仁华，黄东胜.重症血液净化学［M］.杭州：浙江大学出版社，2015.

［18］李克佳，付月亿，王欢，等.连续性肾脏替代治疗体外循环凝血的影响因素及预防对策研究进展［J］.中国血液净化，2018，17(2)：129-132.

［19］MacEwen C，Watkinson P，Winearls C. Circuit life versus bleeding risk：the impact of achieved activated partial thromboplastin time versus achieved filtration fraction. Ther Apher Dial，2015，19(3)：259-266.

第十章

CRRT 时药物剂量的调整

近年来，连续性血液净化(CRRT)以其更稳定的血流动力学、持续维持水电解质平衡等特点在 ICU 重症患者中广泛使用。但不可忽视的是，重症患者病情复杂，常需要联合应用多种药物，而不管是重症患者基础情况的变化，还是 CRRT 治疗本身带来的影响，许多药物、尤其是经肾脏代谢的药物，其药代动力学和药效动力学都可能发生变化，从而可能一方面引起药物过量致中毒反应出现，一方面剂量不达标导致治疗失败甚至威胁生命。影响 CRRT 治疗时的药物浓度的因素大体可以分为三大类，患者因素、药物本身特点以及 CRRT 治疗相关因素。

第一节　CRRT 时影响药物清除的相关因素

一、患者因素

药物有效浓度是指药物在作用部位以游离形式存在的浓度，该浓度由药物的剂量、吸收、分布容积(Vd)、蛋白结合率以及药物的代谢及清除等共同决定。与普通患者相比，重症患者的药代动力学参数可能会发生变化，从而影响药物的清除和分布，导致药物有效浓度的变化。

1.分布容积(Vd)

表观分布容积(apparent volume of distribution，Vd)反映的是药物在组织中的分布程度，表观分布容积越高，药物在组织中的分布比例越高，相应在血管内被内源性或外源性途径消除的药物比例越低。与 Vd>2 L/kg 的药物相比，Vd<1 L/kg 的药物易于被 CRRT 清除。重症患者的实际 Vd 和理论 Vd 可能不同，存在个体间和个体内的差异。重症患者因感染性或非感染性因素出现全身炎症反应综合征，导致体液从损伤的内皮细胞和毛细血管渗漏到组织间隙；同时，液体复苏也将导致第三间隙液体容积大幅增加。对于亲水性抗生素而言，间隙容积增大可能导致药物 Vd 大幅增加；但对于亲脂性抗生素，由于本身存在较大 Vd，则影响较小，最终影响药物的有效目标治疗浓度。而在低血容量的患者中，Vd 的变化可能相反。CRRT 时伴随液体的清除，药物 Vd 又可能存在动态变化。这对于重症医师来说，根据患者实时状态的不同调整药物剂量确实是一种挑战和考验。

2. 蛋白结合率

游离的药物容易通过 CRRT 被清除，蛋白结合率高的药物难于被 CRRT 清除。重症患者的蛋白结合率可能受多种因素影响，包括酸碱失衡和蛋白浓度的改变。血浆白蛋白和 α_1 酸性糖蛋白是血浆中与药物结合最常见的两种大分子，其中，白蛋白是酸性药物的主要结合蛋白，而与 α_1 酸性糖蛋白结合更常见的是碱性亲脂性药物。这两种大分子中任意一种浓度的改变都可以导致游离药物浓度的变化。研究报道重症患者中，常见白蛋白水平的下降和血浆 α_1 酸性糖蛋白水平升高，从而引起游离药物的比例变化。

3. 药物吸收

当给药途径为经皮、皮下或者经胃肠道时，皮下以及胃肠道水肿可能会影响药物的吸收，当 CRRT 清除体内液体，水肿改善后吸收效率可能改善。

4. 清除能力

药物清除途径是影响药物清除的关键，通常药物的清除是指肾脏清除、肾外器官清除和体外清除的总和。只有当体外清除率占机体总清除率的比例超过 25%～30% 时，才被认为具有临床意义。与非经肾脏清除的药物比较，经肾脏清除的药物更容易被 CRRT 清除。肾脏对药物的清除包括肾小球滤过、肾小管分泌和重吸收三方面。若药物主要通过肾小球滤过作用而被清除，则在肾功能障碍时 CRRT 可能是该药物的主要清除途径，而对于主要通过肾小管分泌作用而被清除的药物，CRRT 对它的影响很有限。因此，任何计算体外肌酐清除率及使用肾损伤患者药物剂量的方法都不推荐，尤其是当药物主要经肾小管分泌时。若药物的清除以肾外途径为主（如主要经肝脏代谢清除），肾脏清除只占该药物总清除率的 25% 以下，则肾功能障碍时对药物的清除影响不大，无需调整药物剂量。若药物的清除以体外途径为主，体外清除率占总清除率的 25%～30% 以上时，CRRT 时必须调整药物剂量。另外，患者的残余肾功能也要计算到总清除率内。肾功能正常接受 CRRT 的患者甚至可能需要增加给药剂量，才能达到理想的药物浓度。当然，在 CRRT 治疗过程中脏器功能的改善可能也会影响药物清除的能力。

二、药物因素

1. 药物的相对分子量

相对分子质量大小主要影响弥散方式对药物的清除，对流方式对药物的清除与超滤率呈正相关。不同滤器膜的弥散清除能力不同，聚丙烯腈膜（PAN、AN69）的弥散清除能力优于聚酰胺膜。通常来说，相对分子质量小（<500Da）的药物血液净化时容易被传统的低流量血液透析和 CRRT 通过弥散作用被清除；而 CRRT 可以清除分子量较大的药物（上限为膜孔径的分子截留点，一般为 20 k～50 kDa）。如万古霉素（1.4 kDa）不易被低流量血透清除，但在使用高通透膜的时候，即使是弥散方式（连续性血液透析），清除也明显增加。

2. 药物的蛋白结合率

药物在体内的存在形式主要包括游离状态和与蛋白结合状态，通常只有游离状态的药物有药学活性，并可能被 CRRT 清除。药物与蛋白结合后，其相对分子质量明显变大（>50 kDa），不易通过滤过膜，因此，蛋白结合率高的抗生素（>80%）被 CRRT 清除的量非常少，药物的蛋白结合率越高，越不易被 CRRT 清除。目前常用的 CRRT 模式对白蛋白的影响较小，高蛋白结合率的抗生素相对于低蛋白结合率的抗生素，更不易被 CRRT 清除。但其与患者自身状况相关，也易受血 pH 值、高胆红素血症、游离脂肪酸浓度、药物与蛋白之间竞争性结合等因素的影响。

3. 药物的表观分布容积

分布容积大的药物，如地高辛、三环类抗抑郁药物以及大环内酯类、氟喹诺酮、四环素类抗生素，由于其亲脂性，组织亲和力高，在循环系统中的比例比较小，经 CRRT 清除的量是非常少的；其中，亲脂性的左氧氟沙星和环丙沙星，由于这两种药物经肾脏排泄，也可能被血液净化清除。分布容积小的药物，如 β-内酰胺类抗生素、糖肽类、氨基苷类，多为亲水性，游离浓度高，更易被血液净化清除。头孢曲松和苯唑西林，这两个药物尽管是亲水性，但都主要经胆汁清除，所以大部分不受 CRRT 影响。人体内总的水分约占体质量的 67%，如果某药物在含水的空间内都分布很好的话，其 Vd 近于 0.71 L/kg。因此，任何药物，只要 Vd >0.81 L/kg，其和组织的结合就非常有意义，不大可能被 CRRT 高效的清除。而对于 Vd< 0.6 L/kg，容易被 CRRT 清除，大多数需要在 CRRT 后追加补充剂量。此外，疾病状态对药物的 Vd 有明显影响，如脓毒症、严重创伤等情况下，患者存在严重的循环紊乱，特别是患者存在毛细血管渗漏时，使得水溶性抗生素的 Vd 明显增加，临床使用常需要追加剂量。

4. 药物表面所带电荷

带负电荷的药物容易被清除，而带正电荷的药物则较难清除。由于带负电荷的大分子物质不能通过透析膜，所以蛋白被阻止在血液一侧，使膜呈现带负电荷现象，可以部分阻止带正电药物的跨膜转运。如庆大霉素，蛋白结合率低、Vd 小、分子质量小，CRRT 时似乎容易被清除，但结果恰恰相反，可能与庆大霉素带正电荷有关。

5. 药动学-药效学

合适的抗生素剂量对于接受血液净化患者非常重要，既要避免治疗失败，又要防止耐药性产生或副作用。经 CRRT 清除率高的药物需要额外的剂量补充。补充方式可以通过增加单次给药的剂量，也可以通过缩短给药间隔时间。采用何种方法要根据抗生素的杀菌活性是时间依赖性还是浓度依赖性的。对时间依赖性抗生素如 β-内酰胺类、大环内酯类、糖肽类、恶唑烷酮类和三唑类抗真菌药，药物浓度高于最小抑菌浓度（MIC）的持续时间是重要的药效学参数，即 T>MIC。因此，对这类药物来说，在 CRRT 过程中，保持效能的最合适方法是维持给药频率不变，调整每次的给药剂量。相反，对于浓度依赖性的抗生素，如氨基苷类和氟喹诺酮类来说，重要的药效学参数是药物血浆峰浓度（Cmax）和 MIC 的比值，以及药物血药浓度-时间曲线下面积（AUC）和 MIC 的比值。当 Cmax/MIC>8~10 时，和当 AUC/MIC>100 时，可获得最佳暴露量。因此，为保证这类药物在 CRRT 过程中的最大效能，可以维持给药剂量不变，增加给药时间间隔。另外，在重症患者中，要考虑到感染的严重程度和病原菌的药敏结果，如果是危及生命的感染，且病原菌敏感性较低（MIC 值大），那么药物的首剂量要充足。

三、CRRT 治疗因素

不同的 CRRT 技术之间，在溶质和药物清除方面的差异主要来自于以下方面：溶质清除机制、滤过膜特点、血流速度、超滤液和透析液流速等。

1. CRRT 基本模式

血液透析的清除机制是弥散，它驱使溶质从浓度较高的区域转移到浓度较低的区域，血液透析可有效去除小分子量药物（500~1000Da）。血液滤过的清除机制是对流，即溶质在跨膜压的作用下由压力高的一侧向压力低的一侧移动。血液滤过可有效清除分子量较大的药物。血液透析滤过结合了弥散和对流机制,溶质通过浓度梯度和压力梯度清除。

2. 膜的性能

CRRT 膜的通透性、膜组成和接触面积不同,会导致药物清除率的差异。药物通过滤膜的能力可以用筛选系数(SC)和饱和系数(SA)来表示。SC 或 SA=0 表示所有药物都不能通过膜,SC 或 SA=1 表示所有药物都能通过 CRRT 膜。与间歇性血液透析过滤膜相比,CRRT 膜孔径增大,能有效去除较大的分子。不同的 CRRT 膜材料影响抗菌药物的清除。例如,聚丙烯腈膜具有由丙烯腈/甲基磺酸共聚物组成的氢结构,能吸收大量蛋白质。与聚砜相比,聚丙烯腈过滤膜吸收了很大一部分给药剂量的抗生素,如庆大霉素和替格环素。此外,在过去几年中,CRRT 过滤器的表面积从 $0.6 \sim 0.9 \ m^2$ 显著增加到 $1.2 \sim 1.5 \ m^2$;最近的一项研究表明,采用 $1.5 \ m^2$ AN69-ST 膜的 CVVHDF 患者需要的哌拉西林/他唑巴坦剂量高于 $0.9 \ m^2$ 膜。膜表面积的增加可能部分影响了药物吸收;此外,膜的吸附能力可以达到饱和,其对药物清除的影响还有赖于膜更换的频率。这些因素均提示,在调整剂量时应考虑 CRRT 膜的特性。

第二节　CRRT 时抗生素剂量调整策略

大多数因 AKI 接受 RRT 的 ICU 患者使用抗生素治疗,适当的药物剂量调整是必要的,以避免过量引起药物相关的毒性,剂量过低相关的治疗失败和/或潜在的细菌耐药性。

如前所述,患者因素可以导致药代动力学(PK)参数的变化,比如液体超负荷可能会显著影响几种药物的分布容积(Vd)。接受 CRRT 过程中,不同的膜材、治疗模式和治疗剂量对重症患者体内抗生素的浓度均产生复杂的影响,因此不能仅根据单一指标调整抗生素药物剂量。药物剂量调整的最终目的是达到有效的血液和感染部位组织浓度,并尽可能减少药物的毒副作用。临床医师可以评估 CRRT 对血液中抗生素浓度的影响,并根据抗菌药物本身的特性,通过对单剂量和/或修改时间间隔进行调整。ICU 中常用抗生素的药理特性、代谢特点及与 CRRT 清除的关系,见表10-1。危重症患者进行 CRRT 时,可以参考以下策略调整抗生素剂量:

1. 负荷剂量调整

负荷剂量主要取决于药物的 Vd 和生物利用度。可通过以下公式表示:

$$负荷剂量 = (Vd \times 期望的血药浓度)/生物利用度$$

危重症患者大部分为静脉给药,静脉使用的药物其生物利用度为 1.0。给予负荷剂量时通常不需要考虑药物的清除率,可根据处方剂量使用,无须调整。重症患者治疗时,由于药物 Vd 易受全身体液量、组织灌注、蛋白结合、脂溶性及 pH 值等因素的影响,有必要增大药物的初始负荷剂量,如各种原因导致 Vd 明显增大的水溶性抗生素(头孢菌素、氨基苷类抗生素等),其负荷剂量应根据 Vd 增大的幅度而相应增加。

表 10-1 ICU 主要抗生素的 PK/PD 参数

药物	MV（Da）	PB（%）	Vd（L/kg）	$T_{1/2}$（h）	清除途径	PK/PD 目标	RRT 清除（游离部分 CL%）
阿米卡星	586	0~10	0.22~0.5	2	肾脏	Cmax/MIC≈8~10	是（95）
庆大霉素	478	<5	0.36	1.5~4	肾脏	Cmax/MIC≈8~10	是（90）
阿莫西林/克拉维酸钾	365/199	15~25	0.36/0.21	1~1.4/1	肾脏/肝脏	$\%T_{>MIC}$	未知
哌拉西林/他唑巴坦	518/300	30	0.24/0.4	1/1	肾脏/肾脏	$\%T_{>MIC}$	是（40/60）
头孢西丁	427	40.75	0.23	1	肾脏	$\%T_{>MIC}$	未知
头孢呋辛	424	50	0.19	1.5	肾脏	$\%T_{>MIC}$	未知
头孢吡肟	481	20	0.3	1.7~2.3	肾脏	$\%T_{>MIC}$	是（40~59）
头孢噻肟	455	37	0.28	1.5	肾脏+肝脏	$\%T_{>MIC}$	未知
头孢他啶	547	<10	0.24	1.9	肾脏	$\%T_{>MIC}$	是（57）
头孢他啶阿维巴坦	547/265	<10	0.28/0.31	2.8/2.9	肾脏/肾脏	$\%T_{>MIC}$	是（57/54）
头孢曲松	554	85~95	0.1~0.2	5~9	肾脏	$\%T_{>MIC}$	否
亚胺培南/西司他丁	317/380	15~25/40~50	0.22~0.24	1/-	肾脏/肾脏	$\%T_{>MIC}$	是（25~32）
美罗培南	383	2	0.29	1	肾脏	$\%T_{>MIC}$	是（40）
头孢哌酮/舒巴坦	646/255	90/38	0.14/0.3	2/1	肾脏+肝脏	$\%T_{>MIC}$	否/（75~80）
氨曲南	435		0.18	2	肾脏	$\%T_{>MIC}$	未知
达托霉素	1620	92	0.1~0.13	8~9	肾脏	AUC_{24}/MIC	是（50）
替考拉宁	1885	90~95	0.5~1.2	4~11	肾脏	AUC_{24}/MIC	可变（10~32）
万古霉素	1448	10~55	0.7	4~6	肾脏	AUC_{24}/MIC	是（60）
利奈唑胺	338	31	0.5~0.8	4.8~5.4	30%肾脏+肝脏	$AUC_{24}/MIC>100$	可变（20）

续表10—1

药物	MV（Da）	PB（%）	Vd（L/kg）	$T_{1/2}$（h）	清除途径	PK/PD目标	RRT清除（游离部分 CL%）
甲硝唑	171	20	0.6~0.85	6~14	肾脏	AUC_{24}/MIC	未知
替加环素	585	71~89	0.12	42	肝脏	AUC_{24}/MIC	否
多黏菌素B	1189	60	0.07~0.2	6	非肾途径	AUC_{24}/MIC	否
左氧氟沙星	361	24~38	1.36	7	肾脏	AUC_{24}/MIC	是（30~50）
环丙沙星	331	20~40	2.4	4	肾脏+肝脏	AUC_{24}/MIC	可变（15~26）
莫西沙星	401	30~50	1.7~3.5	10~14	肝脏	AUC_{24}/MIC	否
利福平	823	80	0.65	1.5~5	肝脏+肾脏	AUC_{24}/MIC	否
氟康唑	306	10	0.7	20~40	肾脏	AUC_{24}/MIC	是（87）
伊曲康唑	706	99	0.14	16~25	肝脏	AUC_{24}/MIC	否
泊沙康唑	700	99	3.22~4.21	20~66	肝脏	AUC_{24}/MIC	否
伏立康唑	349	58	4.6	12	肝脏	AUC_{24}/MIC	否
卡泊芬净	1093	97	0.11	9~11	肝脏	AUC_{24}/MIC	否
米卡芬净	1270	99	0.39	14~17	肝脏	AUC_{24}/MIC	否
两性霉素B	926	90	4	180~360	未知	C_{max}/MIC	否

2.维持剂量调整

抗生素的维持剂量取决于CRRT清除率和非CRRT清除率。非CRRT清除抗生素的量取决于患者的残余肾功能和非肾脏清除率(如药物的肝脏清除率等)。对于主要通过肾外器官清除(包括主要经过肝胆系统清除)的抗生素,患者的基础肾功能状况基本不影响这些抗生素的清除,故不需要调整剂量。对于主要通过肾脏代谢的药物,CRRT时须考虑残存肾功能对药物清除的影响。对于不能通过CRRT清除的抗生素,治疗时可参考肾功能损伤程度调整抗生素剂量。对于能通过CRRT清除的抗生素,且患者存在部分肾功能或未出现肾功能不全时,CRRT须根据肾功能来调整药物剂量,甚至增加给药剂量。根据现有的研究资料,CRRT治疗3 h后小分子水溶性抗生素可清除约30%,对于这类抗生素,在患者进行CRRT时可考虑在原有推荐剂量的基础上增加1/3,或参照如下计算公式调整维持剂量:

$$维持剂量=无尿时给药剂量/(1-体外清除分数)$$

如果不改变维持剂量,也可以考虑缩短给药间隔,计算公式如下:

$$给药间隔=无尿时给药间隔×(1-体外清除分数)$$

无尿时给药的剂量/间隔指肌酐清除率≤25%正常值时药物的推荐剂量或间隔时间。

3.依据抗生素的药效特性调整

随细菌耐药性增加,药物的最低抑菌浓度(MIC)水平不断提高,时间依赖性抗感染药物应增加给药剂量、缩短给药间隔或延长输注时间来保证每天药物浓度超过最低抑菌浓度时间(T>MIC)高于40%~60%,而浓度依赖性药物则应增加单次给药剂量,使得药物有较高的峰浓度和较低的谷浓度。

4.血药浓度监测

合理的抗菌治疗是脓毒症患者治疗方案中极为关键的一部分,在降低ICU内患者的死亡率和致残率方面发挥着非常重要的作用。目前,发生急性肾损伤需要行CRRT的重症患者,由于存在多种影响药物吸收、分布的因素,其药物清除的程度有赖于疾病状态、药物特性和CRRT技术等多个因素。这些参数在不同的重症患者中有很大的变异,甚至同一患者在不同时间的情况也不一样;有时甚至患者治疗过程中CRRT的参数 Q_{UF} 和 Q_D 也是变动的。另外,在有效的治疗下,患者的肾功能和脓毒症情况也在好转。因此,为不同的抗生素制定一个包含所有可变参数的剂量指南是非常困难,也是不可能的,必须根据患者的具体情况制定个体化的治疗方案。重症患者的药代动力学和药效动力学通常是不可预测的,目前的药物剂量推荐方案和一些数学公式在还没有对基础条件不一致的重症患者做过足够的验证,因此极力推荐进行血药浓度的监测来目标导向性指导抗生素的调整(TDM),尤其是一些治疗窗比较窄的药物,比如万古霉素和氨基苷类药物等。

参考文献

[1] 孙仁华,黄东胜.重症血液净化学[M].杭州:浙江大学出版社,2015.

[2] Ronco C, Bellomo R, Homel P, et al. Effects of different doses in continuous veno-venous haemofiltration on out-comes of acute renal failure: a prospective randomised trial[J]. Lancet, 2000, 356: 26-30.

［3］ Bugge JF. Pharmacokinetics and drug dosing adjustments during continuous veno-venous hemofiltration or hemodiafiltration in critically ill patients［J］. Acta Anaesthesiol Scand, 2001, 45: 929-934.

［4］ Pinder M, Bellomo R, Lipman J. Pharmacological principles of antibiotic prescription in the critically ill. Anaesth Intensive Care, 2002, 30: 134-144.

［5］ Matzke GR, Dowling T. Dosing concepts in renal dysfunction. In: Murphy JE, ed［M］. Clinical pharmacokinetics. Bethesda, MD: American society of Health-System Pharmacists, 2008: 427-443.

［6］ Trotman RL, Williamson JC, Shoemaker DM, et al. Antibiotic dosing in critically ill adult patients receiving continuous renal replacement therapy［J］. Clin Infect Dis, 2005, 41: 1159-1166.

［7］ Claus Bo, Hostr EA, Colpaert K, et al. Augmented renal clearance is a common finding with worse clinical outcome in critically ill patients receiving antimicrobial therapy［J］. Crit Care, 2013, 28: 695-700.

［8］ Carlier M, Carrette S, Roberts JA, et al. Meropenem and piperacillin/tazobactam prescribing in critically ill patients: does augmented renal clearance affect pharmacokinetic and pharmacodynamic target attainment tended infusions are used?［J］. Crit Care, 2013, 17: R84.

［9］ Udy AA, Roberts JA, Shorr AF, et al. Augmented renal clearance in septic and traumatized patients with normal plasma creatinine concentrations: identifying at-risk patients［J］. Crit Care, 2013, 17: R35

［10］ Li AM, Gomersall CD, Choi G, et al. A systematic review of antibiotic dosing regimens for septic patients receiving continuous renal replacement therapy: do current studies supply sufficient data［J］. J Antimicrob Chemother, 2009, 5: 929-937.

［11］ Matzke GR, Aronoff GR, Atkinson Jr AJ, et al. Drug dosing consideration in patients with acute and chronic kidney disease-a clinical update from Kidney Disease: Improving Global Outcomes (KDIGO)［J］. Kidney Int, 2011, 80: 1122-1137.

［12］ Li L, Li X, Xia Y, et al. Recommendation of Antimicrobial Dosing Optimization During Continuous Renal Replacement Therapy［J］. Front Pharmacol, 2020, 11: 786.

［13］ Pistolesi V, Morabito S, Di Mario F, et al. A Guide to Understanding Antimicrobial Drug Dosing in Critically Ill Patients on Renal Replacement Therapy［J］. Antimicrob Agents Chemother, 2019, 63(8): e00583-519.

第十一章

重症 RRT 与血流动力学

血流动力学是研究血液及其组成成分在机体内运动特点和规律性的科学。重症血流动力学治疗是以血流动力学理论为基础，根据机体的实时状态和反应，目标导向的定量治疗过程。

重症患者在多种疾病状态下时全身血流动力学(如血压、容量、心排血量等)常常发生较大的变化，而全身血流动力学改变又会使肾脏血流动力学发生变化，从而出现急性肾损伤(AKI)；而 AKI 的出现和存在则可能导致液体过负荷，调查发现，中重度 AKI 患者中 36.7% 存在液体过负荷。液体过负荷常常是 ICU 中 CRRT 启动的原因，并且，成功的 CRRT 液体管理有赖于对患者血流动力学的精准判断以及 CRRT 超滤和清除治疗的目标精确设定，因此，充分了解危重症患者的血流动力学状态，同时理解 CRRT 时对于重症患者血流动力学的影响，是临床重症患者进行 CRRT 治疗精细化管理的重要基石。

第一节　CRRT 对血流动力学的影响

一、CRRT 对血流动力学的有利影响

CRRT 不仅能用于血流动力学不稳定的重症患者，还能改善其血流动力学，其作用表现在：降低患者心率及过快的呼吸频率，增加外周血管阻力，增加心排血量指数，增加平均动脉压，从而减少升压药的使用剂量。

Honoré 等报道一组感染性休克病例，55% 患者经 CVVH 治疗后血流动力学改善非常明显，心脏指数、MAP 明显增高，而肾上腺素的用量则明显减少；45% 患者心排血量指数、MAP 及升压药用量无明显变化。而这两部分患者的主要差别在于开始 CVVH 的时间及超滤剂量。临床上常常将 CVVH 用于重症胰腺炎治疗，CRRT 能有效清除重症胰腺炎患者血中胰酶和致病介质，从而改善这些患者的血流动力学、氧合功能、尿量及腹腔高压等情况，并可改善其预后。患者基本生命体征如心率、血压、体温及呼吸频率明显好转，同时证实患者血清促炎细胞因子水平下降。经临床观察发现，相当一部分患者经 CRRT 后的血流动力学改善显著，但仍有部分患者对治疗无明显反应。

目前认为，CRRT 对血流动力学的作用机制可能在于改善内环境的紊乱，特别是纠正酸中毒，消除炎症介质，清除心脏抑制物质及血管扩张物质，以及大量低温置换液的作用，当然这些作用机制还需更多研究来证实。

二、CRRT 对血流动力学的不利影响

CRRT 对血流动力学的不利影响包括机体和治疗因素两方面，机体因素包括有效血容量不足、组织间隙水肿和凝血功能异常等；治疗因素包括滤器影响、置换液性质、液体平衡失调等。

1. 不同 CRRT 模式对血流动力学的影响

在 IHD 治疗过程中，溶质和水分变化迅速导致血浆渗透压骤然下降，使血液内环境的变化较大，引起血流动力学不稳定，从而会加重或诱发急性肺水肿、脑水肿、肾功能损害。因短时间内血容量降低过快，毛细血管通透性无改善，滤器生物相容性欠佳，可促进炎症的出现，再加之其可清除小分子物质导致细胞内外渗透性失衡，引起细胞内水肿。CRRT 可以通过连续渐进的治疗方式，缓慢、等渗清除水和溶质，对渗透压影响较小，更符合血流动力学的稳定性，同时也可以根据临床症状调整液体的平衡；滤器生物相容性较好；可清除中分子毒素、炎症介质，有效减轻肺间质水肿，改善氧合功能；清除血管活性物质，增加外周血管阻力；清除心脏抑制因子，提高心排血指数，缓慢调整负荷，增加平均动脉压，减少血管活性药用药剂量。

2. 不同滤器对血流动力学的影响

滤器膜与血液接触后可能会发生一些特定的反应，如补体激活、中性粒细胞激活、单核细胞激活、凝血激活、过敏样反应等，这些反应的总和即为滤器的生物相容性。IHD 所采用的透析器膜材料一般为改良的醋酸纤维膜，其生物相容性较差，患者容易发生过敏性反应，CRRT 所使用的血滤器为高分子合成膜，生物相容性较好，较少发生过敏样反应，但不排除少数敏感体质的患者仍可发生过敏样反应。许多血液透析相关研究已证实，在血细胞与滤器膜材料接触后即刻，就存在血细胞的激活，生物相容性差的膜激活程度更甚，同时还可能包括补体激活及一些过敏介质的产生，这些介质可直接扩张血管，引起血压下降。

3. 置换液的影响

置换液使用的碱基也可能对血流动力学产生一定影响，如使用生理性碱基(碳酸氢盐)对血流动力学影响较小，若采用乳酸盐置换液、醋酸盐置换液及枸橼酸盐置换液，如使用量过大或机体对这些物质代谢能力降低时，会造成蓄积或中毒，而这些物质本身即有扩张血管的作用。因此，在使用这些物质作为置换液碱基时，必须进行密切监测，避免其对血流动力学的影响。

4. 管路预冲及回血的影响

开始进行 CRRT 治疗时，由于各机型和管路的差异，每套体外循环管路大约需 100～200 mL 的血液预冲，因此引血上机的过程即相当于患者短时丢失等量血液，对血流动力学已不稳定的患者而言，快速血容量的变化即可引起血压下降。CRRT 治疗结束时要进行回血，此时 100～200 mL 血液会回输到体内，这时对于心功能不全的患者尤其需要关注血流动力学变化。

5. 容量管理不当

脱水量设置不合适导致的容量不足或者负荷过重都会造成不利影响。容量不足会导致低灌注，加重肾脏损伤或增加病死率，而容量负荷过重同样会加重 AKI 的程度甚至影响预后。CRRT 具有较好的血流动力学耐受性，尤其适合循环不稳定的重症患者，同时 CRRT 本身也

会引起患者出现一定的循环波动,也会对血流动力学产生明显的影响。因此,CRRT 期间的容量管理非常重要,采取合适的血流动力学监测方法,正确解读血流动力学参数,掌握患者血流动力学特征,确定 CRRT 的最佳方案,保持血流动力学的稳定性,可提高重症患者的 CRRT 疗效,降低患者的住院病死率,改善患者预后。

三、CRRT 对血流动力学监测的影响

乳酸、乳酸清除率或剩余碱常常用于判断危重患者组织灌注情况,但乳酸的相对分子质量为 90,容易被 CRRT 清除,故 CRRT 时仅使用血乳酸水平来判断组织灌注的是不够的。另外,如果由于在行 CRRT 的过程中采用乳酸盐的置换液,即使患者乳酸升高也不能证明组织灌注存在问题;同样,采用碳酸氢盐置换液,即使剩余碱异常,也不能证明是患者组织灌注有异常,可能是 CRRT 配方不合理所致。

在行 CRRT 期间,要将一定量的血液从体内引到体外,这能够影响血流的分布和血液温度。这可能会对肺动脉导管及 PiCCO 等利用热稀释法进行血流动力学测量的方法产生干扰,影响监测指标的准确性。有研究说明,在暂停和重新开始 CRRT 的短时间内进行温度稀释法测量会产生明显的误差,而血液的温度处于相对稳定的状态,无论患者处于 CRRT 还是在非 CRRT 状态下,热稀释法所测的结果都是准确的,因此在行血液净化时没有必要停止血液净化来测量 CO。

第二节　CRRT 过程中的血流动力学监测和管理

一、CRRT 过程中的血流动力学监测

在血液净化过程中,如何对容量进行管理,脱水量和脱水速度都是值得探讨的问题。然而单纯控制每小时平衡量并不能保证循环稳定,因为重症患者的循环容量是随时变化的。如果感染加重,血管内容量的水分会分布到第三间隙中,如果保持每小时出入量不变,会导致血容量不足。而当病情处于恢复期时,第三间隙中的水分会回到血管内,造成血管内容量增多,这时如果仍保持不变的每小时出入量变化,体内会出现容量过负荷的状态。此外,血液净化清除了血液中的某些成分,均会对血流动力学产生不同程度的影响,需要动态监测循环状态。患者当前的容量状态,是维持液体平衡还是需要脱水,需要把当天治疗所需治疗液体量(包括营养)、预计或者实时监测患者当天排尿的量、预计或者监测各种体液丢失的量(包括出汗、发热、各种体腔内液体聚集)都进行计算整理。

目前中心静脉压(CVP)、肺动脉楔压(PAWP)、全心舒张末容积(GEDV)、每搏量变异(SVV)、下腔静脉呼吸变异等指标均可用于评价心脏前负荷,但尚缺乏能完全准确地评价心脏前负荷的黄金指标。而且,在行 CRRT 时,这些指标的准确性可能会受到一定的影响,因此需要结合患者的临床情况及其他指标,综合判断患者容量是否不足或过多。CVP 是评价前负荷的一项简易指标,其数值获取容易,其动态变化能够比较准确地反映 CRRT 时血容量的相对变化,有利于指导脱水速率的调整。在保证组织灌注的情况下,CVP 越低,越有利于全身的静脉回流,从而改善器官灌注。脱水寻找最低 CVP 时应该掌握几个临床指标:脱水过程

中 HR、MAP 不会有较大变化，$Pc-aCO_2 \leqslant 6$，$ScvO_2 \geqslant 70\%$，$Lac \leqslant 2$ mmol/L 或持续呈下降趋势，上述临床指标如果都满足可基本认为脱水对循环未造成影响，可继续脱水，直到不再满足上述其中一项指标，此时的 CVP 可认为是目标 CVP。

血管外肺水指数（EVLWI）国内外学者开发的一项监测技术，其测定主要通过 PiCCO 监测仪进行检测。EVLWI 目前已在感染性休克、肺部损伤等疾病中具有重要的应用。因此，临床可以动态监测 EVLWI 变化来评估患者的容量状态，通过调整 CRRT 脱水量，结合 EVLWI 指标更好地做到液体平衡及累计液体负平衡。另外利用超声测量下腔静脉内径、容量治疗前后的变化及其随呼吸变异度，可及时发现静脉充血的程度，调整脱水速率。

肺部超声在容量监测方面亦有其特殊作用。当肺组织中的液体量增多时，肺部超声表现为垂直于胸膜的彗星尾征，即 B 线。B 线的条数、密度及分布区域与血管外肺水程度密切相关，不同 B 线特点代表肺部不同的含水量。一项针对肺部超声预测 PAWP 的研究中显示，若患者的肺部超声是为 A 线优势型，则其具有较低的 PAWP，而 B 线优势型提示间质水肿，PAWP 较高。所以在肺水肿治疗过程中，连续评价肺部 B 线情况，可早期发现血管外肺水增多，避免液体复苏过度。

此外，无创心输出量监测（NICOM）是近年来新出现的无创血流动力学监测技术。NICOM 引导的被动抬腿试验（PLR）可以很好地评估患者的容量反应性。NICOM 引导下的 PLR 是通过对 PLR 前后 CI 变化来进行评判的，若 $\Delta CI > 10\%$，表明患者具有较好的容量反应性，可以继续补液；若 $\Delta CI < 10\%$，表明患者容量反应性较差，不能补液。CRRT 期间监测 PLR 的结果有助于及时调整脱水速率。

CRRT 时的容量监测方法还包括液体平衡的计算、相对血容量（RBV）监测、生物阻抗向量分析（BIVA）、生物标记物（如心肾综合征时采用 BNP）等。一些血液净化设备还实现了在线连续监测血容量相对变化和温度控制，大大增强了 CRRT 过程中的安全性。

二、CRRT 过程中的血流动力学管理

研究显示，重症患者在 CRRT 初始治疗的 1 h 内低血压的发生率为 43%。一般来说，CRRT 初始上机 1 h 内低血压往往与引血相关，根据不同的管路和滤器，大约会有 60~250 mL 左右的血容量会进入到体外循环中，部分循环不稳定、血管张力较低的重症患者更容易出现引血相关的低血压，因此 CRRT 上机时的血流动力学管理相当重要。

首先，进行严密的血流动力学监测：在行 CRRT 时一些患者的血流动力学变化无法预测，故建议通过现有的技术进行密切的血流动力学监测，首选动态实时监测技术，尽最大可能减少血流动力学波动。

其次，临床上行 CRRT 治疗时，可采取一定的措施以降低引血对患者血流动力学的影响。上机时可采用循环管路动静脉双连接的方法，即同时连接体外管路的引血端和回血端至血管通路导管上，以避免 CRRT 开始时体内的容量下降；设定血泵的初始速度为 50 mL/min 的速度以缓慢引血，研究表示，每 1~4 min 增加泵速 50 mL/min，直至 150~200 mL/min，可降低对患者循环的影响。针对血流动力学极不稳定患者，可以采用胶体溶液，甚至新鲜全血预冲体外循环管路，这样上机时就基本不影响患者本身的血容量；对脱水速率进行滴定式的调整，在出现容量不足的趋势时，即应降低脱水速率，在出现容量增加趋势时，即应增加脱水速率。不要等到低血容量性休克或肺水肿等极端情况出现时再去处理；在膜材选择方面，为

了减少血膜反应应尽量选用生物相容性良好的滤器；在置换液方面，危重患者应尽量选用生理性碱基。

第三，CRRT 相关的平衡监测：CRRT 时需对脱水速度进行定期重新评估，根据引起液体过负荷的病因不同，CRRT 脱水速度应不同。对于心肾综合征患者，初始应以较快的速度进行负平衡，当肺水肿得到改善后则需减慢脱水速度。对于感染性休克患者需待临床稳定后进行缓慢的脱水以限制体内液体进一步的聚积。单纯肾脏损害患者的脱水速度则可快于严重脓毒症或感染性休克患者。通过监测心排出量和反应容积的指标，及时发现有效循环血量减少的迹象，并根据相应的临床变化及时调整。

目前，对重症患者在行 CRRT 期间的血流动力学监测及管理没有统一的规范流程。如何更好地监测 CRRT 过程中血流动力的学变化，做好 CRRT 期间的血流动力学的管理，保证患者 CRRT 期间血流动力学的稳定，避免容量过多或过少情况的发生，这就需要结合患者综合情况来决定最佳的治疗方案，包括原发疾病的控制、休克的纠正、心脏功能状态、其他脏器功能损伤情况等，以制订合适的 CRRT 模式、治疗剂量、抗凝方案、出入量及脱水方案设定，选择合适的血流动力学监测方法。

参考文献

［1］ Cecconi M, De BD, Antonelli M, et al. Consensus on circulatory shock and hemodynamic monitoring［J］. Task force of the European Society of Intensive Care Medicine. Intensive Care Medicine, 2014, 40 (12): 1795–1815.

［2］ Legrand M, Dupuis C, Simon C, et al. Association between systemic hemodynamics and septic acute kidney injury in critically ill patients: a retrospective observational study［J］. Critical Care, 2013, 17(6): R278.

［3］ Hoste EAJ, Bagshaw SM. Bellomo R, et al. Epidemiology of acute kidney injury in critically ill patients: the multinational AKI–EPI study［J］. Intens Care Med, 2015, 41(8): 1411–1423.

［4］ Poukkanen M. Wilkman E, Vaara ST, et al. Hemodynamic variables and progression of acute kidney injury in critically ill patients with severe sepsis: data from the prospective observational FINNAKI study［J］. Crit Care, 2013, 17(6): R295.

［5］ Heung M, Wolfgram DF, Kommareddi M, et al. Fluid overload at initiation of renal replacement therapy is associated with lack of renal recovery in patients with acute kidney injury. Nephrol Dial Transplant, 2012, 27(3): 956–961.

［6］ Chen H, Wu B, Gong D, et al. Fluid overload at start of continuous renal replacement therapy is associated with poorer clinical condition and outcome: a prospective observational study on the combined use of bioimpedance vector analysis and serum N–terminal pro–B–type natriuretic peptide measurement［J］. Crit Care, 2015, 19(1): 1.

［7］ Honoré PM, Jamez J, Wauthier M, et al. Prospective evaluation of short–term, high–volume isovolemic hemofiltration on the hemodynamic course and outcome in patients with intractable circulatory failure resulting from septic shock［J］. Crit Care Med, 2000, 28(7): 3581–3587

［8］ Heise D, Gries D, Moerer O, et al. Predicting restoration of kidney function during CRRT-free intervals ［J］. Cardiothorac Surg, 2012, 7(2): 6.

［9］ Picano E, Pellikka PA. Ultrasound of extravascular lung water a new standard for pulmonary congestion ［J］. Eur Heart J, 2016, 37(27): 2097–2104.

［10］Lichtenstein DA, Mezière GA, Lagoueyte JF, et al. A−lines and B−lines: lung ultrasound as a bedside tool for predicting pulmonary artery occlusion pressure in the critically ill［J］. Chest, 2009, 136(4): 1014−1020.

［11］Akhoundi A, Singh B, Vela M, et al. Incidence of adverse events during continuous renal replacement therapy ［J］. Blood Purif, 2015, 39(4): 333−339.

［12］Eastwood GM, Peck L, Young H, et al. Haemodynamic impact of a slower pump speed at start of continuous renal replacement therapy in critically ill adults with acute kidney injury: A Prospective Before−and−After Study［J］. Blood Purif, 2011, 33(1−3): 52−58.

第二部分

常见机器的临床操作

第十二章

连续性肾脏替代治疗

连续性肾脏替代治疗(continuous renal replacement therapy，CRRT)是指一组体外血液净化的治疗技术，是所有连续、缓慢清除水分和溶质治疗方式的总称，治疗时间为每天24小时或接近24小时。相对于间歇性肾脏替代治疗(intermittent renal replacement therapy，IRRT)而言，CRRT具有血流动力学稳定、有效清除中大分子、改善炎症状态、精确控制容量负荷及调节免疫功能等多项优势，在临床危重症的救治中发挥着重要作用。CRRT的常规治疗模式主要包括连续性静脉-静脉血液滤过(continuous veno-venous hemofiltration，CVVH)、连续性静脉-静脉血液透析滤过(continuous veno-venous hemodiafiltration，CVVHDF)、连续性静脉-静脉血液透析(continuous veno-venous hemodialysis，CVVHD)及缓慢连续单纯超滤(slow continuous ultrafiltration，SCUF)等模式。

第一节　连续性静脉-静脉血液滤过

一、定义

连续性静脉-静脉血液滤过(CVVH)是模仿正常肾小球滤过和肾小管重吸收原理，使用高通量透析器(或血液滤过器)和置换液，利用对流原理清除溶质的一种血液净化治疗模式(图12-1)。

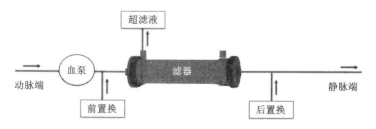

图12-1　连续性静脉-静脉血液滤过模式图

二、特点

1. 血液滤过与血液透析相比，更接近肾脏的生理过程，通过超滤清除水分，通过对流清除大、中、小分子溶质，其清除水分时为等渗性脱水，水与溶质同时丢失，对体内渗透压变化影响小。

2. 因对流和超滤丢失了大量的水和电解质成分，故需要通过置换液进行补充。

3. 血液滤过与血液透析相比，对中、大分子的清除具有独特的优势，如甲状旁腺素、炎症介质、细胞因子、β_2-微球蛋白等。

4. 在相同血流速和治疗剂量下，血液滤过与血液透析相比，滤器的滤过分数相对较高，尤其是在枸橼酸抗凝模式下，滤过分数问题尤为明显。

5. 采用高截留滤器时，大量的超滤液可引起氨基酸、蛋白质、生长激素和其他一些低分子激素的丢失。

三、适应证和禁忌证

(一) 适应证

1. 肾脏疾病

(1) 重症急性肾损伤：伴血流动力学不稳定和需要持续清除过多水或毒性物质，如 AKI 合并严重电解质紊乱、酸碱代谢失衡、心力衰竭、肺水肿、脑水肿、急性呼吸窘迫综合征、外科术后、严重感染等。

(2) 慢性肾脏病并发症：合并急性肺水肿、尿毒症脑病、心力衰竭、血流动力学不稳定等。

2. 非肾脏疾病

包括多器官功能障碍综合征、脓毒血症或感染性休克、急性呼吸窘迫综合征、挤压综合征、乳酸酸中毒、急性重症胰腺炎、心肺体外循环手术、慢性心力衰竭、肝性脑病、药物或毒物中毒、严重容量负荷、严重的电解质和酸碱代谢紊乱、肿瘤溶解综合征、热射病等。

(二) 禁忌证

无绝对禁忌证，但存在以下情况时慎用：

1. 无法建立合适的血管通路。

2. 难以纠正的低血压。

3. 恶病质，如恶性肿瘤伴全身转移。

四、置换液补充

根据补充的路径不同，置换液又分为后稀释和前稀释 2 种方式，不同的方式对物质的清除率和置换液的需求量不一样。

1. 前稀释置换法

置换液于滤器前输入，其优点是血液在进入滤器前已被稀释，故血流阻力小，不易在滤过膜上形成蛋白覆盖层，可减少抗凝剂用量，但溶质清除率低于后稀释，要达到与后稀释相等的清除率需消耗更多的置换液。

2. 后稀释置换法

置换液于滤器后输入。其优点是清除率高,可减少置换液用量,节省治疗费用。后稀释的缺点是滤过器内水分大量被超滤后致血液浓缩,易在滤过器膜上形成覆盖物,因此后稀释时,应注意滤过分数不超过 25%～30%,抗凝剂用量也较前稀释多。为提高每次治疗的清除效果,常规治疗患者通常可选择后稀释置换法。若为无抗凝剂或有高凝倾向的患者,不宜选择此法。

3. 混合稀释置换法

这是一种较完善的稀释方法。为了最大限度地发挥前稀释或后稀释的治疗优点,避免两者缺点,欧洲一些血液净化中心提倡将置换液分别在前、后稀释的位置同步输入,这样既具有前稀释抗凝剂用量少的优点,又具有后稀释清除率高的优点,不失为一种优化的稀释治疗方法。

五、治疗参数和处方

1. 血流速度

50～200 mL/min,建议血流速度达到置换液速度的 6 倍。

2. 治疗时间

遵医嘱,一般≥24 h。

3. 净超滤速度

根据患者实际情况调节。

4. 置换液速度

应依据患者治疗需求和残存肾功能水平选择治疗剂量。推荐采用体重标化的流出液容积作为剂量单位[mL/(kg·h)],治疗剂量建议为 20～25 mL/(kg·h),若采用前稀释治疗模式时,治疗剂量可增加 5%～10%。至少每 24 h 对 CRRT 的处方剂量和达成剂量进行评估,要求达成剂量至少大于处方剂量的 80%。当 CRRT 预计治疗时间不足 24 h 时,需通过增加治疗剂量达到治疗目的。考虑实际治疗中,常存在滤器效能下降、暂停治疗、前稀释设置及机器故障等因素,故临床实际工作一般建议设定治疗剂量为 25～30 mL/(kg·h)。

5. 置换液补充方式

根据患者的自身特点及治疗需求合理选择置换液补充方式,设置时原则上控制滤过分数在 20%～25% 以内,尽量不超过 30%。

六、日机装 Aquarius CVVH 操作流程(以肝素抗凝为例)

(一)准备

1. 操作者

熟悉患者病情,熟知 CVVH 操作流程,洗手,戴口罩。

2. 环境

清洁、宽敞、光线充足,拉床帘保护隐私,保暖,避免电磁干扰。

3.患者

核对患者,向清醒患者解释,取得配合。了解上机目的,评估患者生命体征、症状体征、肝肾功能、血电解质(血钾、血钠、血钙等)及酸碱平衡(碳酸氢根、碱剩余)、血红蛋白等指标。查看患者肝炎病毒指标、HIV 和梅毒血清学指标。查看凝血功能指标、伤口渗血渗液情况,评估抗凝方案。确定血液净化导管固定在位,穿刺部位无红肿、溢脓、血肿等。

4.用物

日机装 Aquarius 仪器、HF1200 滤器、Aqualine 管路、注射器、无菌巾、胶布、酒精、络合碘、棉签等;预充用生理盐水、遵医嘱配制置换液、抗凝剂、电解质置于无菌盘内。

(二)安装管路与预冲

1.确认仪器泵门已关,加热室门已关闭,压力罩已移除,清水棉签轻轻擦拭压力传感器;打开仪器侧面开关([I/O]键),再长按仪器屏幕右侧开机键,开机自检。

2.模式选择

机器通过自检后,选择 CVVH 模式,选择"Aqualine 成人管路"。

3.安装血液滤过器与管路

(1)查看血液滤过器及管路外包装是否完好;检查型号及有效期。

(2)安装四个泵管路:打开管路后检查所有连接及保护帽紧密。打开四个泵门,依次安装血泵、滤出液泵、后置换泵、前置换泵管路;将泵管颜色较深的管路放置在泵门下方,将部分管路装进泵内后,顺时针轻轻转动泵,将整个泵管安装到位;关闭泵门。

(3)妥善安装压力传感器。

(4)安装加热室管路、流体监测壶、静脉壶、漏血检测壶。

(5)安装滤器:将滤器安装在滤器夹持器上;连接血液回路的动脉管至滤器动脉端,滤器静脉端连接至血液回路的静脉管,滤出液泵管连接至滤器上方侧端接口,前置换管路连接至滤器前侧支管路。

(6)安装液体及液体袋:动脉端管路(红色)连接红色排气袋悬挂于仪器右侧挂钩上,静脉端管路(蓝色)连接预冲生理盐水悬挂于静脉杆上,置换端管路(绿色)连接置换液悬挂于置换液秤(右边),滤出端管路(黄色)连接滤出液袋悬挂于滤出液秤(左边)。

(7)抗凝准备:选择"全身肝素";为保证输入速度的准确性,应选择仪器配套的 50 mL 容量的注射器,选择注射器容量(注射器实际抽取的液体容积)后安装注射器,应确保注射器的筒身和活塞凸缘与泵安装正确,之后预冲抗凝管路。

(8)连接其他液体:将排好气的碳酸氢钠连接至静脉壶,设置泵速。生理盐水 500 mL 输液器排气后连接至动脉端侧支以备紧急回血或下机使用。电解质可直接加入置换液袋中,也可采用持续输注方式连接至置换液,本单位的经验是使用三通连接至前置换管路持续泵入。

4.密闭式预冲

(1)检查管路:沿安装顺序依次检查管路连接状态,关闭无需使用的侧管夹,确保各管路连接紧密,管路夹呈开放状态。

(2)预冲:选择开始预冲。整个自动预冲过程需要 9 min、大约 800 mL 生理盐水。滤器先排膜内、再排膜外气体。血泵速度开始为 80 mL/min,膜内预冲完成开始膜外预冲时自动增加至 150 mL/min,可调整血泵速度以缩短或延长预冲时间。

（3）预冲过程中，任何部位残留气体可通过注射器抽吸或调整位置将气体置于最高处排出；所有侧支管路盲端需排气完全，将夹子推至管路根部夹闭。当管路或滤器内还有空气未排尽时，可选择单一或多个通路来重新预冲；重新预冲时确保有足够的生理盐水，完成后选择进入压力/安全夹检测。

5. 压力/安全夹检测

确保管路、滤器气体已排净，选择"下一步"，夹闭动、静脉端通路，将动、静脉端管路连接至同一预冲盐水瓶，开放动、静脉端管路，确认静脉壶下端气体检测器已安装在位，选择"YES"进入压力检测。通过压力检测后，仪器屏幕上出现选择模块；设置参数、再循环、开始连接（单连接或双连接）。

6. 再循环

该模式下只有血泵被启动，即盐水或肝素盐水在管路内循环，平衡系统并不循环。临床上常有以下 3 种情况需进入再循环模式：

（1）预冲结束后仪器床旁备用：压力检测完成后，直接选择"再循环"，启动血泵。

（2）需要肝素生理盐水浸泡管路（如高凝倾向）的患者：上机前可使用肝素生理盐水浸泡管路和滤器 30 min，肝素生理盐水浓度一般为 4%（肝素 5000u/1000 mL 生理盐水），可根据临床实际情况做相应调整。压力检测完成后，选择"再循环"进入，调整血流速至 200～250 mL/min。肝素生理盐水浸泡过的管路和滤器，在上机前应给予不少于 500 mL 生理盐水排尽肝素盐水。

（3）治疗中需暂时中断治疗（如外出检查）：在治疗模式中，通过"选项"选择"再循环"进入，根据提示密闭式回血（详见"结束治疗"部分）后将动、静脉端管路连接至同一盐水瓶内，调节泵速，启动血泵。

（三）开始治疗

1. 参数设置

（1）治疗时间（h）：目标治疗时间。

（2）脱水率（mL/h）：每小时的脱水量。可设置范围为：成人 -100～2000 mL/h，不低于 10 mL/h。

说明：每小时脱水量 = 每小时目标脱水量 + 未经仪器秤自动计算的液体（通过仪器外输液泵输注的其他液体）。

举例：患者全身肝素抗凝，每小时需脱水 100 mL，$NaHCO_3$ 125 mL/h，则每小时脱水量设置为 225 mL（每小时脱水量 = 100+125 = 225）。

（3）总脱水量（mL）：可设置范围为：-1000～32000 mL。设置值应高于每小时脱水量×预期治疗时间。

（4）前/后置换（mL/h）：可设置范围为 0～10000 mL/h，前、后总置换量最大 10000 mL/h。置换液总量一般设置为 1200～1800 mL/h，前/后置换可各占 50%，可根据患者实际情况个体化调整。

（5）液体袋子数量：设定秤上的滤出液和置换液的袋数，两个秤上的数目必须一致，可设置范围为：1～4 袋。

（6）肝素率（mL/h）：每小时追加肝素量。可设置范围为：0.5～15 mL/h。

（7）肝素追加量（mL）：单次追加肝素剂量。每按一次主旋钮，就会推注已选择的肝素剂量。

（8）温度（℃）：可设置范围为0和35℃～39℃，一般设置为37℃。

2. 患者准备

再次解释，协助患者取适当体位；调节监护仪自动测血压间隔时间或监测有创血压；再次评估患者生命体征，如有异常，应妥善处理后再行上机治疗。

3. 血管通路准备

（1）消毒：去除敷料，酒精清洁血液净化导管及局部皮肤上血渍、污迹后，络合碘消毒血液净化导管及局部皮肤两遍，管道下方铺无菌巾。

（2）确认通畅：

先处理导管静脉端：取下肝素帽弃去，消毒导管接头；用5 mL注射器回抽导管静脉端原有封管液及血液共2 mL，将抽出的液体以"Z"字形推注在无菌纱布上检查是否有血凝块，如有血凝块，则需再抽2 mL推注在纱布上观察，重复2次仍有血凝块，则通知医生；如无则脉冲法静推生理盐水10 mL冲净管路内血液。导管静脉端为回血端，推注生理盐水无阻力即视为管路通畅。

再处理导管动脉端：消毒并检查有无血凝块（同静脉端）后用20 mL注射器回抽动脉端两次，6 s无阻力回抽20 mL血液视为管路通畅，脉冲法静推生理盐水10 mL冲净动脉端管路血液。管路不畅时认真查找原因，严禁使用注射器用力推注导管腔。

（3）肝素抗凝时可在血液净化导管静脉端推注首剂肝素。

4. 连接患者

方式一：单连接，血液引出患者体外时，管路中的盐水排出于红色排气袋或盐水瓶内，患者总循环血量基本不变，无更多的盐水进入体内。

具体步骤为：①夹闭管路动脉端，将管路动脉端与血液净化导管动脉端连接。②打开动脉端管路，启动血泵（默认的血流速为50 mL/min）。③当血液引至静脉壶，血泵自动停止。④夹闭管路静脉端，将管路静脉端与血液净化导管静脉端连接。⑤打开静脉端管路，选择"开始治疗"，启动血泵，将血流速调整至合适范围（一般为100～200 mL/min），启动置换液泵，同时启动抗凝等其他相应泵。

方式二：双连接，患者循环不稳定时选择。血液引出患者体外时，管路中的盐水同时进入患者体内，引血阶段对患者的循环影响较小，但管路中约200 mL盐水进入患者体内。

具体步骤为：将管路动脉端与血液净化导管动脉端连接，将管路静脉端与血液净化导管静脉端连接，启动血泵开始引血。血液引至静脉壶时，"开始治疗"，启动血泵，上调血流速至合适范围（一般为100～200 mL/min），开启平衡，启动其他相应泵。

过程中观察机器运转情况，患者生命体征并询问患者的自觉症状等。引血后妥善固定血液净化导管、血液净化管路，管路连接处无菌巾包裹。

5. 整理与记录

垃圾分类处理。整理患者床单位，协助患者取舒适体位。记录单书写CVVH上机时间、仪器各参数、置换液配方、抗凝方案等。

(四)治疗中的注意事项

1. 患者病情监测与处理

(1)密切观察患者神志瞳孔、生命体征变化、自觉症状。

(2)评估患者配合情况,躁动患者适当约束、合理镇静。

(3)定时检查血液净化导管固定情况,防止受压、打折、脱出等。

(4)出血情况监测:置管部位有无血肿、渗血等,查看伤口、其他置管处有无渗血,有无便血、血尿、血性痰液,监测 DIC、血气结果等。

(5)监测患者尿量、电解质情况等,根据患者血流动力学、目标治疗量进行液体管理。

(6)必要时应根据患者出凝血状况、电解质及酸碱平衡情况对抗凝方案及配方做相应调整。

2. 仪器运转情况监测与处理

(1)密切监测机器屏幕上显示的患者参数并及时处理报警。

①换袋操作:按照屏幕提示更换置换液袋或滤出液袋,待秤平稳后启动平衡键。更换滤出液袋后,滤出液处理遵照医疗废物处理原则,滤出液袋扔弃于黄色垃圾桶内。

②更换注射器:进入"选项",选择"更换注射器",取下原注射器,选择注射器容量(注射器实际抽取的液体容积)后安装注射器,应确保注射器的筒身和活塞凸缘与泵安装正确。

③平衡数据清零:"进入参数设置",选择"全部重置"。

④更换治疗模式:在治疗模式下,进入"选项",选择"更换治疗模式",仅"CVVH/CVVHD/CVVHDF/SCUF"模式之间可相互转换,同时应注意改变管路的连接。更换治疗模式后需重新设置参数且平衡数据将被清零。

⑤查看历史数据:在治疗模式下,进入"选项",选择"历史",可查看最近 3 次治疗的记录,包括压力、参数、患者数据。"治疗 1"显示本次治疗的详细信息,"治疗 2"显示上次治疗的详细信息,"治疗 3"显示倒数第二次治疗的详细信息;"压力"显示动脉压、静脉压、跨膜压及滤器前压,"参数"显示血流速、前置换、后置换、超滤率设置情况,"患者数据"显示前置换总量、后置换总量、超滤总量。

(2)密切观察体外循环管路(静脉壶)、滤器凝血情况,当管路有凝管倾向或静脉压、跨膜压(TMP)异常升高时,应及时处理。

(3)治疗模式中可随时调整参数设置,在"更多"选项里可查看补充信息,如置换液更换时间、滤器前压、滤出液压等。

(五)结束治疗

当达到治疗目标或紧急情况(如凝管)下机,推荐分三段密闭式回血,过程中密切监测患者心率、血压等情况。

1. 遵医嘱准备封管液、生理盐水、纱布、棉垫、敷贴、肝素帽 2 个、络合碘、酒精、棉签、弯盘等。

2. 记录仪器系统脱水量。

3. 在"选项"里选择"结束治疗",进入"断开连接",血泵停止。

4. 推荐三段密闭式回血:①夹闭血管通路动脉端夹子,打开下机盐水管路,默认血流速为 50 mL/min，启动血泵将动脉端管路内血液回输至滤器前，停止血泵。②打开血管通路动脉端夹子，靠重力将动脉端靠近患者侧管路内血液回输至患者体内后，夹闭管路动脉端与血管通路动脉端夹子并断开。③启动血泵，将管路中剩余血液全部回输(200 mL 左右，管路静脉端呈浅红色)后，夹闭管路静脉端与血液净化导管静脉端并断开。需要注意的是，当因血凝块阻塞滤器或静脉壶滤网导致回输困难时，可降低血流速度，缓慢回输，如确实无法回输，切忌强行回输，以免血栓被挤压至患者体内，导致严重后果。

5. 血液净化导管封管：用 20 mL 注射器将生理盐水 10 mL 脉冲式正压注入血液净化导管动静脉管腔内；根据患者情况选择封管液封管，弹丸式注入封管液，封管液的量等于管腔容量；消毒管口，连接肝素帽，必要时换药。无菌纱布包裹管道，注明时间。

6. 终末处置与记录

(1)拆卸管路：①拆卸其他液体，如碳酸氢钠、电解质等；②拆卸液体及液体袋，如置换液、滤出液袋；③拆卸加热室管路、流体监测壶、静脉壶、漏血检测壶；④拆卸四个泵管路；⑤拆除压力传感器；⑥拆卸整套管路，包括滤器。

(2)仪器关机：旋转主屏幕下方旋钮至关机，关闭仪器侧面电源开关，拔除电源线。

(3)机器表面消毒湿巾擦拭消毒。关好泵门、安装压力罩，整理线路、输液泵，推至指定位置备用。

(4)完善记录，记录总治疗时间、脱水量、抗凝剂量、管路凝血情况等。

七、费森尤斯 multiFiltrate CVVH 操作流程(以肝素抗凝为例)

(一)准备

操作者、环境、患者准备同日机装 Aquarius CVVH。

用物：费森尤斯 multiFiltrate 仪器、AV600 s 滤器、AVF 套管、S 管 2 根、接头 2 个、滤出液袋等。

(二)安装管路与预冲

1. 开机自检

将仪器平稳推至床旁适当位置(建议仪器与患者血液净化导管同侧，天平勿对着送风口)，踩下脚轮锁。连接电源，打开电源开关(机器背面下方)，屏幕右边绿色指示灯亮。

确认开始条件后按[I/O]键 3 s，开始自检。自检期间勿触碰仪器，尤其 4 个天平。自检时应确认 6 个条件：①透析液天平(天平 I)、置换液天平(天平 II)无液袋；②滤出液天平无液袋；③无管路安装；④无压力传感器安装；⑤无管路在光学检测器内；⑥无管路在漏血检测器内。

2. 模式选择

选择抗凝方式：关闭 Ci-Ca 枸橼酸抗凝(Off)。选择新的治疗模式(select new treatment)。选择治疗模式：Pre-post CVVH 或 CVVH(仪器默认为后置换)。

3. 安装血液滤过器与管路

(1)查看血液滤过器及管路外包装是否完好；检查型号及有效期。

(2)动静脉管路、滤出液管路系统安装：打开滤器包装，将滤器安装在夹持器上。打开血泵、滤出液泵门与仪器成90°，打开空气检测器，光学检测器和漏血检测器。沿着血流方向安装AVF管路：①打开AVF管路后检查所有连接及保护帽紧密；②双手持整套管路，对应已打开的2个泵门、3个检测器门，将管路轻轻嵌入血泵及滤出液泵上，将静脉壶插入空气检测器内；③将血泵、滤出液泵管固定夹（非硅胶部分），分别水平推入血泵或滤出液泵凹槽底部，确保泵管固定夹与泵贴合紧密，将两个泵管硅胶管路按顺时针方向轻轻向泵轮深处推送一下，以减少卡管的发生，手持两个泵中间的管路背衬板并轻轻下压，防止泵管滑出泵外，同时持续按住（或点压）[START/RESET]键，将泵管带入轨道内，关上泵门；④垂直管路方向推动静脉壶，使其充分卡入机器上的卡口及静脉空气检测器内，关闭静脉空气检测器门；⑤将静脉壶下端管路尽量拉伸，使其相对紧绷，按压光学检测器的金属手柄，同时推送管路至光学检测器最深处，关闭光学检测器门；⑥连接血液回路的动脉管至滤器动脉端、滤器静脉端连接至血液回路的静脉管、滤出液端连接至滤器下方侧边接口；⑦按照管路颜色标识，安装压力传感器：动脉（红色）、滤器前（白色）、静脉（蓝色）、滤出液（黄色）压力传感器；⑧将滤出液管路卡入漏血检测器，关闭漏血检测器门，将废液袋悬挂于滤出液天平上，连接滤出液管路至滤出液袋；⑨将动脉管路及静脉回路袋悬挂于输液架上备用。

（3）安装置换液管路：

前置换管路（绿色）：①打开前置换泵门、加温器门；②将泵管固定夹部分（箭头在上），水平推入前置换泵凹槽底部，将硅胶管路按顺时针方向轻轻向泵轮深处推送一下，手持泵管固定夹部分，防止泵管滑出泵外，同时持续按住（或点压）[START/RESET]键，将泵管带入轨道内，关上泵门；③将管路从仪器后面放到天平Ⅰ上备用；④打开加温器门，将加温囊由下至上放入加温器中；⑤因前置换管路容积大、排气时间长，预冲时会导致动脉壶无法充盈，故采用前置换治疗模式时，预冲时前置换管路接口需接在静脉壶处，治疗开始前再改到动脉壶前、血泵后的蓝色小帽接口处。

后置换管路（白色）：①打开后置换泵门、加温器门；②安装方法同前置换管路，安装结束关闭后置换泵门；③将管路从仪器后面放到天平Ⅱ上备用；④将加温囊由下至上放入加温器中；⑤将后置换管路接口连接至静脉壶。

（4）安装肝素抗凝注射器（注射器的容积为50 mL）：①按▼键，将推进器降至最低位；②排出肝素注射器内的空气，将注射器与动脉管路系统的肝素管端口连接；③将连接好的注射器安装在机器右侧肝素泵的注射器卡槽内，标签及刻度朝外；④打开肝素泵推进器的注射器夹，同时按住▲键，推进器碰到针栓后松开，使注射器夹卡住针栓。

（5）连接预冲液、置换液：将动脉端管路通过三通与白色适配针头连接至预冲生理盐水；将2袋置换液分别置于天平Ⅰ、天平Ⅱ上，接头朝外且勿卡在隔离栏内；分别连接2根S管至置换液袋。

（6）连接其他液体：将排好气的碳酸氢钠连接至静脉壶，设置泵速。生理盐水500 mL输液器排气后连接至动脉端侧支管路以备紧急回血或下机使用。电解质可直接加入置换液袋中，也可采用持续输注方式连接至滤器前管路。

（7）沿安装顺序依次检查管路：无需使用的侧管夹推至管路根部并关闭；确保各管路连接紧密，管路夹呈开放状态。按[OK]键结束安装，准备预冲。

4. 预冲

（1）设置膜内预冲液量、超滤预冲液量、回血量：按[ESC]键将光标移至"System

parameters",按[OK]键进入系统参数设置,将光标移至"Default treatment settings",按[OK]键进入默认设置。(参数设置范围:Blood flow 血流速:100 mL/min; Rinse volume 预冲量>800 mL; UF volume 超滤预冲量>500 mL; Reinfusion volume 回血量:600 mL。)

(2)膜内预冲:①开始膜内预冲,预冲盐水将要注入动脉壶前,将动脉壶倒置,液平面2/3满时,将动脉壶复位。勿将动脉壶填满,易致滤器前压传感器潮湿,引发血路系统报警;②液体进入静脉壶后,光标移至▲,按[OK]键,手动提升静脉壶液面至4/5高度;③此时,界面自动转换,屏幕右上角显示剩余时间和剩余液量;屏幕中显示各项治疗参数,建议治疗开始后再分别设置;④如排气后静脉端有微小气泡,轻拍滤器将气泡完全排出。

(3)超滤预冲:①连接静脉管路至动脉端三通,确保动脉端、静脉端、预冲液三向连通呈开放状态,将光标移至"Start UF rinse?[OK] to confirm!",按[OK]键开始超滤预冲;②可提高血流速度至300 mL/min,从滤器夹持器上取下滤器,将滤出液端口向上,可清晰地看到液平面逐渐向上将膜外气体排出;预冲液充满膜外,并由滤出管路排出后,轻拍或轻轻摇动滤器,充分排尽膜外气体;过程中注意检查动、静脉端接口连接紧密,切勿松脱;③屏幕右上角显示超滤预冲剩余时间和剩余液量为"0"时,则预冲完成。屏幕提示处于等待连接患者状态,此状态仅血泵运转。

(三)开始治疗

1.患者准备、血管通路准备同日机装 Aquarius CVVH。

2.连接患者

核对 CRRT 治疗单,确认治疗参数后按[STOP]键,血泵停止;将管路动脉端连接至血液净化导管动脉端,检查管路夹打开、连接正确后,使用旋转选择器选择"Start connection?[OK] to confirm!"并按下[OK]键确认开始连接;默认血流速为100 mL/min,可适当下调血流速至50~100 mL/min;当光学检测器感知不透明液体(血液)时,血泵自动停止;如果管路静脉端还没有连接患者,将管路静脉端连接至血液净化导管静脉端,上调血流速至合适范围(一般为100~200 mL/min),使用旋转选择器选择"Start treatment?[OK] to confirm!"并按下[OK]键确认开始治疗,同时启动抗凝等其他相应泵。

过程中观察机器运转情况,患者生命体征,询问患者的自觉症状。妥善固定血液净化导管、血液净化管路,管路连接处无菌巾包裹。

3.参数设置

根据患者情况设置各参数。参数设置范围与建议详见表12-1。

表 12-1　费森尤斯 multiFiltrate CVVH/Pre-post CVVH 参数设置范围与建议

项目	设置范围	分辨率	单位	建议
血流速度	10~500	10	mL/min	一般设置为 50~200 mL/min
超滤速度	off/10~1800(CVVH) 10~1200(Pre-post CVVH)	10	mL/h	根据患者
超滤目标	off/10~10000	10	mL	根据患者

续表12-1

项目	设置范围	分辨率	单位	建议
持续抗凝速度	off/0.1~25	0.1	mL/h	根据患者
置换液/透析液速度	off/600~4800	50	mL/h	
温度	off/35~39	0.5	℃	一般设置为37℃

4. 整理与记录。

(四)治疗中的注意事项

1. 患者病情及仪器运转情况监测与处理

参考日机装 Aquarius CVVH 相关内容。

2. 常见操作

(1)换袋操作:①仪器提示换袋:平衡自动关闭,换袋结束后,按[OK]键确认后平衡开启。②手动进入换袋程序:按[ESC]键,选择"Treatment 治疗",按[OK]键进入参数设置界面。选择"Bag Change 更换液袋",按[OK]键进入换袋程序。在换袋程序下,仅血泵运转,此时可更换置换液,并倾倒废液,操作完毕后确保各个夹子打开,废液袋排出口关闭,将光标移至"Terminate bag change[OK]to confirm!"按[OK]键确认。

(2)更换肝素注射器:①仪器提示更换肝素注射器:按要求更换注射器,更换结束后,按[OK]键确认。②手动进入更换注射器程序:按[ESC]键,选择"Treatment 治疗",按[OK]键进入参数设置界面。选择"Change Syringe 更换注射器",按[OK]键进入更换注射器程序。先夹闭连接管,取下注射器,按▼键将推进器复位,更换注射器,并确保注射器卡入肝素泵的凹槽,针栓与推进器紧密接触,且位于推进器中间,更换完毕后将光标移至"Terminate syringe change[OK]to confirm!",按[OK]键确认。

(3)平衡数据查询与清零

平衡数据查询:按[ESC]键,将光标移至"Treatment 治疗"并选择,按[OK]键进入参数设置界面。选择"Balance data 平衡数据",按[OK]键进入程序,屏幕显示置换液总量、超滤量等各项实时数据,所有的数据均为累计液量及累计时间。当需要查询某个时间段的数据时,选择"Balance data development",按[OK]键进入;分别选择"Start time"与"End time",按[OK]键变更起始时间段,屏幕左侧显示的数据即为所选时间段的数据,但需注意所调时间为 30 min 的整数倍。数据查询后,将光标移至"Return to treatment menu?[OK]to confirm!"并选择,回到治疗菜单,再按[ESC]键回到治疗界面。

平衡数据清零:重新记录平衡数据时,需要将已有的数据清零。进入"Balance data 平衡数据"后,选择"Delete balance data 删除平衡数据",选择"YES"并按[OK]键确认。注意应用此功能前,必须确保原有平衡相关数据已经记录。

(4)再循环

超滤预冲完成后仪器即进入再循环/等待患者状态,可将动、静脉端管路连接至同一盐水瓶内,以一定泵速进行循环,此状态仅血泵运转;治疗过程中需中断治疗时(如外出检查),也可手动进入再循环模式,如下:

①按［ESC］键，选择"Treatment 治疗"，按［OK］键进入参数设置界面。选择"Balance data 平衡数据"，按［OK］键进入程序，选择"Switch balancing off 关闭平衡"，按［OK］键改变至 "Switch balancing on 开启平衡"，屏幕右上角显示"Balancing off"，此时平衡处于关闭状态。 ②按［STOP］键暂停血泵，采用三段密闭式回血法进行回血（参照"回血下机"操作）。血液回输完毕后，将动、静脉端管路连接至同一盐水瓶内，启动血泵；及时处理患者血液净化导管。 ③再次连接患者后，切勿忘记恢复平衡，方法同关闭。

（5）减少故障报警的操作：避免任何线路触碰仪器上的 4 个天平，操作时避免触碰天平，按操作流程换袋以减少平衡报警；保持静脉壶液面"4/5"满，动脉壶液面"2/3"满，避免压力传感器潮湿与故障。若静脉压力传感器进水或血时，确认无梗阻因素，先按▼键降低静脉壶液面，如仍无效，则使用止血钳夹闭静脉传感器导管，拧下传感器，降低或暂停血泵速度，打开止血钳，用注射器向静脉传感器内轻推空气，以排除传感器内的液体，液面下降后，夹闭止血钳，重新连接传感器，再打开止血钳。其他压力传感器进水或血时可参照此方法处理。

（五）结束治疗

1. 用物准备

遵医嘱准备封管液、生理盐水、纱布、棉垫、敷贴、肝素帽 2 个、络合碘、酒精、棉签、弯盘等。

2. 回血下机

记录仪器系统脱水量。按下［ESC］键，使用主旋钮选择"End of treatment 结束治疗"，默认回血速度为 100 mL/min，可适当下调回血速度至 50～100 mL/min，按［STOP］键停止血泵，屏幕提示"Start disconnection［OK］to confirm!"，推荐分三段密闭式回血：

①夹闭血液净化导管动脉端管路，打开下机用生理盐水管路开关，按下［OK］键，启动血泵，先回输动脉侧管至血泵段血液，血液回输至动脉壶时（20～30 s），暂停血泵；②打开导管动脉端夹子，靠重力将动脉端靠近患者侧管路内血液回输，回输完成后夹闭动脉端与血管通路动脉端夹子并断开；③启动血泵，最后回输管路内剩余血液。需要注意的是，当因血凝块阻塞滤器或静脉壶滤网导致回输困难时，可采取降低血流速度，缓慢回输，如确实无法回输，切忌强行回输，以免血栓被挤压至患者体内，导致严重后果。

回输过程中密切观察患者生命体征，当光学检测器感受到透明液体后，机器报警，血泵停止转动，此时可根据情况选择"Continue reinfusion 继续回血?"或"Terminate reinfusion 结束回血?"，并按下［OK］键。此时，可以通过"View treatment history?［OK］to confirm!"显示整个治疗过程中治疗参数说明。回血完成后，结束回血，夹闭静脉端与血管通路静脉端夹子并断开。

3. 血液净化导管封管

同日机装 Aquarius CVVH。

4. 终末处置与记录

（1）拆卸管路：建议按以下步骤拆除：

①排空滤出液袋：滤出液处理遵照医疗废液处理原则，排空后关闭出口夹。

②移除泵管：打开置换泵泵门，先将泵管固定夹部分与泵的凹槽脱离，一手按住［START/RESET］键，另一手沿泵轮转动方向，顺时针轻轻牵拉泵管脱离轨道。移除泵管切勿粗暴拖拽，防止泵管卡住，直至泵管完全移出轨道。取下泵管，泵轮停在九点钟位，关闭

泵门。血泵、滤出泵的泵管均按此法移除。操作过程中如遇泵无法转动卸管，是由于没有按照回输程序操作造成的，可以先长按[I/O]键关闭机器，但不能关闭仪器侧面电源开关，按正常拆卸管路程序操作。

③移除加温囊：置换泵泵管移除后，取下天平上的剩余置换液袋置于低处，加温囊内液体流入置换液袋内，加温囊排空，水平方向轻轻去除加温囊，切勿在加温囊充盈状态下强行拽出。

④移除肝素注射器：打开肝素泵推进器的注射器夹，移除注射器，按住肝素泵▼键，推进器自动复位。

⑤移除 AVF 套管：移除 4 个压力传感器，断开与滤出液袋的连接，分别移除血泵及滤出泵泵管。打开空气检测器、光学检测器、漏血检测器的门，移动整套管路。

(2)仪器关机：回顾治疗数据并记录；长按主屏幕[I/O]键至关机，关闭仪器侧面电源开关，拔除电源线。

(3)机器表面消毒湿巾擦拭消毒。整理线路、输液泵，推至指定位置备用。

(4)完善记录，记录总治疗时间、脱水量、抗凝剂量、管路凝血情况等。

八、百特 Prismaflex CVVH 操作流程(以肝素抗凝为例)

(一)准备

操作者、环境、患者准备同日机装 Aquarius CVVH。

用物：Prismaflex 仪器(版本型号：8.1)、百特 Prismaflex ST100 set、预充肝素盐水(5000u 肝素/1000 mL 生理盐水)等。

(二)安装管路与预充

1.开机自检

(1)仪器置于床旁适当位置(建议仪器与患者血液净化导管同侧)，连接电源。

(2)打开仪器侧面开关，开机自检后，点击"继续"。

(3)输入患者信息：选择"新患者"，输入患者编号、体重、红细胞压积，点击"继续"，再点击"确认"。

(4)选择治疗模式：选择"CRRT-CVVH"，抗凝血方式选择"系统(例如肝素)，通过 Prismaflex 注射器泵输注"，并"确认"。

2.安装配套管路

(1)安装配套：

①将配套安装在支架上。

②安装 3 个压力接头：将压力接头顺时针旋转装入传感器底座，注意废液压力接头在黄色管路上，输入压力接头、过滤器压力接头在红色管路上。

③安装放电圈及漏血探测器：按照仪器屏幕图示中黄色管路走向安装，将黑色放电圈从侧方按入导杆；将黄色管路上下拉直后从侧方卡于漏血探测器内。

④将 Y 型管(由红色及黄色管路组成)悬挂在机器左侧预充钩上。

⑤安装排气室及回输压力接头：将排气室置于其支架上；将排气室监控管连接至回输压

力接头端口,再逆时针旋转并拧紧蓝色螺帽。

⑥打开空气探测器门,将蓝色管路垂直安装至空气探测器内,将蓝色管路从左侧方斜插入回输管夹内,关闭空气探测器门。

⑦打开黄色的废液秤,可听到"咔哒"声提示秤完全打开,悬挂废液袋,关闭秤。

⑧确认各个压力接头和监测管已正确连接,点击"安装",在安装时谨防管路被夹住。泵管自动安装后,确认已安装的配套为 ST100,点击"确认"。

(2)准备和连接溶液:

①将 Y 型管连接到预充液袋上,将预充液袋悬挂在机器左侧的预充钩上。

②完全打开白色的血泵前泵秤,将血泵前泵(PBP)管路连接到 PBP 液袋(按需准备碳酸氢钠),悬挂 PBP 液袋,关闭秤。

③以同样的方式,将紫色的前置换管路连接到前置换液袋,将绿色的后置换管路连接到后置换液袋,悬挂液袋并关闭秤。

④将蓝色的回输液管路连接到废液袋,点击"继续"。

(3)安装注射器:

①打开活塞销,按"自动向下",使注射器臂达到最低位置;

②将注射器连接到管路并打开管路夹子;

③将注射器翼插入注射器支架的槽中;

④按"自动向上",直至注射器臂达到注射器的活塞;

⑤关闭活塞钳销,锁定注射器活塞,确认注射器安装。

(4)连接其他液体:电解质可直接加入置换液袋中,也可采用持续输注方式,通过三通连接至肝素注射器。生理盐水 500 mL 输液器排气后通过三通连接至血液净化导管动脉端,以备紧急回血或下机使用。

3. 预充+测试

(1)松开所有被夹住的管路,确认连接正确且牢固。可选择"预充"或"预充+测试"开始自动预充。整个预充过程用时 5 min,需大约 1000 mL 预充盐水。

(2)预充时可用专用锤轻敲滤器两端排气。预充过程中请勿移除压力接头;仔细观察配套有无渗漏,如果渗漏无法通过拧紧连接而停止,请勿使用该配套,按"停止"并按照说明自动卸载。

(3)预充结束后进入预充测试,整个过程用时约 5 min,注意勿移除压力接头。

(4)预充完成后,目测检查排气室的液位,如果需要,使用箭头键调节液位至磨砂线上缘后按"确认液位";确认仪器顶部的红色状态灯是否闪烁;检查配套是否有空气,如果需要进一步预充,点击"手动预充",如果需要全部重新预充,点击"重新预充"。确认预充完成后,点击"继续",进入参数设置界面。

(三)开始治疗

1. 参数设置

(1)设置患者液体丢失或增加限制,仪器默认为 400 mL/3 h,点击"确认所有"。

(2)设置处方:血液流速、血泵前泵、置换液及前/后比例、患者脱水量。

①血液流速:设置范围为 10~390 mL/min,一般为 100~200 mL/min;

②血泵前泵：设置范围为 0~4000 mL/h，根据输注的液体情况设置；

③置换液及前/后比例：设置范围为 0~6000 mL/h，置换液总量一般设置为 1200~1800 mL/h，前/后置换各占 50%，可根据患者实际情况个体化调整；

④患者脱水量：设置范围为 0~2000 mL/h，根据患者情况设置。

（3）设置抗凝剂：设置连续速率、一次性追加输注剂量。

①连续速率：设置范围为 2~20 mL/h，根据患者情况设置；

②一次性追加输注剂量：一次性追加容量设置范围为 2.0~9.9 mL，时间间隔设置范围为每次 1~24 h 或"立刻"。

（4）再次核对治疗参数，确认后点击"继续"。

2. 患者准备

同日机装 Aquarius CVVH。

3. 血管通路准备

同日机装 Aquarius CVVH。

4. 连接患者

夹闭 Y 型管和废液、输入与回输管路；从 Y 型管断开红色输入管路连接至患者动脉端管路；从废液袋断开蓝色回输管路连接至患者静脉端管路；从 Y 型管断开黄色废液管路连接至废液袋接口。打开所有管路夹子，仪器上点击"继续"，开始治疗，同步启动其他额外连接的液体泵。

过程中观察机器运转情况，患者生命体征，询问患者的自觉症状。妥善固定血液净化导管、血液净化管路，管路连接处无菌巾包裹。

5. 整理与记录

整理管路，将回输管路外包裹加热装置，并进行加热（温度设置范围为 33℃~43℃，建议设置为 41℃~43℃）。

（四）治疗中的注意事项

1. 患者病情及仪器运转情况监测与处理

参考日机装 Aquarius CVVH 相关内容。

2. 常见操作

（1）换袋操作：仪器提示更换液袋，打开相应的秤，换袋或补充液体（如碳酸氢钠），关闭秤，屏幕点击"继续"。也可手动进入换袋程序：点击"状态"界面中的"更换液袋"键，进入"更换液袋/容器"界面，按照正常换袋程序进行操作。

（2）更换注射器：仪器提示注射器已空，必须更换注射器；在治疗过程中也可手动进入更换注射器程序：点击"状态"界面中的"更换注射器"键，进入"更换注射器"界面，步骤与安装注射器时类似。

（3）再循环：遇特殊情况，需暂停治疗时（如外出检查），可手动进入再循环模式。治疗中点击"状态"界面中的"停止"键，进一步选择"循环"键，提示"盐水循环"和"血液循环"两种方式，再循环时仅血泵运转。

盐水循环：在回血之后使盐水溶液在血液管路中循环。此过程需要在重新连接患者前进行再次预充，盐水再循环最长可执行 120 min，停止循环后需重新预充配套，才可恢复治疗。

如果超过了最长盐水再循环时间或出现回血困难，则必须更换配套。

血液循环：在患者断开连接后使患者的血液在血液管路中循环，血液再循环最长可执行60 min。停止循环后按照步骤重新连接患者可恢复治疗。如果超过了最长再循环时间或出现回血困难，则必须更换配套。

治疗模式下循环：除了以上 2 种再循环模式，也可直接在治疗模式下进行循环。进入参数调整界面，下调血液流速至 50~100 mL/min，将血泵前泵流速、置换液流速、患者脱水量设置为 0，点击"确认所有"，此时仅血泵运转；停止循环后按照上机步骤重新连接患者，需重新设置所有参数。

(4)查询历史记录：点击"状态"界面中的"历史记录"键，可查看患者脱水量、计量溶液、压力及事件数据，也可点击"治疗完成"界面的"历史记录"键，查看本次治疗相关数据。

(5)其他：点击"状态"界面中的"系统工具"键，可进行"修改设置"、"清洁触摸屏"、"自检"及"重调 BLD"操作。"修改设置"中可修改图表周期、患者体重、红细胞压积等数据；在压力接头断开或压力异常且已解决压力故障时可启动"自检"。"重调 BLD"操作详见"RRT 常见报警及处理"的相关内容。

3. 避免仪器报警的注意事项

(1)治疗中注意各管道不要触碰到机器下方的秤及液体袋；秤上悬挂 1 袋液体时应选择最中间的挂钩，一次性悬挂 2 袋液体时应分别选择两端的挂钩，废液袋的 3 个孔眼分别对应挂在废液秤的 3 个挂勾上，避免出现流动问题报警。

(2)机器下方的承滴盘上不要摆放废液袋等任何物品，避免渗漏探测器误报警。

(3)监测排气室中的液位：排气室中的液位可能因为治疗过程中执行的操作程序而变化，每次都可能引入少量空气(例如在更换液袋时)。液位过高可能会加大监控管液体屏障受潮的风险，湿的液体屏障将导致监控管阻塞，并因此失去对回输压力的监控。如果液体屏障已湿，则建议中断治疗并更换配套。液位过低可能触发"血液中有气泡"报警，这是由于附近来自输注液体的气泡聚集后进入排气室造成的，同时液位过低不利于形成"气血液面"。治疗过程中，在"状态"界面点击"调整液面"软键，可进入"调整液面"界面，使用向上或向下箭头将液面调整至正确高度。

(五) 结束治疗

1. 用物准备

略。

2. 回血下机

(1)记录仪器系统脱水量。点击"停止"，选择"结束治疗"，血泵停止。推荐密闭式回血：①夹闭血液净化导管动脉端管路，打开下机用生理盐水管路开关，选择"回输血液"中的"自动回血"，默认自动回血速度为 70 mL/min，回血量为 115 mL，配套中总血量为 152 mL，可根据情况调整回血速度与回血量。自动回血后仍可长按"手动回血"继续回血，回血完成后血泵停止，点击"继续"。②确认血液净化导管动静脉端管路均夹闭并断开。

(2)血液净化导管封管。

3. 终末处置与记录

(1)拆卸管路：①夹闭所有管路后，点击"卸装"，泵管自动卸装；②拆卸注射器；③拆卸其他液体并丢弃，如电解质等；④拆卸液体及液体袋并丢弃，如置换液、废液袋；⑤取下 3 个压力接头(输入、过滤器、废液压力接头)；⑥取下放电圈及漏血探测器；⑦取下回输压力接头、空气探测器及打开回输管路夹；⑧从支架上取下整套管路。

(2)仪器关机：回顾治疗数据并记录；关闭主机侧面电源开关，拔除电源。

(3)机器表面消毒湿巾擦拭消毒。整理线路、输液泵，推至指定位置备用。

(4)完善记录，记录总治疗时间、脱水量、抗凝剂量、管路凝血情况等。

第二节 连续性静脉-静脉血液透析

一、定义

连续性静脉-静脉血液透析(CVVHD)是指使用高通量透析器(或血液滤过器)和透析液，利用弥散原理清除溶质的一种血液净化治疗模式(图 12-2)。

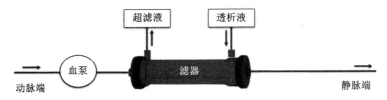

图 12-2 连续性静脉-静脉血液透析模式图

二、特点

1.采用弥散原理清除溶质，会对晶体渗透压产生影响。

2.不需要置换液，需提供透析液，透析液不入血，位于透析器膜外侧，与膜内血流方向相反。

3.对物质清除的能力方面，CVVHD 对小分子清除能力好，但对中大分子的清除能力差，考虑重症患者对中大分子清除的需求，故运用较少。其清除物质的分子量大小与膜孔的大小相关。

4.在相同血流速和治疗剂量下，CVVHD 与 CVVH 相比，滤器的滤过分数相对较低。因此，如果想快速清除致病的小分子溶质，如高钾血症、百草枯中毒等情况时，可以通过增加透析液剂量来增加清除率，并不会明显增加滤过分数而缩短滤器寿命。

5.对静脉壶使用寿命方面，采用成品含钙置换液时，CVVHD 与 CVVH 后稀释相比，降低了静脉壶凝管的风险。

6.在相同治疗剂量下，CVVHD 与 CVVH 相比，对血流速要求较低。对于存在枸橼酸中毒或蓄积高风险的患者，采用低血流速低枸橼酸抗凝模式更有优势。

三、透析液补充

行 CVVHD 治疗时，可使用置换液代透析液。

四、适应证和禁忌证

适用于高分解代谢的肾衰竭患者，主要清除小分子溶质和水，对中大分子清除无要求。禁忌证同 CVVH。

五、治疗参数和处方

1. 血流速度

50~200 mL/min，建议血流速达到透析液速度的 2 倍。

2. 治疗时间

遵医嘱，一般≥24 h。

3. 净超滤速度

根据患者实际情况调节。

4. 透析液速度

20~30 mL/min，一般建议设定治疗剂量 25~30 mL/(kg·h)。

六、CVVHD 操作

3 种机型的 CVVHD 操作流程依据抗凝方式选择不同，可相应参考对应机型 CVVH 及 CVVHDF 相关的操作内容。

第三节　连续性静脉-静脉血液透析滤过

一、定义

连续性静脉-静脉血液透析滤过（CVVHDF）是 CVVH 和 CVVHD 的组合治疗模式，通过对流和弥散清除溶质，在一定程度上兼顾了对不同大中小分子溶质的清除能力，故在临床运用较为广泛（图 12-3）。

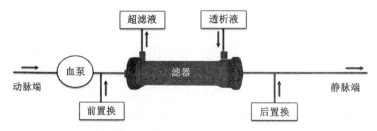

图 12-3　连续性静脉-静脉血液透析滤过模式图

二、CVVH、CVVHD 和 CVVHDF 的比较

(一)溶质清除率比较

在 CVVHDF 模式中，对流与弥散在同一滤器内进行，两者之间可能会产生相互影响，总的溶质清除率：CVVHDF<CVVH+CVVHD。

1. 小分子溶质清除效率

对于肌酐、尿素氮等小分子溶质，弥散系数≈筛选系数=1。因此，在治疗剂量相等的情况下，后稀释 CVVH、CVVHD 和 CVVHDF 三者对小分子溶质的清除效果相近，前稀释 CVVH 的清除效率相对较低；而当治疗剂量需求进一步增高，CVVHD 和 CVVHDF 由于可以不受滤过分数限制，在短期快速清除小分子溶质方面更有优势。

2. 中分子溶质清除效率

对于中分子溶质，由于其弥散系数<筛选系数<1。因此，在治疗剂量相等和使用相同截留分子量的滤器情况下，CVVH 对于中分子的清除效果要好于 CVVHD；CVVHDF 对中分子溶质的清除能力介于两者之间，前稀释 CVVH 的清除效率同样低于后稀释 CVVH。但由于 CVVHD 和 CVVHDF 可以不受滤过分数限制，可以通过进一步提高治疗剂量的方式增加对中分子溶质的清除。有研究表明，3 种模式采用高截留分子量滤器均有助于提高中分子溶质的清除率。

(二)滤器凝管风险比较

连续性血液净化的不同模式对滤器的寿命也有不同的影响。有研究显示，在相同抗凝、置换液量与透析液量相等的情况下，CVVHD 模式的滤器使用寿命要明显长于 CVVH 模式。这是因为：①滤器内的血液被浓缩；②CVVH 模式是通过跨膜压驱使溶质进行跨膜转运的，如果溶质分子量很大，则容易在跨膜压的作用下，黏附在半透膜上，堵塞滤器。而 CVVHD 模式血液浓缩很小，另外跨膜压也很小，所以滤器发生堵塞的机会要小。

前稀释 CVVH 由于进入滤器前血液被稀释，相较于后稀释 CVVH 来说，不容易出现血液净化器内凝血。故对于 CVVHDF 模式而言，透析液和置换液设置比例的不同，置换液是经前稀释还是后稀释，对于滤器寿命都会有不同影响，一般来说，滤器中的血液浓缩越严重、跨膜压越高，滤器寿命相对越短。

因此，CRRT 不同模式对于滤器寿命的影响按从大向小排列：后稀释 CVVH>前稀释 CVVH 或 CVVHDF>CVVHD。

综上所述，在相同剂量下，CVVHDF 清除溶质的能力并非最强。对于小分子溶质而言，CVVHDF 与后稀释 CVVH 和 CVVHD 三者的清除效率相当。对于中分子溶质而言，CVVHDF 的清除能力介于后稀释 CVVH 和 CVVHD 之间。在滤器寿命方面，由于血液滤过比血液透析容易产生较高的跨膜压，CVVHDF 和 CVVHD 模式下的滤器寿命一般长于 CVVH 模式。因此各种模式各有优缺点，可根据重症患者病情个体化选用。CVVHDF 由于兼顾了 CVVH 清除中分子效率高和 CVVHD 滤器寿命长的优点，具有一定的优势。

三、适应证和禁忌证

适应证和禁忌证同 CVVH。

四、置换液和透析液补充

行 CVVHDF 治疗时，可使用置换液代替透析液，根据仪器特点两者可以使用同一个袋子同时输入，也可以使用两个袋子分别输入。由于泵的限制，CVVHDF 的置换液通常不能通过前稀释和后稀释同时输入，临床往往选择后稀释输入。

在 CVVHDF 治疗总剂量不变的情况下，增加置换液比例有助于增加中分子溶质的清除，但会导致跨膜压增加和滤器内红细胞浓缩，缩短滤器寿命；增加透析液的比例有助于降低跨膜压，从而延长滤器寿命。由于弥散和对流对小分子溶质的清除效率接近，在治疗剂量不变的情况下，改变 CVVHDF 的透析液和置换液比例，对小分子溶质的清除效率没有明显影响。

当治疗目标以清除小分子溶质为主时，比例设置的主要考虑因素为滤器寿命，因此应提高不含钙的透析液比例，降低置换液的比例，有助于延长滤器寿命。当治疗目标为清除中分子溶质为主或同时清除中、小分子溶质时，应提高置换液的比例，降低透析液的比例，以增加中分子溶质的清除，但需同时考虑滤过分数问题，兼顾滤器凝血的风险。

因此，CVVHDF 的透析液和置换液比例不是固定不变的，而是要根据治疗的目的和患者的凝血风险个体化调整。

五、治疗参数和处方

1. 血流速度

50～200 mL/min。

2. 治疗时间

遵医嘱，一般≥24 h。

3. 净超滤速度

根据患者实际情况调节。

4. 透析液及置换液速度

一般建议透析液与置换液速度之和为 25～30 mL/(kg·h)，其中透析液及置换液速度分别为 10～20 mL/(kg·h)，应根据患者的自身特点及治疗需求合理选择。设置时原则上控制滤过分数在 20%～25%以内，尽量不超过 30%。

六、日机装 Aquarius CVVHDF 操作流程(以局部枸橼酸抗凝为例)

(一)准备

操作者准备、环境准备、患者准备同日机装 Aquarius CVVH，用物需额外准备枸橼酸钠及钙剂。

(二)安装管路与预冲

1. 仪器开机自检。

2. 模式选择

仪器通过自检后，选择 CVVHDF 模式、管路选择"成人管路"。

3. 安装血液滤过器与管路

参考日机装 Aquarius CVVH，透析液管路连接至滤器下方侧端接口；选择"无抗凝"，并夹闭红色延长管。

4. 连接其他液体

将排好气的枸橼酸钠连接至动脉端管路，钙剂连接至患者血液净化导管静脉端或其他静脉输液通路，设置泵速。将排好气的碳酸氢钠连接至静脉壶，设置泵速。生理盐水 500 mL 输液器排气后连接至动脉端侧支以备紧急回血或下机使用。置换液与透析液使用同一袋液体。电解质可直接加入液袋中，也可采用持续输注方式连接至透析液，本单位的经验是使用三通连接至滤器下方侧端透析液接口持续泵入。

5. 密闭式预冲、压力/安全夹检测、再循环

同日机装 Aquarius CVVH。

（三）开始治疗

1. 参数设置
（1）治疗时间（h）：目标治疗时间。
（2）脱水率（mL/h）：每小时的脱水量。可设置范围为：成人-100~2000 mL/h，不低于 10 mL/h。

说明：每小时脱水量=每小时目标脱水量+未经仪器秤自动计算的液体（通过仪器外输液泵输注的其他液体）。

举例：患者局部枸橼酸抗凝，每小时需脱水 100 mL，枸橼酸钠 240 mL/h，钙剂 10 mL/h，碳酸氢钠 10 mL/h，则每小时脱水量设置为 360 mL（每小时脱水量=100+240+10+10=360）。

（3）总脱水量（mL）：可设置范围为：-1000~32000 mL。设置值应高于每小时脱水量×预期治疗时间。

（4）透析液/后置换（mL/h）：可设置范围为 0~10000 mL/h，一般透析液/置换液为 2∶1，比如透析液 1200 mL/h、置换液 600 mL/h，可根据患者实际情况个体化调整。

（5）液体袋子数量：设定秤上的滤出液和透析液的袋数，两个秤上的数目必须一致，可设置范围为：1~4 袋。

（6）温度（℃）：可设置范围为 0 和 35℃~39℃，一般设置为 37℃。

2. 患者准备

血管通路准备同日机装 Aquarius CVVH。

3. 连接患者

启动血泵开始引血时，同步启动枸橼酸泵。动静脉端管路均连接至血液净化导管后，选择"开始治疗"，将血流速调整至合适范围（一般为 50~200 mL/min），开启平衡，启动其他相应泵。过程中观察机器运转情况、患者生命体征，并询问患者的自觉症状等。

4. 整理与记录。

（四）治疗中的注意事项

参考日机装 Aquarius CVVH。

(五) 结束治疗

同日机装 Aquarius CVVH。

七、费森尤斯 multiFiltrate CVVHDF（Ci-Ca$_{post}$）操作流程

(一) 准备

操作者准备、环境准备、患者准备同费森尤斯 multiFiltrate CVVH。用物需额外准备 Ci-Ca 套管、S 管及 D 管各 1 个。

(二) 安装管路与预冲

1. 仪器开机自检。

2. 模式选择

(1) 选择抗凝方式：打开 Ci-Ca 枸橼酸抗凝（开启）。

(2) 选择新的治疗模式（select new treatment）。

(3) 选择治疗模式：CVVHDF。

3. 安装血液滤过器与管路

(1) 查看血液滤过器及管路外包装是否完好；检查型号及有效期。

(2) 动静脉管路、滤出液管路系统安装：同费森尤斯 multiFiltrate CVVH。

4. Ci-Ca 管路安装

(1) 将装好钙的液体袋和枸橼酸袋连于 Ci-Ca 模型上的输液杆。

(2) 将钙管的白色夹滑动至钙接头并夹住；将钙接口与钙液体袋连接，将钙滴液室放在滴液计数器中（白点）。

(3) 将枸橼酸管绿色夹滑动至枸橼酸接头并夹住；将枸橼酸接口与枸橼酸液袋连接，将枸橼酸滴液室放在滴液计数器中（绿点）。

(4) 枸橼酸和钙泵管自动安装：将钙管线的钙泵接头插入到钙泵，将泵段适配器完全滑入槽中，直到听到其到位，泵管自动安装；同法安装枸橼酸泵管；泵管对滴液室产生负压。

5. 安装透析液管路及后置换液管路

打开透析液泵门、加温室门；将泵管固定夹部分（箭头在上），水平推入透析液泵凹槽底部，将硅胶管路按顺时针方向轻轻向泵轮深处推送一下，手持泵管固定夹部分，防止泵管滑出泵外，同时持续按住（或点压）[START/RESET]键，将泵管带入轨道内，关上泵门；将管路从后面放到天平 I 上备用；将加温囊由下至上放入加温器中后，连接管路至滤器上方侧边接口。同法安装后置换液管路，将管路从仪器后面放到天平 II 上备用，将后置换管路接口连接至静脉壶。

6. 连接预冲液、透析液、置换液

将动脉端管路通过三通与白色适配针头连接至预冲用生理盐水；将 1 袋透析液置于天平 I 上，接头朝外且勿卡在隔离栏内，连接 D 管至透析液袋；将 1 袋置换液置于天平 II 上，连接 S 管至置换液袋。

7. 连接其他液体

将排好气的碳酸氢钠连接至静脉壶，设置泵速。生理盐水 500 mL 输液器排气后连接至动脉端侧支管路以备紧急回血或下机使用。电解质可直接加入透析液袋中，也可采用持续输注方式连接至滤器前管路。

8. 预冲

(1) Ci-Ca 管路预充：打开钙管和枸橼酸管的白色和绿色夹子，按[OK]键确认；需注意由于负压，滴液室自动填充 15 mm，若未自动填充，请手动调至此水平。若管路中有气泡未排尽，可选择"重新填充枸橼酸"或"重新填充钙"，按[OK]键一次，相应泵转一周，可多次重复；Ci-Ca 管路预充完毕，将光标移至"Ci-Ca lines primed and free from air? [OK] to confirm!"，按[OK]键一次。

(2) 膜内、超滤预充：同费森尤斯 multiFiltrate CVVH。

9. 开始治疗

(1) 患者准备、血管通路准备参考费森尤斯 multiFiltrate CVVH。

(2) 连接患者：开始连接患者时血泵将以默认的 100 mL/min 运行，枸橼酸泵将以程序设定的速率运行。治疗开始 5 min 后，随着一声短暂信息音，出现"现在检查滤器后钙浓度"的信息提示；注意勿忽略此提示，按提示操作。

(3) 参数设置：根据患者情况设置各参数。参数设置范围与建议详见表 12-2。

表 12-2　费森尤斯 multiFiltrate CVVHDF(Ci-Ca$_{post}$)参数设置范围与建议

项目	设置范围	分辨率	单位	建议
血流速度	10~200	10	mL/min	一般设置为 50~200 mL/min
超滤速度	off/10~1800	10	mL/h	根据患者
超滤目标	off/10~10000	10	mL	根据患者
持续抗凝速度	off/0.1~25	0.1	mL/h	根据患者
置换液/透析液速度	600~4800	50	mL/h	一般设置为透析液/置换液为 2:1，根据患者情况调整
枸橼酸用量	2.0~6.0	0.1	mmol/L	根据患者
钙用量	0	3.0	mmol/L	根据患者
温度	off/35~39	0.5	℃	一般设置为 37℃

10. 整理与记录。

(四)治疗中的注意事项

1. 密切监测患者生命体征、出凝血状况、电解质及酸碱平衡等，根据患者血流动力学、目标治疗量进行液体管理，必要时对抗凝方案及配方做相应调整。

2. 密切监测机器屏幕上显示的患者参数、体外循环管路并及时处理报警。

(1) 更换 Ci-Ca 液袋：报警提示 Ci-Ca 滴壶已空，按[START/RESET]键确认，自动进入换袋程序，分别选择"Citrate bag change 更换枸橼酸液袋"或"Calcium bag change 更换钙液袋"进行液袋更换，完成后点击相应液袋更换完毕；手动换袋：按［ESC］键，将光标移至"Treatment 治疗"，按［OK］键进入参数设置界面。选择"Ci-Ca bag change"，按［OK］键进入换袋程序；若无需进行换袋，可选择"Cancel bag change"取消换袋。

（2）关闭 Ci-Ca 抗凝：按［ESC］键，将光标移至"Treatment 治疗"，按［OK］键进入参数设置界面。选择"Deselect Ci-Ca anticoagulation 取消 Ci-Ca 抗凝"，按［OK］键确认。

（3）重新选择 Ci-Ca 抗凝：按［ESC］键，将光标移至"Treatment 治疗"，按［OK］键进入参数设置界面。选择"Select Ci-Ca anticoagulation 选择 Ci-Ca 抗凝"，按［OK］键确认；选择"Yes"，屏幕显示需满足的条件：①柠檬酸盐浓度 136 mmol/L；②钙盐浓度 97 mmol/L；③柠檬酸盐和钙盐的浓度正确？④Ci-Ca 管路的滴壶液面填充好？⑤5 分钟后检测滤器后钙浓度；⑥使用无钙透析液；确认所有条件均满足，选择"All conditions fulfilled？［OK］to confirm！"，按［OK］键确认。

（五）结束治疗

同费森尤斯 multiFiltrate CVVH。

八、百特 Prismaflex CVVHDF（枸橼酸盐–钙抗凝方式）操作流程

（一）准备

操作者准备、环境准备、患者准备同百特 Prismaflex CVVH，用物需额外准备枸橼酸钠及钙剂。

（二）安装管路与预冲

1. 仪器开机自检。

2. 输入患者信息并选择模式

（1）输入并确认患者信息：选择"新患者"，输入患者编号、体重、红细胞压积，点击"继续"，再点击"确认"。

（2）选择治疗模式：选择"CRRT-CVVHDF"，抗凝血方式选择"枸橼酸盐–钙，通过外置泵输注"，并"确认"。

3. 安装配套管路

参考百特 Prismaflex CVVH。

（1）安装配套。

（2）准备和连接溶液：①将 Y 型管连接到预充液袋上，将预充液袋悬挂在机器左侧的预充钩上；②完全打开白色的血泵前泵秤，将血泵前泵（PBP）管路连接到 PBP 液袋（按需准备枸橼酸），悬挂 PBP 液袋，关闭秤；③以同样的方式，将绿色的透析液管路连接到透析液袋，将紫色的置换管路连接到置换液袋；④将蓝色的回输液管路连接到废液袋，点击"继续"。

（3）连接其他液体：电解质可直接加入透析液/置换液液袋中，也可采用持续输注方式，通过三通连接至肝素注射器连接管。碳酸氢钠通过 Y 型管连接至患者血液净化导管静脉端，钙剂连接至患者静脉输液通路，设置泵速。生理盐水 500 mL 输液器排气后通过三通连接至

血液净化导管动脉端，以备紧急回血或下机使用。

4. 预充+测试

同百特 Prismaflex CVVH。

(三)开始治疗

1. 设置治疗参数

(1)设置患者液体丢失或增加限制，仪器默认为 400 mL/3 h，点击"确认所有"。

(2)设置处方：

①血液流速：设置范围为 10~390 mL/min，一般为 50~200 mL/min；②透析液：设置范围为 0~8000 mL/h，可根据患者实际情况个体化调整；③置换液及前/后比例：设置范围为 0~6000 mL/h，可根据患者实际情况个体化调整；④患者脱水量：设置范围为 0~2000 mL/h，根据患者情况设置。

(3)输入抗凝剂设定：枸橼酸盐剂量：设置范围为 0.0~6.0 mmol/L 血液。需注意 PBP 速率随设定的血液流速及枸橼酸盐剂量变化而变化。屏幕提示抗凝剂风险，确认后点击"继续"。

(4)确认所有治疗参数后点击"继续"。

2. 患者准备、血管通路准备、连接患者同百特 Prismaflex CVVH。

3. 整理与记录。

(四)治疗中的注意事项

参考百特 Prismaflex CVVH。

(五)结束治疗

同百特 Prismaflex CVVH。

第四节　缓慢连续性超滤

一、定义

缓慢连续性超滤(SCUF)是通过对流转运机制，采用容量控制或压力控制，经过血液滤过器的半透膜，等渗地从全血中缓慢且持续清除水分的一种治疗方法(图 12-4)。

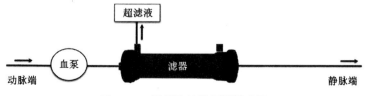

图 12-4　缓慢连续性超滤模式图

二、特点

1. 以缓慢超滤水分为主，对患者血浆渗透压改变较小，仅能通过少量的对流清除溶质，效率非常低下，对溶质(如尿素氮、肌酐及电解质)基本无清除能力。

2. 不需要补充置换液和透析液。

三、适应证和禁忌证

(1)适应证：临床上主要用于肾脏功能尚可但液体过度负荷同时伴有心血管系统不稳定患者的脱水治疗。

(2)禁忌证：无绝对禁忌证，但存在以下情况时慎用。

①严重低血压；

②致命性心律失常；

③存在血栓栓塞疾病高度风险的患者。

四、治疗参数和处方

1. 血流速度

50~100 mL/min。

2. 治疗时间

遵医嘱 6~24 h 不等。

3. 超滤速度及总量

2~5 mL/min，每日超滤量为 3~6 L 为宜，依据患者实际情况适时调整，原则上一次的超滤总量不宜超过 4 L。

五、并发症及处理

缓慢连续性超滤治疗过程中超滤率过大可导致低血压，通常发生在单纯超滤后程或结束前，在血清白蛋白或血红蛋白水平明显降低的患者身上更易发生。患者早期表现为打哈欠、背后发酸、肌肉痉挛，或出现便意等，进而可有恶心、呕吐、出汗、面色苍白、呼吸困难和血压下降。此时应降低超滤率，必要时补充生理盐水或人血白蛋白等胶体制剂，对于经过上述处理后血压仍不能恢复正常的患者，应停止超滤，并给予积极救治。

六、注意事项

1. 注意选择合适的超滤速度。超滤脱水速度和血浆再充盈速度的平衡程度是影响血流动力学及肾脏灌注的关键。当超滤速度显著高于再灌注速度时，将会引起有效血容量明显下降，加重肾脏缺血，导致肾功能损伤，从而进一步损伤机体水钠平衡，加重心力衰竭。在治疗过程中应该根据患者心功能、容量状况以及血浆白蛋白等情况决定合适的超滤速度。

2. 对于通过置换液或透析液加温的仪器，单纯超滤过程中应注意给患者保温，因治疗时血液温度过低将增加血液黏度，影响超滤效果。

3. 单纯超滤过程中，血液中电解质成分将随水分等比例清除，因此超滤结束后患者体内各种电解质的总量、尤其是钠离子总量将降低；而超滤引起的有效循环血容量的下降，将刺激交感神经兴奋，促使钾离子从细胞内移向细胞外，因此，超滤结束后患者血清钾水平有可能升高。

4.选择高通量滤器，有助于完成目标超滤量，但超滤过程中氨基酸等营养物质的丢失也会因此而增多。

参考文献

［1］陈香美.血液净化标准操作规程［M］.2021版.北京：人民军医出版社，2021.

［2］刘大为.重症血液净化［M］.北京：人民卫生出版社，2017.

［3］丁小强，滕杰.缓慢连续性超滤时脱水速度对肾功能的影响［J］.肾脏病与透析肾移植杂志，2009（2）：149-150.

［4］季大玺.缓慢连续性超滤的临床应用体会［J］.肾脏病与透析肾移植，2009（2）：148-149.

［5］史伟.缓慢连续性超滤的临床应用［J］.肾脏病与透析肾移植，2009（2）：151-15.

第十三章

血液吸附

第一节 概述

一、定义

血液吸附（hemadsorption，HA）技术，也称血液灌流（hemoperfusion，HP），是将患者的血液引出体外，通过吸附装置清除血液中外源性和内源性致病溶质的一种血液净化方法（图 13-1）。HP 是目前临床上一种常用的血液净化技术，常用于各种药物或者毒物中毒等，近年来随着新型灌流器的研发及技术进展，在脓毒症、严重肝衰竭、尿毒症、重症胰腺炎以及各种自身免疫性疾病等多种临床严重疾病的抢救与治疗方面得到了广泛的应用。

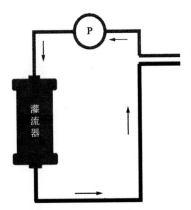

图 13-1 血液灌流模式图

二、特点

1. 优点

（1）HP 是利用吸附原理，无需补充置换液，直接通过吸附器非选择性或选择性地清除血液中脂溶性、蛋白结合性及水溶性的大、中、小分子溶质。

（2）设备要求低，操作相对简单，治疗成本低。

2. 缺点

（1）吸附器容易达到饱和，清除能力迅速下降，血中毒物浓度波动较大，容易出现反弹，需定时更换吸附器。

（2）对水、电解质、酸碱失衡者无纠正作用。

（3）对白蛋白、凝血因子等有一定消耗。

（4）与血细胞接触，对血液系统有影响，可能出现红细胞破坏增加，导致溶血；可能出现白细胞激活，导致白细胞升高；也可能会有部分血小板被吸附，出现血小板下降的情况，导致吸附器凝血或出血等并发症。

三、影响因素

1. 相对分子量

吸附所能清除的溶质与分子量大小不完全相关。活性炭的孔径较小且不均匀，主要用于吸附 0.1 k~5 kDa 的中小分子溶质。树脂常采用中孔吸附，对蛋白结合和脂溶性分子清除较好，如中性大孔树脂灌流器具有优良的生物相容性，孔径相对比较均匀。不同孔径的产品可用于吸附不同分子量大小的溶质。

2. 分布容积

代表了毒物在血管内外分布的比例。毒物的分布容积越大，其血中浓度越低。分布容积小的毒物容易通过体外操作被清除。分布容积越高，扩散速率越高，即使血液中毒物浓度较低，但是从体内完全清除比较困难。HP 适用于分布容积<1 L/kg 的毒物，但一些毒物尽管分布容积>1 L/kg，如百草枯（1.2~1.6 L/kg）中毒，在峰值浓度出现前、毒物尚未向靶器官转移时，目前实施 HP 仍为有效的治疗手段。

3. 蛋白结合率

毒物进入体内后以游离或者与蛋白结合的方式存在，只有游离部分才能被血液透析（HD）或者血液滤过（HF）清除，与蛋白结合后的毒物不能挥发且不易清除。对于蛋白结合率>80%的毒物，推荐采用血浆置换（PE）或者 HP；对于蛋白结合率<80%的毒物，则推荐采用 HD 或者 HF。

4. 清除率

指物质从一定体积的液体中被清除的速率，是所有器官及血液净化清除的总和，机体的总清除率等于内源性清除率与体外血液净化清除率之和。若体外血液净化清除率占总清除率的30%以上，则可以进行血液净化治疗，同时需考虑是否存在清除药物的脏器受损。

5. 半衰期

取决于分布容积及清除率。

6. 反跳

毒物在体内的分布主要存在于血浆和血管外组织中，血液净化只能清除存在于血浆中的那部分溶质，而无法直接清除组织中的溶质。治疗后血浆中溶质浓度下降，毒物从组织中再分布至血管内或者从细胞内液再分布到细胞外液，引起血浆中的溶质浓度再次增高。

四、适应证和禁忌证

(一)适应证

1. 急性药物或毒物中毒。

2. 终末期肾脏疾病（尿毒症），特别是合并顽固性瘙痒、难治性高血压、高 β_2-微球蛋白血症、继发性甲状旁腺功能亢进、周围神经病变等患者。每周 1 次 HP 树脂血液灌流器与血液透析器串联治疗 2 h，可显著提高维持性血液透析患者的血清甲状旁腺激素和 β_2-微球蛋白的清除率，改善瘙痒症状。

3. 重症肝炎，特别是暴发性肝衰竭导致的肝性脑病、高胆红素血症。

4. 系统性炎症反应综合征、脓毒症等重症感染。

5. 银屑病或其他自身免疫性疾病。

6. 其他疾病：如海洛因等药物成瘾、家族性高胆固醇血症、重症急性胰腺炎、甲状腺功能亢进危象等。

(二)禁忌证

严重血小板减少及严重凝血障碍者慎用。经输血小板或血浆改善上述情况后可以进行 HP 治疗。对体外血路或吸附器等材料过敏者禁用。

五、治疗时机及频次

针对已明确的 HP 治疗时机及频次的相关疾病，归总如下：

1. 中毒领域

判断药物/毒物已入血，建议中毒后 4~6 h 内进行血液净化治疗，12 h 后再进行治疗效果差。对于中毒剂量较大、中毒症状明显的重症患者，经洗胃和内科常规处理后，应立即进行 CRRT 或 HP 治疗；对于部分中毒症状不明显，但伴有一个及以上器官受损的患者，尤其是伴有急性肾衰竭的患者，在出现严重并发症之前，即应行血液净化治疗。由于血药浓度的监测尚未普及，目前国内多数医疗机构选择密切监测患者的生命体征和肝肾功能而逐渐减少血液净化的频次，直至停止血液净化治疗。故应根据患者的病情决定治疗的频率和次数。

(1)有机磷农药中毒：有机磷农药大多数难溶于水，易溶于有机溶剂，分布容积大，进入人体后迅速与蛋白质等大分子结合，故常规血液透析效果差。2016 年急性有机磷农药中毒诊治临床专家共识指出，血液净化方式首选 HP，应在中毒后 24 h 内进行。也有临床研究表明中毒后 2 h 内进行清除率可达 100%。一般 2~3 次即可，具体需根据患者病情及毒物浓度监测结果来决定。对于急性重度有机磷中毒患者，建议 12~24 h 重复 HP 治疗一次，并动态监测胆碱酯酶的变化，若好转的胆碱酯酶又出现下降，应再次行血液净化治疗。对于合并肾功能不全、MODS 等情况时，应考虑 HP 联合 CRRT 治疗。

(2)百草枯中毒：百草枯属于水溶性小分子物质，蛋白结合率低，分布容积大，吸收入血后迅速分布到全身各组织器官，其明确的毒理机制尚未完全清楚。基于国内专家经验，对于急性百草枯中毒，建议应尽快行 HP，即在毒物尚未完全分布至组织时，2~4 h 内开展效果较好，可根据血液毒物浓度或口服量决定一次使用一个或多个灌流器，以后根据血液百草枯浓度决定是否再行血液灌流等相关血液净化治疗。郭利涛等临床试验发现，使用珠海健帆 HA330 灌流器行"3-2-1-1" HP 方案联合甲泼尼综合治疗对急性百草枯中毒有较好效果。"3-2-1-1"灌流的具体方案是：第 1 d 连续行 3 次 HP，每次 2.5 h；第 2 d 连续行 2 次 HP，每次 3.5 h；第 3 d、4 d 各行 1 次 HP，每次 5.0 h；前后共计行 7 次 HP 治疗。因百草枯中毒后可产生大量炎性因子和炎性介质，理论上 CRRT 治疗效果明确，可减少"反跳现象"，故建议 HP 后序贯 CRRT 治疗。

(3)毒蕈中毒：毒蕈中所含的毒素种类繁多，每种毒素的毒理学机制存在差异，至今仍未能全部明确，大部分毒素入血后易与体内的蛋白质结合形成中大分子复合物。毒蕈中毒没有特效解毒剂，症状较轻者无须血液净化治疗；症状较重、血液毒物水平较高者及早行血液净化治疗，推荐 CRRT 或 HP 联合 CRRT 的序贯治疗作为首选血液净化手段。对于出现高胆红素血症及凝血功能障碍的患者，PE 能补充人体必要的蛋白质、凝血因子等必需物质，改善尤其显著，但易受血浆需求的限制。此外，血浆透析滤过（PDF）、胆红素吸附（BA）、分子吸附再循环系统（MARS）等，均可作为中毒合并肝功能障碍的支持治疗。

2. 肾病领域

对于终末期肾病、尿毒症患者来说，血液透析膜和腹膜透析膜的孔径较小，仅对小分子及水溶性毒素如肌酐、尿酸等清除效果良好，对体内代谢所产生的中、大分子毒素如 β_2-微球蛋白等清除效果不佳，这些中、大分子毒素在体内长期积累能够引起相关性淀粉样病变等多种并发症，致使患者预后效果较差。如能清除这些大分子毒性代谢产物，可减少患者远期并发症并提高存活率。HP 可通过吸附作用对肾病患者体内的肌酐、尿酸、酚、吲哚、中分子物质和其他一些代谢废物进行去除。目前，关于血液灌流治疗尿毒症的报道主要集中于 HP 联合 CRRT 使用，充分发挥各自优势，实现同时清除中小分子毒素。依据 2021 年 HP 在维持性血液透析患者中的临床应用上海专家共识，维持性血液透析（MHD）患者出现以下临床表现，建议开始行 HP 治疗：

（1）严重尿毒症相关皮肤瘙痒：改良 Duo 氏瘙痒评分>12 分或 VAS 评分>8 分的 MHD 患者，建议每 2 周行 1 或 2 次 HP 治疗。

（2）严重尿毒症相关睡眠障碍：PSQI ≥10 分的 MHD 患者，建议行每周 1 次的 HP 治疗；5 分<PSQI<10 分的患者，建议行每 2 周 1 或 2 次的 HP 治疗。

（3）蛋白质能量消耗（protein-enregy wasting，PEW）：改良定量主观整体评估（MQSGA）评分>20 分或营养不良炎症评分（MIS）>18 分，建议行每周 1 次 HP 治疗。

（4）微炎症状态：排除感染、恶性肿瘤病史、风湿免疫疾病活动期等，超敏 C 反应蛋白（hs-CRP）持续>3 mg/L，CRP 持续>8 mg/L，白介素-6 持续≥16.2pg/mL，肿瘤坏死因子（TNF-α）持续≥41.22pg/mL，建议行每 2 周 1 或 2 次 HP 治疗。

（5）严重继发性甲状旁腺功能亢进：经药物治疗不能控制的严重继发性甲状旁腺功能亢进，全段甲状旁腺激素（iPTH）持续>600pg/mL，建议行每周 1 次 HP 治疗。

（6）严重高 β_2-微球蛋白（β_2-MG）血症：血 β_2-MG 持续>30 mg/L，或合并腕管综合征等透析淀粉样变，建议行每周 1~3 次 HP 治疗。

（7）难治性高血压：充分透析，干体重达标的 MHD 患者，使用 3 种或以上不同类型降压药物，且在每种药物均达到最大剂量或最大耐受量的情况下，透析前收缩压（SBP）仍持续>160 mmHg，建议行每 2 周 1 或 2 次 HP 治疗。

（8）不安腿综合征（Restless legs syndrome，RLS）：RLS 严重程度量表评分≥11 分，建议每周 1 次 HP 治疗。

（9）尿毒症周围神经病变：肢端麻木，感觉异常或迟钝，肌张力或腱反射减弱或消失，周围神经电生理检查显示累及神经≥2 条，建议行每周 1 次 HP 治疗。

根据患者并发症及其严重程度制订个体化的 HP 治疗频次。未出现透析相关并发症的患者，建议每 2 周行 1 或 2 次 HP，以预防透析远期相关并发症的发生。

六、治疗参数和处方

1. 血流速度

一般以 100~200 mL/min 为宜。研究表明，体外循环中血流流速与治疗效果显著相关，速度过快所需治疗时间相对较长，而速度较慢则需要治疗的时间相对较短，但速度过慢易出现凝血。

2.治疗时间

具体参考灌流器厂家说明。灌流器中吸附材料的吸附能力与饱和速度决定了每次灌流的时间。常用的树脂、活性炭吸附剂对大多数溶质的吸附一般在 2~4 h 内达到饱和，目前一些新型灌流器的使用时间可相对延长。如果临床需要，可每间隔 2 h 更换 1 个灌流器，但一次连续灌流治疗的时间一般不超过 6 h。对于中毒量较大、且导致中毒的药物或毒物为亲脂性的患者，治疗后药物或毒物会重新从脂肪组织释放入血，因此需在间隔一段时间后再行 HP 治疗。

七、并发症及处理

灌流吸附治疗时很可能会吸附较多的凝血因子，如纤维蛋白原等，血小板大量聚集并活化后可以释放出大量的活性物质，导致出凝血功能紊乱。同时，血小板减少也是血液灌流的常见并发症，随着吸附剂外包裹材料的发展，发生率已明显降低，治疗中应注意观察与处理。此外，血液吸附治疗开始后患者出现进行性呼吸困难、胸闷、血压下降等，应考虑是否存在吸附颗粒栓塞。一旦出现颗粒栓塞，必须停止治疗，给予吸氧或高压氧治疗，同时配合相应的对症处理。

八、临床应用

经大量研究证实，HP 在急性药物或毒物中毒、尿毒症、重症胰腺炎等疾病中能获一定疗效，此外，近年来吸附在重症疾病尤其是在炎性疾病领域运用越来越广泛。全身炎症反应综合征（SIRS）是由微生物感染或非微生物（烧伤、出血、创伤、药物、免疫损伤等）引起的炎症反应引发，逐渐发展为机体炎症反应失控损伤器官，造成脓毒症甚至多脏器功能障碍或衰竭，患者病情发展迅速，发病机理复杂。HP 可吸附并清除血液中的相关炎症分子，调节炎症反应，有望阻止或延缓炎症反应的发展，阻断患者病情发展进程，减轻组织器官损伤，最终为炎性疾病患者的康复赢得宝贵时间。现临床上应用于脓毒症患者的吸附器包括多黏菌素 B（PMX-B）、细胞因子吸附柱（CytoSorb）、中性大孔树脂及高吸附性能膜等，尽管如此，目前吸附治疗有助于脓毒症患者改善症状，但能否改善预后尚存在争议。

（1）PMX-B：美国和加拿大的 1 项多中心随机对照研究中纳入所有内毒素高于 0.6EU/mL 的脓毒症患者，发现 PMX-B 血液灌流治疗组死亡率较对照组降低 5%，但并无统计学差异。但研究者之后分析发现，对于多器官功能障碍评分（MODS 评分）大于 9、内毒素水平 0.6~0.9 EU/mL 的脓毒症休克患者，PMX-B 血液灌流治疗组较对照组的 28 d 死亡率显著降低 10.7%（P=0.047）。该研究提示内毒素清除可能并非适用于所有脓毒症患者，精准选择合适的患者亚组可能使患者最大获益。国内一项荟萃分析纳入 6 项 RCT 研究和 926 例脓毒症和脓毒症休克患者，结果显示，PMX-B 血液灌流不能改善脓毒症和脓毒症休克患者的预后。但对于中重度脓毒症休克，同常规治疗相比，PMX-B 血液灌流能改善患者 28 d 病死率。而日本学者发表的另外一项 Meta 分析纳入 7 项 RCT 研究和 586 例脓毒症或感染性休克患者，结果显示，PMX-B 血液灌流并不能降低脓毒症和感染性休克患者的 28 d 病死率。

（2）CytoSorb：目前关于 CytoSorb 应用于炎症性疾病的研究多为病例分析。Kogelmann 等对 16 例感染性休克且需要肾脏替代治疗的患者，在连续性血液透析基础上应用 CytoSorb 治疗。结果显示，CytoSorb 血液吸附有助于血流动力学的稳定和存活率的增加，尤其是早期治疗的患者(<24 h)。另一项对 43 例脓毒性休克合并急性肺损伤患者的随机对照研究显示，在标准治疗上增加 CytoSorb 治疗，结果显示，CytoSorb 治疗明显降低了白介素 IL-6、单核细胞趋化因子-1、白细胞介素 1 受体拮抗剂、白介素 IL-8 水平，然而并没有改善 28 d 和 60 d 的死亡率，且该研究者随后发表的一项类似的随机对照试验显示，CytoSorb 治疗后 28 d 和 60 d 的死亡率高于对照组。

(3)树脂灌流器：一项研究显示，在脓毒症所致的急性肺损伤患者中，与对照组相比，HA330-HP 组 7 d 血流动力学及呼吸参数显著改善，28 d 病死率也显著下降。国内一项 Meta 分析纳入 6 项 RCT 研究和 275 例脓毒症患者，结果显示，用 HA330-HP 治疗有助于提高患者平均动脉压、氧合指数，降低白介素 IL-6 水平的同时，降低患者病死率，但对患者 ICU 住院时间、机械通气时间、心率无影响。另一项临床随机对照研究将 60 例接受外科瓣膜置换术的患者分为 HP 组(30 例)和对照组(30 例)，HP 组在体外循环回路中串联 HA380 血液灌流器。结果显示，HA380-HP 组的白细胞介素 IL-6、IL-8 和 IL-10 水平显著降低，肌酐、转氨酶和总胆红素水平显著降低；与对照组相比，HA380-HP 组的血管升压药需求明显减少，机械通气时间和 ICU 时间缩短。认为 HA380 血液灌流器可有效降低成人体外循环期间的全身炎症反应。同类型研究得出相似结果，但对患者预后的影响均需进一步研究。

(4)高吸附滤器：Doi 等的研究结果显示，用 AN69-ST 进行 CVVH 治疗，较常规的 CVVH 组，能减少住院病死率和 ICU 停留时间。余真等对 20 例脓毒性休克患者采用吸附型 Oxiris 滤器治疗发现，与对照组相比，Oxiris 组患者升压药物使用时间、CRRT 支持时间明显缩短；CRRT 治疗 48 h 后，Oxiris 组去甲肾上腺素剂量、血乳酸、SOFA 评分和血浆白细胞介素(IL-6、IL-8)及肿瘤坏死因子-α 水平明显降低；但患者 ICU 住院时间、总住院时间以及住院死亡率没有差异。

目前关于脓毒症的大样本随机对照研究数量较少，现迫切需要更多的研究去证实这种技术对于脓毒症的益处，尤其是在治疗开始时机、人群选择、最佳剂量、不同模式的综合运用等方面仍有不断改进的空间。随着对脓毒症发病机制的深入研究，不断研发出新型膜材和吸附器，将会给脓毒症患者的治疗带来更多希望。

第二节 血液吸附操作流程

一、日机装 Aquarius HP 操作流程

(一)准备

操作者准备、环境准备、患者准备同日机装 Aquarius CVVH。

用物准备：日机装 Aquarius 仪器、血液灌流器、Aqualine 管路、肝素钠注射液、5% 葡萄糖注射液 500 mL(当患者体质较弱、营养很差或具有低血糖时选用)、抗凝剂等。

(二)安装管路与预冲

1.仪器开机自检后，选择 HEMOPERFUSION(HP)模式、成人管路。

2.查看血液灌流器、管路外包装是否完好；查看型号、有效期。

3.灌流器肝素化：为有效抗凝，避免血液灌流治疗时灌流器吸附血液中的肝素，灌流器应充分肝素化。灌流器肝素化方法可分为动态肝素化和静态肝素化。但肝素类药物过敏或既往发生 HIT 患者禁用。

（1）动态肝素化：按照产品说明书，一般采用 5000u/1000 mL 的预冲肝素盐水预冲整个管路与灌流器。

（2）静态肝素化：根据医嘱将肝素注入灌流器中混匀静置 20~30 min 后使用。具体操作方法如下：①使用一次性 5 mL 注射器，抽取肝素注射液 12500u（100 mg）；②打开灌流器一侧保护帽，将保护帽置于无菌治疗巾内；③将抽取肝素注射液的针管去除针头，插入灌流器上端，回抽 2 mL 的空气，再直接将肝素注入灌流器保存液中；④取出治疗巾中的保护帽，覆盖拧紧；⑤将灌流器上下 180°反转摇匀（约 10 次，20 s）；⑥再将灌流器放置于无菌治疗巾内，静置 20~30 min。

4.安装管路和血液灌流器

（1）安装管路：参考日机装 Aquarius CVVH，滤出液管路连接至静脉壶。

（2）安装血液灌流器：旋开灌流器两端的保护帽排出灌流器内的液体，血液回路的动脉管连接灌流器的动脉端，灌流器静脉端与血液回路的静脉管相连。将灌流器动脉端朝上、静脉端向下垂直固定于支架上。

（3）安装液体及液体袋：动脉端管路(红色)连接红色排气袋悬挂于仪器右侧挂钩上，静脉端管路(蓝色)连接预冲液体悬挂于静脉杆上，置换端管路(绿色)连接生理盐水悬挂于置换液秤(右边)，滤出端管路(黄色)连接滤出液袋悬挂于滤出液秤(左边)。

（4）抗凝：安装抗凝注射器并预冲抗凝管路；其他抗凝方式或无抗凝时选择"无抗凝"，并夹闭红色延长管。

（5）连接下机盐水：生理盐水 500 mL 输液器排气后连接至动脉端侧支。

5.密闭式预冲及压力/安全夹检测

（1）按照体外循环管路走向的顺序，依次检查管路系统各连接处和管路开口处，未使用的管路开口应处于加帽密封和夹闭的状态。

（2）依次用 5% 葡萄糖注射液 500 mL(选用)、预冲生理盐水冲洗灌流器和管路。预冲过程中轻拍灌流器及管路以排尽管路及灌流器内的气体。

（3）机器默认的预冲盐水量大约为 800 mL，一个预冲循环后，可选择单一或多个通路来重新预冲，重新预冲时应确保预冲盐水及置换液秤生理盐水量足够，气体充分排尽且已达要求的预冲盐水量时，选择"预冲完成"。

（4）打开滤出液泵门，轻轻转动滤出液泵，手动将滤出液管路排气；夹闭前置换管路。选择进入压力/安全夹检测。

（5）在上机前应给予不少于 500 mL 生理盐水排尽管路及灌流器内的肝素盐水。

（三）开始治疗

1.再次核对，确认抗凝剂、仪器参数设置等。

（1）治疗时间(h)：根据产品说明书设置，一般设置 2~4 h。

（2）肝素率(mL/h)：每小时追加肝素量。可设置范围为：0.5~15 mL/h。

（3）肝素追加量（mL）：单次追加肝素剂量。每按一次主旋钮，就会推注已选择的肝素剂量。

2. 患者准备、血管通路准备同日机装 Aquarius CVVH。

3. 连接患者：根据患者病情选择单连接或双连接，启动治疗，将血流速调整至合适范围（一般为 100~200 mL/min）。过程中观察机器运转情况，患者生命体征并询问患者的自觉症状等。

4. 整理与记录。

（四）治疗中的注意事项

1. 患者病情监测

（1）治疗中密切观察生命体征变化，如健帆灌流器血室容积约 145~185 mL，较普通滤器血室容积大，更容易引起低血压。可适当补液防止低血压。

（2）日机装仪器行 HP 治疗时无法加温，应注意保暖，避免患者低体温的发生。

（3）观察有无畏冷、寒战、发热、胸闷、呼吸困难等生物不相容现象，可静脉注射地塞米松 5~10 mg，并给予吸氧，严重者要终止治疗。

（4）预防凝血与出血：加强巡视，严密观察体外循环压力、灌流器颜色等，必要时可以加大肝素的用量；密切观察穿刺点渗血情况，监测患者的出凝血时间，若出现出凝血时间延长，可以考虑注射鱼精蛋白中和肝素。

2. 仪器运转情况监测

密切监测并及时处理报警。

3. 治疗毒物中毒时反跳现象监测

（1）定义：患者灌流治疗后临床症状与体征得到暂时性地缓解，治疗结束后数小时或次日再次加重。

（2）原因：部分脂溶性较高的药物/毒物（安眠药或有机磷农药等）从组织中再次释放入血；洗胃不彻底，药物/毒物再次经胃肠道吸收入血。

（3）处置：一旦出现反跳现象，应再次进行血液灌流等治疗。

4. 换罐操作

需要更换灌流器时，应常规回血，以避免直接更换引起的血液损失。新的灌流器按流程单独预冲排气完成后，暂停血泵、下调血流速后进行密闭式回血；一般根据灌流器血室容积确定回血量，注意避免因回血导致过多液体进入患者体内。回血完成后，夹闭血路上的管路夹，拆卸原灌流器。将新的灌流器动脉端连接至血液回路的动脉管，灌流器静脉端与血液回路的静脉管相连，开放血路上的夹子、启动血泵，上调血流速，继续行 HP 治疗。注意操作过程中严格无菌。

（五）结束治疗

同日机装 Aquarius CVVH。

二、费森尤斯 multiFiltrate HP 操作流程

(一)准备

操作者准备、环境准备、患者准备同费森尤斯 multiFiltrate CVVH。

用物准备：费森尤斯 multiFiltrate 仪器、血液灌流器、AVF 套管、肝素生理盐水等。

(二)安装管路与预冲

1. 仪器开机自检，选择模式。

(1)选择抗凝方式：关闭 Ci-Ca 枸橼酸抗凝(Off)。

(2)选择新的治疗模式(select new treatment)。

(3)选择治疗模式：HP。

2. 查看血液灌流器、管路外包装是否完好；查看型号、有效期。

3. 灌流器静态肝素化。

4. 安装管路和血液灌流器：

(1)将排出保存液后的血液灌流器装于固定架上，动脉端朝下、静脉端朝上。

(2)安装 AVF 套管：同费森尤斯 multiFiltrate CVVH。

(3)必要时安装肝素抗凝注射器。

(4)连接预冲液、下机生理盐水。

(5)沿安装顺序依次检查管路：关闭无需使用的侧管夹，确保各管路连接紧密，管路夹呈开放状态。

5. 预冲

(1)设置系统参数：预冲液量(灌流器实际所需预冲盐水量)和回血量。

(2)依次用 5% 葡萄糖注射液 500 mL(选用)、预冲盐水预冲灌流器和管路，泵流速默认为 100 mL/min。预冲过程中轻拍灌流器及管路以排尽管路及灌流器内的气体，可将血泵流速上调至 200~250 mL/min，以促气泡排出。当预冲剩余时间和剩余液量为"0"时，预冲完成。屏幕提示处于等待连接患者状态，此状态仅血泵运转。

(3)肝素生理盐水浸泡过的管路和灌流器，在上机前应给予不少于 500 mL 生理盐水排尽肝素盐水。

(三)开始治疗

1. 根据患者情况设置血流速、抗凝剂量(表 13-1)。

表 13-1　费森尤斯 HP 参数设置范围与建议

HP	设置范围	分辨率	单位	建议
血流速度	10~300	10	mL/min	100~200 mL/min
持续抗凝速度	off/0.1~25	0.1	mL/h	根据患者

2. 患者准备、血管通路准备同费森尤斯 multiFiltrate CVVH 操作流程。

3. 连接患者：仪器默认为单连接，也可根据患者病情选择双连接，启动治疗，逐步将血流速调整至合适范围（一般为 100~200 mL/min）。过程中观察机器运转情况，患者生命体征并询问患者的自觉症状等。

4. 整理与记录。

(四) 治疗中的注意事项

1. 密切监测患者情况、仪器运转情况，及时处理报警，参考日机装 Aquarius HP 相应部分。

2. 拆卸灌流器：按 [Stop] 键，下调血流速进行密闭式回血，建议血液回输到静脉壶时停止，避免光学检测器感受到透明液体机器出现报警；更换新的灌流器后继续行 HP 治疗。

(五) 结束治疗

同费森尤斯 multiFiltrate CVVH。

三、百特 Prismaflex HP 操作流程

(一) 准备

自身准备、环境准备、患者准备同百特 Prismaflex CVVH。
用物准备：百特 Prismaflex 仪器、Absorba300 kit、血液灌流器、肝素生理盐水等。

(二) 安装配套管路

1. 开机后，选择"新患者"，输入患者编号、体重、红细胞压积，治疗模式选择"HP"，抗凝血方式选择"系统（例如肝素）"，确认后点击"继续"。

2. 安装配套：①将配套安装在支架上。②将输入管（红色）悬挂在机器左侧预充钩上。③将白色管路安装至放电圈。④将血液灌流器的连接管路挂在夹子上。⑤安装 2 个压力接头（输入、过滤器压力接头，均在红色管路上）。⑥安装回输压力接头、排气室。⑦将蓝色管路安装到空气探测器和回输管路夹内。⑧完全打开黄色废液秤、悬挂废液袋、关闭秤。泵管自动安装。核对并确认已安装的配套。

3. 安装液体及液体袋：将红色输入管连接到预充液袋（预充第一周期使用 5% 葡萄糖 500 mL），悬挂在预充钩上。将血泵前泵（PBP）管路连接到 PBP 液袋（用于突发情况下的补液，如果患者有补液通路，可夹闭管路，不连接液体）。将蓝色回输管连接到滤出液袋。

4. 必要时安装注射器。

5. 连接下机盐水。

(三) 预充+测试

1. 点击"预充+测试"，如果点击"预充"，在预充结束后需手动点击"预充测试"。

2. 预充输入管：若红色管路未预充充分，按住"手动预充"直至气泡排尽方可进入下一步。

3.连接灌流器并确认：将灌流器安装在固定夹上，提示血流方向的箭头朝上，将红色输入管路自由端连接至灌流器下端接口，将蓝色回输管路自由端连接至灌流器上端接口。

4.将预充肝素盐水悬挂在预充钩上，红色输入管连接至肝素盐水，点击预充"下一周期"。每个周期均会提示所需预充液体量，一共三个周期。

5.测试结束后调节排气室液面至磨砂线上缘。

6.预充测试结束后如果有气泡，可点击"重新预充"或"手动预充"。

(四)开始治疗

1.设置治疗参数，确认后点击"继续"。

(1)血液流速：设置范围为 10~390 mL/min，一般为 100~200 mL/min。

(2)血泵前泵：设置范围为 0~4000 mL/h，根据输注的液体情况设置。

(3)抗凝剂设置：设置连续速率、一次性追加输注剂量。

①连续速率：设置范围为 2~20 mL/h，根据患者情况设置。

②一次性追加输注剂量：一次性追加容量设置范围为 2.0~9.9 mL，时间间隔设置范围为每次 1~24 h 或"立刻"。

2.患者准备、血管通路准备同百特 Prismaflex CVVH。

3.连接患者：仪器默认为双连接。

(1)夹闭所有 Y 型管、输入、滤出液与回输管路。

(2)从 Y 型管断开红色输入管连接至患者动脉端管路。

(3)断开滤出液端蓝色回输管路至患者静脉端管路。

(4)从 Y 型管断开黄色滤出液端管路连接至滤出液袋。

(5)打开血液回路上所有夹子，确认所有未使用的液体管路已夹闭(比如 PBP 管路)，仪器上点击"开始"，开始治疗。

(6)逐步上调血流速至目标血流速(一般为 100~200 mL/min)。

4.回输管路进行加热(设置范围为 33℃~43℃，建议设置为 41℃~43℃)。

5.过程中观察机器运转情况，患者生命体征并询问患者的自觉症状等。

6.整理与记录。

(五)治疗中的注意事项

1.密切监测患者情况、仪器运转情况，及时处理报警，参考日机装 Aquarius HP 相应部分。

2.拆卸灌流器：点击"停止"，下调血流速后进行密闭式回血；回血完成后点击"停止"，更换新的灌流器后点击"恢复"继续行 HP 治疗。

(六)结束治疗

1.用物准备：遵医嘱准备封管液、生理盐水、纱布等。

2.点击"停止"、选择"结束治疗"，将红色输入端管路连接至盐水瓶，选择"回输血液"中的"自动回血"，自动回血速度为 70 mL/min，回血量为 365 mL，配套中的血液量为 367 mL。如果自动回血后，需要继续回血，仍可按住"手动回血"直至回血结束。回血完成后点击"继续"，进入"人机分离"。

3. 血液净化导管封管同百特 Prismaflex CVVH。

4. 仪器终末处置：

(1)拆卸管路：①夹闭所有管路后，点击"卸装"，泵管自动卸装；②将管路从液袋上断开；③取下三个压力接头(输入、过滤器、废液压力接头)，取下放电圈及漏血检测器，取下回输压力接头、空气探测器及打开回输管路夹；④从支架上取下整套管路。

(2)垃圾分类处理。

(3)仪器关机：回顾治疗历史数据；关闭主机侧面电源开关，拔除电源。

(4)机器表面消毒湿巾擦拭消毒。整理线路、输液泵，推至指定位置备用。

5. 按要求记录。

第三节　血液吸附集成连续性血液净化治疗

连续血液净化(CRRT)技术通过弥散或对流的原理可以清除血液中过多的水溶性中小分子溶质。血液吸附技术可以清除血液中 CRRT 所不能清除的蛋白结合性和脂溶性物质或大分子溶质。临床上可将上述两种方式串联成为一种新的技术，即血液吸附集成连续血液净化技术(HP+CRRT)，利用两种不同的优势互补的血液净化方式达到对不同溶质清除的目的。

一、构成

HP+CRRT 作为集成血液净化的一种形式，是以血液吸附(HP)技术与连续血液净化(CRRT)技术为基础，将两种血液净化方式相串联，并同时进行；或者在 CRRT 基础上，间断或连续地进行 HP 治疗。

二、特点

可以同时清除多余的水分、中小分子水溶性物质和蛋白结合性、脂溶性大分子物质。

三、开始时间

根据灌流器串联的时间点，可以分为两种情况：

1. 灌流器串联在治疗开始时

即 CRRT 与 HP 治疗同时开始，进行至灌流器饱和时卸除 HP 装置，继续行 CRRT 治疗。

2. 灌流器串联在治疗结束前

即 CRRT 治疗结束前连接灌流器，进行至灌流器饱和时同时卸除 HP+CRRT 装置。

据报道，两种组合式治疗对维持性血液透析患者的血肌酐和尿素氮的清除效果无显著差异，灌流器连接在治疗结束时对患者的甲状旁腺激素、成纤维细胞生长因子 23(FGF-23)、血 β_2-微球蛋白、白细胞介素(IL-1、IL-6)和肿瘤坏死因子(TNF-α)的清除效果更佳，且未增加低血压、凝血等不良事件的发生。两种方式的差异还有待进一步研究，临床可根据实际情况进行选择。

四、连接方式

灌流器与滤器的连接方式有串联法与并联法两种。串联为传统方法，并联法管路安装过程较串联法时间长，对血流速要求较高，故并联法尚未广泛临床应用。灌流器一般采取与滤器串联连接的形式。串联的顺序尚未有统一定论，可分为前联合法和后联合法两种，前联合法即将血液灌流器串联于滤器之前，后联合法即将血液灌流器串联于滤器之后。

目前临床上 HP+CRRT 模式常常选择 HP+CVVHDF(后稀释)形式，当使用枸橼酸抗凝和成品置换液(含钙)进行治疗时，采用前联合法和后联合法的优缺点对比如下：

1. 前联合法(图 13-2)：

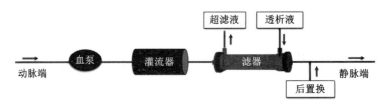

图 13-2　前联合法模式图

(1)优点：单独卸灌时回血量少，对患者容量影响较小；对于置换液加温的仪器(如日机装、费森尤斯)，不会影响血液加温的效果；灌流器的抗凝效果不会受到影响。

(2)缺点：灌流器易饱和；使用生理盐水单独卸灌时，血泵的外力作用会使得灌流器内血小板和有形成分被冲出，吸附在滤器纤维和循环管路中，影响滤器和管路寿命。

2. 后联合法(图 13-3)：

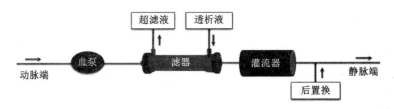

图 13-3　后联合法模式图

(1)优点：单独卸灌时，灌流器内的血小板和有形成分不易堵塞滤器；先通过滤器的部分清除作用，血液内溶质浓度下降，延长了灌流器达到饱和的时间。

(2)缺点：单独卸灌时回血量多，对患者容量影响较大；采取后置换模式或净超滤量大的情况下，灌流器内血液浓缩，可能增加凝血的风险；卸灌时从灌流器内冲刷出的成分易累积至静脉壶滤网或至患者体内；对于置换液加温的仪器(如日机装)，先通过滤器被加温(透析液加温)的血液经过灌流器后被冷却，影响了血液加温的效果；经过含钙透析液的作用，滤器后血液的钙离子浓度增加，灌流器的抗凝效果下降，为了维持体外循环中钙离子水平可能需要增加枸橼酸的用量。

临床上选择串联方式时，应根据仪器加温方式、管路连接接口、卸灌后是否继续 CRRT

治疗、对患者容量影响及抗凝血方式等因素进行综合考虑，如采用带滤网的灌流器则可减少卸载过程中灌流器内物质被冲刷出的风险；采用无钙置换液或其他抗凝方式，则应重新评估灌流器的凝血风险。

五、治疗参数及处方

参考单纯 CRRT 模式下进行设置。

六、不同模式的比较

见表 13-2。

表 13-2　HP+CRRT 与其他血液净化模式的比较

	HP	CRRT	HP+CRRT
原理	吸附	对流/弥散	吸附+对流/弥散
膜器	吸附器	滤器	吸附器+滤器
清除物质种类	水溶性、脂溶性或蛋白结合的大中小分子溶质	水分、水溶性中小分子溶质	水分、水溶性、脂溶性或蛋白结合的大中小分子溶质
清除速度	迅速，易反弹	持续缓慢	迅速降低+持续清除
治疗时间	2~3 h	>24 h	间断+连续
凝血因子丢失	较多	少	较多

七、HP 串联 CRRT 操作

HP 串联 CRRT 操作可参考 CVVH 及单纯 HP 操作流程，主要有下列注意事项：

1. 模式

建议选择 CVVHD/CVVHDF 模式。

2. 连接

灌流器与滤器的连接方式有前联合和后联合两种，日机装 Aquarius、费森尤斯 multiFiltrate 建议将灌流器串联在前，百特 Prismaflex 建议将灌流器串联在后。

3. 预冲

临床上常用的管路、滤器及灌流器预冲方法有灌流器与管路预冲后串联、灌流器与管路串联后预冲 2 种，串联后预冲又分为前联合法与后联合法。

（1）灌流器与管路预冲后串联：即灌流器单独预冲后串联入已预冲完全的 CRRT 管路，此方式亦适用于 CRRT 治疗过程中串联灌流器，操作方法如下：

将静态肝素化后的灌流器取出，用连接管与废液袋连接，用 5% 葡萄糖注射液 500 mL（选用）与预冲生理盐水预冲灌流器，预冲过程中轻拍灌流器，排尽气泡并达到预冲盐水量；将灌流器连接至已排气完全并通过压力/安全夹测试的 CRRT 管路中。连接过程应注意夹闭管路避免气泡进入，同时严格无菌操作，避免污染管路端口。

（2）灌流器与管路串联后预冲（前联合法）：即安装管路时将灌流器专用连接管串联在滤器前，灌流器在"再循环"模式下预冲排气，操作方法如下：

将血液灌流器通过专用连接管安装至滤器及管路上，将血液灌流器动脉端朝下、静脉端朝上固定在支架上。夹闭其他通路，仅开放 CRRT 通路（图 13-4），完成 CRRT 管路预冲与"压力/安全夹检测"；夹闭其他通路，仅开放 HP 通路（图 13-5，箭头所示方向连接排气袋），进入"再循环"程序预冲灌流器；预冲完成后，夹闭不需要的管路夹，仅开放 HP+CRRT 通路（图 13-6）。

（3）灌流器与管路串联后预冲（后联合法）：安装管路时将血液灌流器通过连接管连接至血液滤过器后，直接在"预冲"模式下排气，操作方法如下：

将血液灌流器动脉端朝下、静脉端朝上固定在支架上。松开管路所有夹子，确认连接紧密、正确。启动"预冲"，可重复预冲，直至达要求的预充盐水量且血液灌流器及 CRRT 管路充分排气。

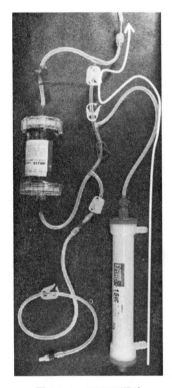
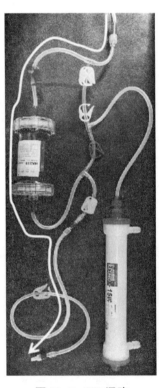
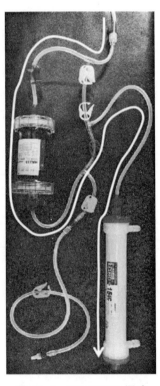

图 13-4　CRRT 通路　　　　　图 13-5　HP 通路　　　　　图 13-6　HP+CRRT 通路

4. 引血

由于 HP+CRRT 时体外循环血量较大（百特 Prismaflex 约 300 mL 日机装 Aquarius 约 350 mL，费森尤斯 multiFiltrate 约 400 mL），大于单独治疗模式，建议双连接，并下调血流速度至 50～100 mL/min，再启动血泵；同时，引血前应充分评估患者循环状态，做好应急预案，过程中严密观察机器运转、患者生命体征等情况。

5. 回血卸罐

拆卸原灌流器前应常规回血，以避免直接更换引起的血液损失，一般根据灌流器血室容积确定回血量，注意避免因回血导致过多液体进入患者体内，由于 HP+CRRT 同时回血时体外循环血量较大，应控制回血速度，过程中密切监测患者生命体征等情况。

（1）日机装 Aquarius：可通过"选项"选择"再循环"，下调血流速，进行密闭式回血后，夹闭血路上的管路夹子，拆卸灌流器。血液回路的动脉管连接至滤器的动脉端，开放血路上的夹子，继续行 CRRT 治疗。

（2）费森尤斯 multiFiltrate：应选择"Treatment 治疗"，选择"Switch balancing off 关闭平衡"，下调血流速，进行密闭式回血后，夹闭血路上的管路夹子，拆卸灌流器。血液回路的动脉管连接至滤器的动脉端，开放血路上的夹子，继续行 CRRT 治疗。

（3）百特 Prismaflex：因灌流器连接在滤器后，应回血至静脉壶后（约 300 mL），拆卸灌流器。可通过"停止"后选择"血液循环"，下调血流速，进行密闭式回血后，夹闭血路上的管路夹子，拆卸灌流器。血液回路的静脉管连接回排气室，开放血路上的夹子，继续行 CRRT 治疗。

6. 若需更换新的灌流器行二次或多次血液吸附时，新的灌流器应按流程单独预冲排气后再连接至滤器。

参考文献

[1] 中国医师协会急诊医师分会.急性有机磷农药中毒诊治临床专家共识[J].中国急救医学杂志，2016，36(12)：1057-1065.

[2] 中国医师协会急诊医师分会.急性中毒诊断与治疗中国专家共识[J].中华急诊医学杂志，2016，25(11)：966-966.

[3] 中国医师协会急诊医师分会.急性百草枯中毒诊治专家共识(2013)[J].中国急救医学，2013，33(6)：484-489.

[4] 中国医师协会急诊医师分会.急性有机磷农药中毒诊治临床专家共识(2016)[J].中国急救医学，2016，36(12)：1057-1065.

[5] 中华医学会感染病学分会肝衰竭与人工肝学组.中华医学会肝病学分会重型肝病与人工肝学组.肝衰竭诊治指南(2012 年版)[J].中华临床感染病杂志，2012，5(6)：321-327.

[6] Yu X F, Shen L D, Zhu Y D, et al. High performance thin-film nanofibrous composite hemodialysis membranes with efficient middle-molecule uremic toxin removal[J]. J Memb Sci, 2017, 523: 173.

[7] 上海市医学会肾脏病专科分会，陆玮，谢芸.血液灌流在维持性血液透析患者中的临床应用上海专家共识[J].上海医学，2021，44(09)：621-627.

[8] 蔡娜娜.新型生物相容性血液净化吸附剂的开发[D].天津大学，2017.

[9] 冉晓，李树生.内毒素吸附治疗脓毒症的研究进展[J].中国血液净化，2019，18(02)：134-136.

[10] Iba T, Fowler L. Is polymyxin B-immobilized fiber column ineffective for septic shock? A discussion on the press release for EUPHRATES trial[J]. J Intensive Care, 2017. 5: 40.

[11] Klein DJ, Foster D, Walker PM, et al. Polymyxin B hemoperfusion in endotoxemic septic shock patients without extreme endotoxemia: a post hoc analysis of the EUPHRATES trial[J]. Intensive Care Med, 2018, 44(12): 2205-2212.

[12] 田兴国，陈志，贺慧为，等.多黏菌素 B 血液灌流对脓毒症和脓毒症休克患者预后影响的荟萃分析[J].中国呼吸与危重监护杂志，2020，19(1)：16-21.

[13] 潘鹏飞，宋云林，李文哲，等.血液吸附技术在脓毒症中的应用进展[J].重庆医学，2019，48(14)：2451-2454.

［14］Fujii T，Ganeko R，Kataoka Y，et al. Polymyxin B-immobilized hemoperfusion and mortality in critically ill adult patients with sepsis/septic shock：a systematic review with meta-analysis and trial sequential analysis ［J］. Intensive Care Med，2018，44(2)：167-178.

［15］Kuriyama A，Katsura M，Urushidani S，et al. Impact of polymyxin B hemoperfusion in the treatment of patients with sepsis and septic shock：a meta-analysis of randomized controlled trials［J］. Ann Transl Med，2018，6(11)：206.

［16］Kogelmann K，Jarczak D，Scheller M，et al. Hemoadsorption by CytoSorb in septic patients：a case series. Crit Care，2017，21(1)：74.

［17］Schädler D，Pausch C，Heise D，et al. The effect of a novel extracorporeal cytokine hemoadsorption device on IL-6 elimination in septic patients：A randomized controlled trial. PLoS One，2017，12(10)：e0187015.

［18］Huang Z，Wang SR，Yang ZL，et al. Effect on extrapulmonary sepsis-induced acute lung injury by hemoperfusion with neutral microporous resin column. Ther Apher Dial，2013，17(4)：454-461.

［19］甄军海，李莉，严静. HA330 中性树脂血液灌流器对脓毒症临床疗效的 meta 分析［J］. 实用休克杂志 (中英文)，2017，1(2)：95-100.

［20］He Z，Lu H，Jian X，et al. The Efficacy of Resin Hemoperfusion Cartridge on Inflammatory Responses during Adult Cardiopulmonary Bypass. Blood Purif，2021，9：1-7.

［21］Jing Yang，Dong Ji，Yue-Qian Zhu，et al. Hemoperfusion with HA380 in acute type A aortic dissection patients undergoing aortic arch operation (HPAO)：a randomized，controlled，double-blind clinical trial ［J］. Trials，2020，21(1)：954.

［22］Doi K，Iwagami M，Yoshida E，et al. Associations of polyethylenimine-coated AN69ST membrane in CRRT with the intensive care outcomes observations from a claims database from Japan［J］. Blood Purif，2017，44(3)：184-192.

［23］王娟，卫淑润，张丽萍，等. OXiris-内毒素吸附技术治疗脓毒症/脓毒性休克患者疗效观察［J］. 临床军医杂志，2020，48(2)：224-225.

［24］余真，冉晓，李树生. 吸附型连续性肾脏替代治疗滤器在脓毒症休克合并急性肾损伤患者中的应用 ［J］. 中国血液净化，2020，19(12)：798-802.

［25］刘大为. 重症血液净化［M］. 北京：人民卫生出版社，2017.

［26］黄秀碧，张亚真，郑淑娟. 血液灌流在尿毒症患者中的应用［J］. 中国卫生标准管理，2017，8(05)：61-63.

第十四章

血浆置换

第一节　概述

一、定义

血浆置换（plasma exchange，PE），也称治疗性血浆置换（therapeutic plasma exchange，TPE），是将血液引出至体外循环，通过膜式或离心式血浆分离方法，从全血中分离并弃除血浆，再补充等量血浆或代血浆制品，非选择性或选择性地清除血液中的致病因子（图14-1）。

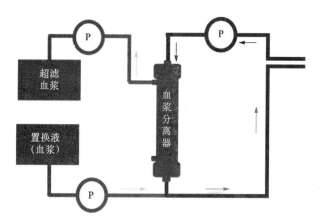

图 14-1　膜式血浆置换模式图

二、特点

1. 优点

（1）治疗的疾病范围广。因分离出来的血浆被全部废弃，所以能清除掉的物质相对分子量范围较广。

（2）具有补充和免疫调节作用。置换液使用新鲜冰冻血浆，可以通过置换液补充患者所缺乏的多种物质，如凝血因子、白蛋白、免疫球蛋白等。

2. 缺点

(1)是需要补充与废弃血浆等量的血液制品，需要考虑血液制品带来的感染或过敏反应的风险。

(2)新鲜血浆中含有大量枸橼酸钠，需要考虑酸碱平衡和电解质的问题。

(3)新鲜冰冻血浆的胶体渗透压低于体内血浆胶体渗透压，治疗后水钠潴留可能导致脑水肿发生。

(4)血资源紧缺时治疗受限。

三、分类

根据技术方法的不同可分为离心式血浆置换和膜式血浆置换。目前膜式血浆置换由于方法简单易行，在临床应用较多。离心式血浆置换由于设备较昂贵，多在血站用于血制品的分离，而较少用于临床。

(一)离心式血浆置换

离心式血浆分离根据血液中各种成分比重的差异，通过离心而分层沉淀。比重轻的血浆集中到内上方，重的成分如红细胞则移向外下方，血小板和白细胞则位于血浆和红细胞层之间。本法清除效果彻底，可用于红细胞增多症、白血病和血栓形成疾病的治疗，但是可导致血小板减少。采用离心分离进行血浆置换时，含有白蛋白的致病物质与滤过的血浆一起被废弃，因此同对流一样，需要补充置换液。

(二)膜式血浆置换

膜式血浆置换是临床常用的血浆分离方法，目前多为中空纤维型分离器。主要根据膜的孔径允许血浆蛋白通过而保留血液中的细胞成分，膜孔径通常为 $0.2 \sim 0.6$ μm，截留分子量约 3 000 kDa。它对致病因子的清除与筛选系数(SC)有关，如滤过膜对水和某些小分子物质的 SC 是 1.0，对白蛋白、IgG、IgM、C3、纤维蛋白原、胆固醇和甘油三酯的 SC 为 $0.8 \sim 0.9$，在血流速 100 mL/min，跨膜压 40 mmHg 时的筛选系数见表 14-1。

表 14-1 膜式血浆置换血浆中常见蛋白的筛选系数

血浆成分	筛选系数
总蛋白	0.90
白蛋白	>0.95
IgG	>0.90
IgA	0.85
IgM	0.80
C3 或 C4	0.85
纤维蛋白原	>0.95
胆固醇	0.80

膜的种类不同，耐受的最高超滤压也不同，如旭化成 OP-08W 的最高使用压力不超过 60 mmHg，费森尤斯 P2 s 的最高使用压力不超过 100 mmHg，但治疗过程中为防止破膜和溶血，建议跨膜压均控制在 50 mmHg 以内。现临床上常见的血浆分离器厂家有日本旭化成、川澄、费森尤斯，使用参数见表 14-2。

表 14-2　常见血浆分离器的使用参数

	OP-08W(旭化成)	PE-08(川澄)	P2 s(费森尤斯)
材质	聚乙烯/乙烯醇	聚乙烯/乙烯醇	聚砜膜
孔径	0.3 μm	0.3 μm	0.2~0.6 μm
面积	0.8 m²	0.8 m²	0.6 m²
厚度	50 μm	50 μm	65 μm
最高超滤压	60 mmHg	60 mmHg	100 mmHg

膜式血浆置换又分为单重滤过血浆置换和双重滤过血浆置换两种，本节重点介绍单重滤过血浆置换技术。

(3)离心式血浆置换与膜式血浆置换的区别(见表 14-3)。

表 14-3　离心式血浆置换与膜式血浆置换的主要区别

	离心式血浆置换	膜式血浆置换
原理	离心分离	对流
设备	离心分离机	RRT 机器
血浆清除速率	约 30 mL/min	约 30 mL/min
血流速	50~70 mL/min	80~150 mL/min
血浆提取率	80%~85%	30%~35%
血管通路	肘正中静脉留置针	中心静脉置管
抗凝	常为枸橼酸	常为肝素或枸橼酸
血细胞丢失	丢失	不丢失
血液高黏滞度	可实行	实行困难

四、影响因素

影响膜式血浆置换血浆分离速度的因素包括：

1. 膜面积

面积越大，分离血浆的速度越快。

2. 膜特性

指膜的孔径大小、孔径均等度、膜的壁厚等理化性质。

3. 跨膜压

跨膜压力(TMP)升高时在一定范围内分离速度呈直线增快；超过一定限度，由于细胞成分阻塞膜孔，分离速度不仅不再增加，反而急剧下降。另一个弊端是压力过大会导致溶血。

4. 血流量

血流量越大，分离速度越快，血流速度过快也会引起溶血或破膜。

5. 血液黏滞度

血液黏滞度升高，则血浆分离速度需减慢。

6. 血细胞比容

数值越大则血浆比例越少，血浆分离速度需减慢。

五、适应证及禁忌证

PE 主要是通过快速清除特殊的致病物质，包括各种抗体、免疫复合物、各种毒素等而起到治疗作用。因而，其适应证可以概括为免疫和代谢两大类疾病，当然不仅局限于这两类疾病。理论上需行血浆置换清除的致病因子应符合下列条件之一：

1. 被清除的物质分子量较大，如抗体或脂蛋白等，常见大分子致病因子见表 14-4；或致病溶质的分子量虽然小，但具有较高的蛋白结合率，使用血液透析或血液滤过等血液净化技术无效。

2. 有较长的半衰期，生成速度较慢，治疗后较长时间内其血清浓度可保持较低水平。

3. 致病性很强，对机体有严重损伤，常规治疗起效慢或效果较差。

表 14-4　常见大分子致病因子分子量

疾病	致病因子	相对分子量（Da）
系统性红斑狼疮	抗 DNA 抗体、免疫复合物（IC）	150 000
血友病（Ⅷ因子治疗无效）	抗Ⅷ因子抗体	200 000 ~ 2 000 000
类风湿关节炎	类风湿因子、IC	150 000
巨球蛋白血症	IgM	950 000
冷球蛋白血症	冷球蛋白	150 000
高黏滞综合征	免疫球蛋白	970 000
家族性高胆固醇血症	LDL	2 200 000 ~ 3 500 000
高脂血症性胰腺炎	含甘油三酯的脂蛋白	>2 000 000
雷诺病	巨球蛋白	300 000
血小板减少性紫癜	免疫复合物	150 000
自身免疫性溶血性贫血	抗红细胞抗体	150 000
Rh 血型不合	抗 Rh 抗体	150 000
支气管哮喘	IgE	190 000
重症肌无力	抗 AChR 抗体	150 000
多发性骨髓瘤	IgG、IgA、IgD	150 000
肺出血-肾炎综合征	抗肾小球基底膜抗体	150 000
甲亢危象	游离 T4	77 000

(一) 适应证

1. 肾脏疾病

ANCA 相关的急进性肾小球肾炎(包括显微镜下多血管炎、肉芽肿性血管炎)、抗肾小球基底膜肾病(Good-Pasture 综合征)、肾移植术后复发局灶节段性肾小球硬化症、骨髓瘤性肾病、新月体性 IgA 肾病、新月体性紫癜性肾炎、重症狼疮性肾炎等。

2. 免疫性神经系统疾病

急性炎症性脱髓鞘性多发性神经病、慢性炎症性脱髓鞘性多发性神经病、重症肌无力、Lambert-Eaton 肌无力综合征、抗 N-甲基-D-天冬氨酸受体脑炎、多发性硬化、视神经脊髓炎谱系疾病、神经系统副肿瘤综合征、激素抵抗的急性播散性脑脊髓炎、桥本脑病、儿童链球菌感染相关性自身免疫性神经精神障碍、植烷酸贮积病、电压门控钾通道复合物相关抗体自身免疫性脑炎、复杂性区域疼痛综合征、僵人综合征等。

3. 风湿免疫性疾病

重症系统性红斑狼疮、乙型肝炎病毒相关性结节性多动脉炎、嗜酸性粒细胞肉芽肿性血管炎、重症过敏性紫癜、抗磷脂抗体综合征、白塞病等。

4. 消化系统疾病

急性肝衰竭、重症肝炎、肝性脑病、胆汁淤积性肝病、高胆红素血症等。

5. 血液系统疾病

血栓性微血管病、冷球蛋白血症、高黏度单克隆丙球蛋白病、多发性骨髓瘤(伴高黏血症)、自身免疫性溶血性贫血、新生儿溶血性疾病、输血后紫癜、肝素诱导性血小板减少症、难治性免疫性血小板减少症、血友病、纯红细胞再生障碍性贫血、噬血细胞综合征、巨噬细胞活化综合征等。

6. 器官移植

器官移植前去除抗体(ABO 血型不相容移植、免疫高致敏受者移植等)、器官移植后排斥反应等。

7. 自身免疫性皮肤疾病

大疱性皮肤病、天疱疮、中毒性表皮坏死松解症、硬皮病、特异性皮炎、特异性湿疹等。

8. 代谢性疾病

家族性高胆固醇血症和高脂蛋白血症等。

9. 药物/毒物中毒

药物中毒(与蛋白结合率高的抗抑郁药物、洋地黄药物中毒等)、毒蕈中毒、动物毒液(蛇毒、蜘蛛毒、蝎子毒等)中毒等。

10. 其他疾病

威尔逊病(肝豆状核变性)、干性年龄相关性黄斑变性(AMD)、特发性与扩张型心肌病(IDCM)、突发性感音神经性聋、新生儿狼疮性心脏病、甲状腺危象、脓毒血症致多脏器功能衰竭等。

(二) 禁忌证

无绝对禁忌证,相对禁忌证包括:

1. 对血浆、人血白蛋白、肝素、血浆分离器、管路等有严重过敏史。

2. 药物难以纠正的全身循环衰竭。

3. 非稳定期的心肌梗死、脑梗死。

4. 颅内出血或重度脑水肿伴有脑疝。

六、置换液的选择

根据病情不同选择置换液的种类，如自身免疫性疾病只需要清除致病物质，不宜补充凝血因子的患者，使用人血白蛋白就足够了。但是如果是需要补充凝血因子的肝衰竭，或者是需要补充血管性血友病因子裂解蛋白的血栓性微血管病，就需要补充新鲜冰冻血浆。为防止补体和免疫球蛋白的丢失，也可补充免疫球蛋白。

置换液补充原则为等量置换及等速补充，避免对血容量影响，维持胶体渗透压相对稳定，维持水电解质平衡。目前常用的置换液包括晶体液、人工胶体、新鲜冰冻血浆、人血白蛋白。若患者循环相对稳定、没有严重凝血功能障碍，可以先输入人工胶体或晶体，后输入新鲜冰冻血浆或白蛋白。

1. 晶体液

包括生理盐水、5%葡萄糖生理盐水、林格液、平衡盐液。晶体液易于获取，过敏反应少，扩张血容量效果差，仅用于补充血浆中各种电解质的丢失，无法补充凝血因子和免疫球蛋白。晶体液的补充一般为丢失血浆的 $1/3 \sim 1/2$，约为 $500 \sim 1000 \text{ mL}$。若患者存在循环不稳定或明显凝血功能障碍，应避免使用晶体置换液。

2. 人工胶体

价格相对便宜，具有扩容效果，无传播疾病的风险。人工胶体不含凝血因子及免疫球蛋白，大量使用导致出血倾向，且在体内的半衰期只有数小时，只能暂时维持胶体渗透压，故总量不能超过总置换量的 20%。

3. 新鲜冰冻血浆

优先选择新鲜冰冻血浆作为置换液，因新鲜血浆中含有大部分的凝血因子、补体、白蛋白、免疫球蛋白及其他生物活性成分，是最符合生理的置换液，适用于凝血因子、免疫球蛋白或补体缺乏的患者。其缺点是可能导致变态反应、枸橼酸过量、病毒感染等。

4. 人血白蛋白溶液

常用浓度为 4%~5%。白蛋白溶液的优点是不易导致病毒感染和变态反应。缺点是白蛋白中钾、钙、镁浓度均较低，易引起低钾和/或低钙血症，同时不含凝血因子及免疫球蛋白，大量使用导致出血倾向。临床应用易忽视胶体渗透压的平衡问题，即补充液体蛋白浓度是否与丢弃血浆的蛋白浓度相当。如对于存在严重低蛋白血症的患者，血清白蛋白浓度可小于 20 g/L，采用5%白蛋白液体（50 g/L）作置换液，则可能导致 PE 后患者血浆白蛋白浓度快速上升及血容量增加，如患者存在心功能不全，可诱发或加剧心功能不全发作。故有相关研究建议，当采用白蛋白置换液时，应根据患者血清白蛋白及球蛋白浓度来配制白蛋白置换液，可以"配制置换液白蛋白浓度=患者血清白蛋白浓度+球蛋白浓度/2"作为参考。

5. 混合置换液

即部分白蛋白加上部分血浆，先采用白蛋白置换液后使用血浆置换液，混合比例视临床血浆供应量及凝血因子缺乏程度而定。

七、治疗剂量及频率

一般来说，PE 清除物质遵循一级动力学模型，治疗前后靶物质下降率（%）$R = 100 \times (1 - e^{-\frac{KT}{Vd}})$，其中 K 为清除率，T 为治疗时间，Vd 为靶物质分布容积。对于 PE 而言，KT 即为血浆置换量，即治疗剂量。因此 PE 的置换剂量 Ve 取决于想要达到的 R，及靶物质的分布容积 Vd、患者血浆容量 Vp。如果将 Vd 及 Ve 分别以患者 Vp 的倍数来表示，即分别为 mVp 及 nVp，则 $R = 100 \times (1 - e^{-\frac{n}{m}})$。不同靶物质具有不同几何、分布及代谢特性，这些特性决定了 PE 治疗方案的确定，包括置换剂量及治疗频次。

自身免疫性疾病 PE 所要清除的靶物质多为免疫球蛋白 IgG，多发性骨髓瘤为轻链，华氏巨球蛋白血症为 IgM，高脂血症为低密度脂蛋白 LDL，而蛋白结合毒素则为白蛋白。对于轻链而言，分布容积约为血浆容量的 5 倍，置换剂量即使达到 2 倍血浆容量，下降率也仅达 30% 左右。对于 IgM/LDL 而言，分布容积相对较小，半衰期短，反弹快，一般建议置换剂量 1 倍血浆容量，每日 1 次。而对于 IgG，分布容积中等，半衰期相对较长，建议置换剂量 1.0～1.5 倍血浆容量，隔日 1 次为宜。治疗频率除了与所清除致病因子的分子量、半衰期、体内分布及血浆中的浓度有关，还取决于原发病、病情的严重程度及治疗效果，故临床上应根据患者个体化制定治疗方案。

八、治疗参数和处方

1. 血流速度

80～150 mL/min。血浆分离器空心纤维机械强度远小于常规滤器，其所能承受压力亦远低于后者，为避免出现破膜或溶血，血流量不能过高，以避免分离器前压力过高。

2. 治疗剂量

依据疾病种类而定，一般普通单次单重置换剂量以患者血浆容量的 1～1.5 倍为宜，不建议超过 2 倍。

患者的血浆容量可以根据患者的性别、血细胞比容和体重按照下述 2 种公式进行计算和估计：

（1）血浆容量 =（1-血细胞比容）×[b+（c×体重）]

其中：血浆容量的单位为 mL，体重的单位为 kg。b 值在男性为 1530，女性为 864。c 值男性为 41，女性为 47.2。

（2）血浆容量 = 0.065×体重×（1-血细胞比容）

体重的单位为 kg。

3. 分浆速度

血浆分离速度因患者的血细胞比容不同而不同，血浆分离泵速度建议为血流速的 20%～25%，不超过 30%，可根据跨膜压进行调整，2016 年非生物型人工肝指南建议治疗时控制跨膜压范围不超过 50 mmHg。

4. 治疗时间

单次治疗时间取决于分浆速度和达成治疗剂量，一般为 2～3 h。

九、并发症及处理

1.过敏和变态反应

包括对体外循环材料特别是血浆分离器的过敏及对输入的外源性血浆过敏，后者更为常见。判断过敏是前者还是后者，主要根据发生时间，发生在体外循环开始而血浆未输入时，或血浆输入暂停时症状无缓解，即判断为对体外循环材料如血浆分离器过敏，反之则判断为对输入血浆过敏。过敏常见临床表现为皮肤潮红，风疹团，低血压，腹痛及胃肠不适。出现上述症状时减慢或停止血泵，停止输入可疑血浆，予以糖皮质激素、抗组胺类药物治疗，出现过敏性休克的按休克处理。

2.溶血或破膜

正常血液净化治疗过程中，红细胞在膜内，当红细胞出现在膜外时，滤出液呈现淡红色，仪器可能出现漏血报警，高度怀疑发生溶血或破膜。

溶血与多因素相关，常见疾病因素如患者患有系统性红斑狼疮、硬皮病、血栓性血小板减少性紫癜等自身免疫性疾病等溶血性疾病；药物因素如使用了阿司匹林、青霉素、头孢菌素、磺酰胺、硝基呋喃妥因、非那西丁等可能造成溶血的药物，其次，治疗过程中血浆血型不符、使用低渗置换液、血流速度与血浆分离速度不匹配导致跨膜压过高等均可导致溶血。应及时查明原因，予以纠正，特别注意所输注血浆的血型，停止输注可疑血浆；同时应严密监测血钾，避免发生高血钾；避免使用低渗置换液；合理设置血浆分离参数等。

破膜往往是因为血浆分离器的制作工艺原因而受到血流量及跨膜压的限制，如置换时血流量过大或血浆分离速度过大等引起的压力过高，则会导致破膜。故应合理设置参数，注意预冲分离器时不要用血管钳敲打，防止破膜。

当治疗过程中抗凝不充分，以及 TMP 过大或波动，血液黏滞度过高时，均可能出现溶血或破膜，需加以鉴别，见表 14-5。此外，溶血通过降低血流量、血浆分离速度及充分抗凝后可消失，而破膜则上述处理无效，只能更换血浆分离器。在一些少见情况下，如患者血红蛋白过高，血液黏滞度高的患者，即使充分抗凝，低流量情况下行膜式血浆置换仍易出现溶血现象，此时需采用离心式血浆置换来完成治疗。

表 14-5　溶血与破膜的鉴别

	溶血	破膜
主要原因	疾病或药物因素； 过热/低渗性透析液； 参数设置不合理或凝管导致跨膜压高； 机械/剪切应力(管路打折)	材料问题； 参数设置不合理或凝管导致跨膜压高
肉眼观察	滤器、废液颜色加深(酒红色)	滤器、废液颜色加深(淡红色)
检验	血钾、血红蛋白，破碎红细胞、肝肾功能指标(乳酸脱氢酶、胆红素)或溶血性贫血全套	血红蛋白

续表14-5

	溶血	破膜
处理	病理性溶血:对症治疗; 机械性溶血:停止 CRRT 并弃血弃管路,解除压力,输入血浆稀释溶血,适当使用利尿药,必要时血浆置换。稳定后可继续 CRRT 治疗	观察血色素变化,更换滤器

3.血源性传染疾病感染

主要与输入污染的血浆、免疫球蛋白丢失有关。

4.低钙血症或代谢性碱中毒

由于新鲜冰冻血浆中含有枸橼酸及治疗过程中钙的丢失,可导致低钙血症,治疗时静脉输注10%葡萄糖酸钙以防治低钙血症的发生(一般建议 $0.5 \sim 1$ g/1000 mL 血浆),及时监测血钙及碳酸氢根,注意碳酸氢根的用量。

5.脑水肿

由于新鲜冰冻血浆的胶体渗透压(20 mmHg)低于体内血浆胶体渗透压($25 \sim 30$ mmHg),血浆置换治疗后水钠潴留可导致脑水肿发生。发生脑水肿患者给予提高血浆胶体渗透压等对症处置。

6.药物的清除

具有高蛋白结合率和低分布容积的药物容易被置换清除,因此使用某些药物如泼尼松、环磷酰胺及万古霉素等的患者,需要监测血药浓度,并相应调整药物剂量。

十、临床应用

血液净化技术已广泛应用于脓毒血症的治疗中,除了血液灌流,PE 能非选择性地去除多种毒素及致病物质,补充补体、凝血因子等有利物质,从而调节机体的免疫平衡及血流动力学状态。Rolf 等将 106 例脓毒血症患者随机分为一般治疗组和 PE 治疗组,两组的 28 d 全因病死率分别为 53.8% 和 33.3%(P<0.05),尽管采用多元回归分析方法两组病死率差异无统计学意义,但 PE 作为脓毒血症的辅助治疗手段得到了广泛关注。Bernd 等的回顾性分析指出 PE 联合常规治疗能显著提高弥散性血管内凝血(DIC)合并 MODS 患者的存活率。David 等的一项双中心随机对照试验显示,脓毒性休克患者行 PE 治疗可以快速改善患者的血流动力学。

国内多将 PE 运用于肝衰竭合并 MODS 的患者,然而 MODS 的原发病多种多样,近年来也缺乏多中心的前瞻性随机对照试验,使得 PE 在脓毒血症和 MODS 中的应用还存在差异,也并没有被指南常规推荐,但作为最彻底的血液净化技术,PE 在该领域的治疗作用值得进一步研究。

第二节 血浆置换操作流程

一、日机装 Aquarius TPE 操作流程

(一)准备

操作者准备、环境准备、患者准备同日机装 Aquarius CVVH。

用物准备:日机装 Aquarius 仪器、血浆分离器、Aqualine 管路、根据患者情况准备血浆及代血浆制品等。

(二)安装管路与预冲

1.仪器开机自检,选择 TPE 模式、成人管路。

2.查看血浆分离器、管路外包装是否完好;查看型号、有效期。

3.安装管路与血浆分离器

(1)安装管路:参考日机装 Aquarius CVVH。

(2)安装血浆分离器:血液回路的动脉管连接至血浆分离器动脉端,血浆分离器静脉端连接至血液回路的静脉管;将滤出液泵管连接至血浆分离器上方侧端接口,前置换管路连接至滤器前侧支管路。将血浆分离器动脉端朝上、静脉端朝下垂直固定于支架上。

(3)安装液体及液体袋:动脉端管路(红色)连接红色排气袋悬挂于仪器右侧挂钩上,静脉端管路(蓝色)连接液体悬挂于静脉杆上,置换端管路(绿色)连接 1000 mL 生理盐水悬挂于置换液秤(右边),滤出端管路(黄色)连接滤出液袋悬挂于滤出液秤(左边)。

(4)抗凝:安装肝素注射器并预冲管路;其他抗凝方式或无抗凝时选择"无抗凝",并夹闭红色延长管。

(5)连接其他液体:钙剂连接至患者血液净化导管静脉端或患者其他静脉输液通路,合理设置泵速。生理盐水 500 mL 输液器排气后连接至动脉端侧支以备紧急回血或下机使用。

4.密闭式预冲:同日机装 Aquarius CVVH。

5.漏血检测器处放置假壶(如 20 mL 的 50%葡萄糖注射液),妥善固定预防漏血报警;夹闭前置换管路。

6.压力/安全夹检测:同日机装 Aquarius CVVH。

7.在上机前应给予不少于 500 mL 的生理盐水排尽管路中的肝素盐水;将血浆或代血浆制品连接至置换端管路,悬挂在置换液秤上,建议一次最多挂三袋血浆,避免出现过敏反应。

(三)开始治疗

1.参数设置

(1)治疗时间(h):目标治疗时间,即总置换量/置换速率。

(2)血浆流速(mL/h):一般设置为 1200~1800 mL(根据血浆分离器的说明书进行设置,一般设置为血流速的 20%~25%,不超过 30%)。

（3）液体袋子数量：设定秤上的滤出液和置换液的袋数，两个称上的数目必须一致，可设置范围为：1~4 袋。

（4）液袋质量（g）：建议设置 100 g。

（5）肝素率（mL/h）：每小时追加肝素量。可设置范围为：0.5~15 mL/h。

（6）肝素追加量（mL）：单次追加肝素剂量。每按一次主旋钮，就会推注已选择的肝素剂量。

（7）温度（℃）：可设置范围为 0 和 35℃~39℃，一般设置为 37℃。

2. 患者准备、血液净化导管准备同日机装 Aquarius CVVH。

3. 连接患者：

（1）根据患者情况选择单连接或者双连接。

（2）先全血循环 5~10 min，观察 2~5 min，上调血流速至 80~150 mL/min；观察患者生命体征正常后再进入血浆分离程序。

（3）血浆流速从 600 mL/h 开始；同步启动钙泵；密切观察患者血压及自觉感受，逐步将血浆流速上调至目标（1200~1800 mL/h）。

4. 过程中观察机器运转情况，患者生命体征并询问患者的自觉症状等。

5. 整理与记录。

（四）治疗模式中的监测与处理

1. 患者病情监测

（1）治疗中密切观察生命体征变化，其中血压监测尤为重要，根据患者情况可额外补充胶体溶液，必要时适量使用血管活性药物。

（2）观察有无出现过敏现象，如皮肤潮红，风疹团等。可减慢或停止血泵，怀疑血浆过敏时停止输入可疑血浆，予以糖皮质激素、抗组胺类药物治疗，出现过敏性休克的按休克处理。

（3）观察有无出现低钙，如抽搐、肢体麻木等。及时监测血钙，根据结果调整补钙速度。

2. 仪器运转情况监测

（1）密切监测机器屏幕上显示的参数；不同产品型号的血浆分离器对跨膜压（TMP）的要求不同，需严密监测 TMP 变化。

（2）密切观察是否出现管路凝管、溶血或者破膜等现象，当管路有 I 度凝管倾向或静脉压、TMP 异常升高、溶血或者破膜时，及时报告医生处理。

（3）及时更换血浆或代血浆制品，避免置换液管路进空气；更换时严格无菌。

（五）结束治疗

当达到血浆置换量时下机，需在治疗模式下用生理盐水将置换液管路中血浆或代血浆制品全部回输至患者体内：

1. 暂停平衡，将置换端管路连接至 500 mL 盐水瓶，将盐水瓶悬挂在置换液秤上，启动平衡。

2. 当置换液管路中血浆或代血浆制品全部输注至患者体内后，暂停平衡，进入下机程序。

3. 下机流程同日机装 Aquarius CVVH。

二、费森尤斯 multiFiltrate TPE 操作流程

(一) 准备

操作者准备、环境准备、患者准备同费森尤斯 multiFiltrate CVVH。

用物准备：费森尤斯 multiFiltrate 仪器、血浆分离器、AVF 套管、血浆管路(S 管)1 根、根据患者情况准备血浆及代血浆制品等。

(二) 安装管路与预冲

1. 仪器开机自检。

2. 模式选择：

(1) 选择抗凝方式：关闭 Ci-Ca 枸橼酸抗凝(Off)。

(2) 选择新的治疗模式(select new treatment)。

(3) 选择治疗模式：MPS。

3. 安装血浆分离器与管路：

(1) 查看血浆分离器及管路外包装是否完好；检查型号及有效期。

(2) 动静脉管路、滤出液管路系统安装：安装操作同费森尤斯 multiFiltrate CVVH。

(3) 安装血浆管路：将生理盐水袋放置在天平Ⅱ上；打开置换液泵门、加温室门；将血浆管路卡入置换泵凹槽内，按住[START/RESET]键，将泵管带入凹槽内，关上泵门；将加温囊由下至上放入加温器中后，连接管路至静脉壶；将血浆管路连接至天平Ⅱ上的生理盐水袋。

(4) 必要时安装肝素抗凝注射器。

(5) 连接预冲液：将动脉端管路通过三通与白色适配针头连接至预冲肝素盐水。

(6) 连接其他液体：钙剂连接至患者血液净化导管静脉端或患者其他静脉输液通路，设置泵速。生理盐水 500 mL 输液器排气后连接至动脉端侧支管路以备紧急回血或下机使用。

4. 预冲：同费森尤斯 multiFiltrate CVVH。

5. 填充血浆：超滤预冲完成后，仪器处于再循环/等待患者状态。与 CRRT 不同的是，连接患者前需对血浆管路进行血浆填充。按下[STOP]键停止，将天平Ⅱ上的生理盐水替换为血浆制品，输入血流速(设置范围为 10~100 mL/min，默认 100 mL/min)、替换容量的净容量后，选择"Start filling plasma? [OK] to confirm!"并按下[OK]键，开始填充血浆。

6. 在上机前应给予不少于 500 mL 生理盐水排尽管路中肝素盐水。

(三) 开始治疗

1. 患者准备、血管通路准备同费森尤斯 multiFiltrate CVVH。

2. 连接患者：先全血自循环 5~10 min，全血速度宜慢，观察 2~5 min，上调血流速至 80~150 mL/min；观察正常后再进入血浆分离程序，血浆流速从 10 mL/min 开始，逐渐将血浆流速上调至目标(20~30 mL/min)，参数设置范围与建议详见表 14-6；同步启动钙泵。

表 14-6 费森尤斯 MPS 参数设置范围与建议

MPS	设置范围	分辨率	单位	建议
血流速度	10~300	10	mL/min	一般设置为 80~150 mL/min
血浆速度	off/10~50	10	mL/min	根据患者，建议<30 mL/min
持续抗凝速度	off/0.1~25	0.1	mL/h	根据患者
温度	off/35~37	0.5	℃	一般设置为 37℃

3. 过程中观察机器运转情况，患者生命体征，询问患者的自觉症状。

4. 整理与记录。

(四) 治疗中的注意事项

1. 更换血浆袋：参考费森尤斯 multiFiltrate CVVH 的换袋操作，不同的是必须输入替换溶液新的净容量，应避免置换液管路进空气；更换时严格无菌。

2. 密切监测患者情况、仪器运转情况，及时完成文书书写，具体内容参考日机装 Aquarius TPE。

(五) 结束治疗

当达到血浆置换量时下机，需在治疗模式下用生理盐水将置换液管路中血浆或代血浆制品全部回输至患者体内：

1. 进入换袋程序，夹闭血浆管路与血浆袋之间的通路，将 500 mL 盐水瓶放置在天平 I 上，连接至血浆管路并开放。

2. 选择"Plasma return(血浆回输)"并按下[OK]键，继续选择"Start plasma return? [OK] to confirm!"，按[OK]键。

3. 仪器提示将约 300 mL(默认)的剩余血浆进行回输，按下[START/RESET]键确认。开始回输剩余血浆。

4. 屏幕右上角可显示剩余量，回输完成后，停止血泵，进入下机程序，同费森尤斯 multiFiltrate CVVH。

三、百特 Prismaflex TPE 操作流程

(一) 准备

操作者准备、环境准备、患者准备同百特 CVVH。

用物准备：Prismaflex 仪器(版本型号：8.1)、百特 TPE 2000、根据患者情况准备血浆及代血浆制品等。

(二) 安装管路与预充

1. 仪器开机自检。

2. 输入患者信息并选择模式：

（1）输入并确认患者信息：选择"新患者"，输入患者编号、体重、红细胞压积，点击"继续"，再点击"确认"。

（2）选择治疗模式：选择"TPE"，抗凝血方式选择"系统（例如肝素），通过 Prismaflex 注射器泵输注"，并"确认"。

3. 安装血浆分离器与管路：参考百特 Prismaflex CVVH。

（1）安装配套。

（2）准备和连接溶液：①将 Y 型管连接到预充液袋上，将预充液袋悬挂在机器左侧的预充钩上；②完全打开白色的血泵前泵（PBP）秤，将血泵前泵管路连接到 PBP 液袋，关闭秤；白色秤上的液体用于突发状况下的补液，如果患者外周有补液通路，可将白色管路上的夹子夹闭，不连接液体；③以同样的方式，将紫色的置换液管路连接到盐水袋，悬挂液袋并关闭秤；④将蓝色的回输液管路连接到废液袋，点击"继续"。

（3）安装注射器。

（4）连接其他液体：钙剂连接至患者血液净化导管静脉端或患者其他静脉输液通路，合理设置泵速。生理盐水 500 mL 输液器排气后通过三通连接至血液净化导管动脉端，以备紧急回血或下机使用。

4. 预充+测试：同百特 Prismaflex CVVH。

5. 在上机前应给予不少于 500 mL 的生理盐水排尽管路中的肝素盐水；将新鲜血浆或代血浆制品连接至置换端管路，悬挂在置换液秤上，建议一次最多挂三袋血浆。

（三）开始治疗

1. 设置治疗参数

（1）输入 TPE 处方：①治疗前的红细胞压积；②置换总量：整个治疗过程中输注的置换液总量，即血浆或代血浆制品总量。③置换液容器容量：悬挂在秤上的液体袋/容器内的置换液的总量，比如 200 mL 的血浆建议设置 190 mL。

（2）输入流速设定：

①血液流速：设置范围为 10~390 mL/min，一般为 80~150 mL/min；②血泵前泵：设置范围为 0~4000 mL/h，根据需输注的液体情况设置；③置换液：设置范围为 0~6000 mL/h，建议上机时设置为 0，上机后根据患者情况逐步上调，一般设置为 1200~1800 mL/h（根据血浆分离器的说明书进行设置，一般设置为血流速的 20%~25%，不超过 30%）。④血浆丢失速率：设置为 0。

（3）抗凝剂设置：点击"连续速率"，根据患者情况设置追加肝素剂量。

（4）再次核对医嘱，检查处方参数，确认后点击"继续"。

2. 患者准备、血液净化导管准备同百特 Prismaflex CVVH。

3. 连接患者：

（1）夹闭 Y 型管和废液、输入与回输管路；从 Y 型管断开红色输入管路连接至患者动脉端管路；从废液袋断开蓝色回输管路连接至患者静脉端管路；从 Y 型管断开黄色废液管路连接至废液袋接口。打开所有管路夹子，仪器上点击"继续"，开始治疗。

（2）先全血自循环 5~10 min，全血速度宜慢，观察 2~5 min，上调血流速至 80~150 mL/min；观察正常后再进入血浆分离程序，置换液流速从 600 mL/h 开始，逐渐上调至目标(1200~1800 mL/h)，同步启动钙泵。

4.过程中观察机器运转情况，患者生命体征，询问患者的自觉症状。

5.整理与记录。

（四）治疗中的注意事项

密切监测患者情况、仪器运转情况，及时完成文书书写，具体内容同日机装 Aquarius TPE。

（五）结束治疗

同百特 Prismaflex CVVH。

第三节　双重滤过血浆置换

一、定义

双重滤过血浆置换(double filtration plasmapheresis, DFPP)，也称为选择性血浆置换，由血浆分离器(一级膜)分离出血细胞和血浆，再将分离出来的血浆引入孔径更小的血浆成分分离器(二级膜)，选择性分离并去除血浆中的致病性大分子物质，将小分子物质与白蛋白随血细胞回输入体内(图14-2)。

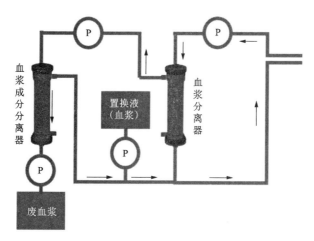

图 14-2　双重滤过血浆置换模式图

二、特点

1.优点

(1)DFPP 分离出来的多数白蛋白可以重新回到体内，无需或者只需少量置换液即可，极大地节约了血资源，血源性感染和过敏的风险大为减少。

(2)对血流动力学影响相对较小。

（3）与单重血浆置换相比，DFPP 利用不同孔径的血浆成分分离器能够选择性和特异性清除不同分子量的致病血浆蛋白。

（4）与血浆吸附相比，DFPP 无饱和性，可以一次性大剂量治疗。

2. 缺点

DFPP 二级膜的筛分性能不够灵敏，部分有用物质如白蛋白、其他一些大分子量的免疫球蛋白、纤维蛋白原及非致病性免疫球蛋白等有用蛋白也有可能同时被清除，导致凝血因子或正常免疫球蛋白下降，而分子量相对较小的 IgG 等被再次回输。

三、构成

DFPP 是由单膜血浆置换（PE）发展而来，从集成的角度来看，它是将两种类似的基本血液净化技术——血浆分离技术和血浆成分分离技术有机地叠加在一起而形成的。

血浆分离技术采用的是普通的血浆分离器（一级膜），首先将血浆与血细胞进行分离。血浆成分分离技术采用的是血浆成分分离器（二级膜），将血浆中分子量相对较大的物质与分子量相对较小的蛋白进行二次分离。

1. 血浆分离器

目前市面上销售的血浆分离器都是使用膜孔径为 0.2~0.6 μm，截留分子量 3 000 kDa 的中空纤维束膜。使用时要注意跨膜压过高引起溶血或破膜。

2. 血浆成分分离器

血浆成分分离器（二级膜）是对血浆分离器（一级膜）分离出来的血浆进行再次滤过，将血浆中的大分子蛋白和小分子蛋白进行分离的一种膜式分离器。此时，需要根据致病物质的分子量大小，来选择作为二级膜的血浆成分分离器。如何清除致病物质的同时回输体内白蛋白同样重要。如果所要清除的物质分子量大于白蛋白，那么可以很好地被清除，如果所要清除的物质分子量接近白蛋白，那么就需要牺牲白蛋白进行治疗，然后补充白蛋白制剂。

血浆成分分离器的膜的平均孔径介于血液滤过器和血浆分离器之间，目前市面上销售的血浆成分分离器孔径一般为 0.01~0.03 μm，截留分子量约为 100 k~500 kDa。根据所清除的致病物质分子量不同，又可分为膜孔径不同的血浆成分分离器，供不同疾病选用。以日本旭化成公司的产品为例，合成材质为乙烯-乙烯醇聚合物，膜面积 2.0 m^2，预充容量约 150 mL，最高超滤压为 500 mmHg（治疗时为避免破膜和溶血，建议跨膜压控制在 250 mmHg 以内），其血浆成分分离器按照膜的孔径从小到大分为 EC-20W、EC-30W、EC-40W 和 EC-50W 四个不同的类型，其膜孔径与筛系数见表 14-7。各类疾病中 IgG 类致病抗体或者免疫复合物较为常见，通常选择 EC-20W 或者 EC-30W，截留分子量在 100 kDa 以上，可分离分子量 160 kDa 左右的 IgG 等致病物质，将分子量在 70 kDa 左右的白蛋白回收入血，但同时会导致大量大分子蛋白的丢失，如 IgM、IgA 和凝血因子Ⅷ等大分子凝血物质。如果致病物质为分子量 950 kDa 的 IgM 或者超过 1 000 kDa 的血脂等大分子物质，则选择 EC-40W 或者 EC-50W，其截留分子量可达 500 kDa 以上。

表 14-7 不同血浆成分分离器的膜孔径与筛系数

膜型号	EC-20W	EC-30W	EC-40W	EC-50W	OP-08W
孔径(μm)	0.01	0.02	0.03	0.03*	0.3
总蛋白	0.22	0.35	0.61	0.77	1.0
白蛋白	0.32	0.51	0.72	0.87	1.0
IgG	0.13	0.33	0.56	0.79	1.0
IgM	0.01	0.022	0.023	0.065	1.0
总胆固醇	0.075	0.15	0.38	0.43	1.0

注：* EC-50W 的最大孔径的比例高于 EC-40W。

四、适应证及禁忌证

(一)适应证

DFPP 适用于治疗存在大分子致病物质的神经系统疾病、风湿免疫性疾病、血液系统疾病及全身系统性疾病，如重症肌无力、吉兰巴雷综合征、系统性红斑狼疮、类风湿关节炎、全身炎症反应综合征、多器官功能障碍综合征、急性呼吸窘迫综合征、高脂血症、重症急性胰腺炎、脓毒症等多种疾病，还可治疗与蛋白结合的药物或毒物中毒。不同型号血浆成分分离器适应证及清除的致病物质，见表 14-8。

表 14-8 不同型号血浆成分分离器的适应证及清除物质

型号	适应证	清除的致病物质
EC-20W 或 EC-30W	吉兰巴雷综合征、多发性硬化、慢性脱髓鞘多发性神经病	脱髓鞘因子、抗体等
	重症肌无力	乙酰胆碱受体抗体
	血栓性血小板减少性紫癜	抗血小板抗体
	天疱疮/类天疱疮	抗表皮/基底膜抗体 IgG 等
	重症血型不合妊娠	血型不合而引发的同种抗体
	系统性红斑狼疮、类风湿关节炎	免疫复合物
	脏器移植后排斥反应	排斥反应抗体
EC-40W 或 EC-50W	原发性巨球蛋白血症	IgM
	高脂血症、高脂性胰腺炎	胆固醇和甘油三酯

(二)禁忌证

1. 对血浆分离器、血浆成分分离器的膜或者管路有过敏史者。

2. 严重出血、弥散性血管内凝血、颅内出血或重度脑水肿伴有脑疝。

3. 药物难以纠正的全身循环衰竭、非稳定性心脑梗死等。

五、置换液的选择

DFPP 一般使用少量新鲜冰冻血浆或者白蛋白作为置换液，一般补充与丢弃血浆成分等量的置换液。

六、治疗参数和处方

1. 血流速度

80~150 mL/min。

2. 治疗剂量

建议每次处理约 4~10 L 血浆，弃掉 0.5~1 L 血浆。

3. 分浆速度

一级膜的血浆分离速度因患者的血细胞比容不同而不同，建议将血浆分离泵速度控制在血流速的 20%~25%，不超过 30%，可根据跨膜压（TMP）进行调整，2016 年非生物型人工肝指南建议一级膜控制跨膜压范围不超过 50 mmHg。

4. 弃浆速度

一般弃浆泵（DP）与血浆分离泵（FP）的运转速度的占比为 10%~30%。

5. 置换液速度

置换液的速率即补液泵（RP）的速率一般与弃浆泵设置为相同数值，即 DP∶RP=1∶1，可根据置换液种类和患者情况进行调整，置换液可以为外源性血浆、白蛋白或人工胶体。

6. 治疗时间

单次治疗时间取决于分浆、弃浆速度和达成治疗剂量，一般为 2~5 h。

7. 仪器选择

建议使用具有"DFPP"模式的多功能血液净化设备。缺乏多功能血液净化设备时，可使用普通的血液净化设备进行替代，需对原管路进行改动，且无法监测血浆入口压力，可能会造成机器报警及治疗频繁中断等问题。

七、压力报警

DFPP 的常见压力报警包括引血压、回血压、跨膜压（TMP）、血浆入口压等。引血压与回血压的报警原因及处理同 CRRT，在此不再赘述。

1. 跨膜压是指血浆分离器膜两侧的压力差，用于评价血浆分离器（一级膜）的性能，报警范围建议不超过 50 mmHg。由于 DFPP 治疗时间较 CRRT 短，抗凝一般充分，所以跨膜压报警的原因，不一定为血栓所致，也可能是血浆分离器滤膜被异常增多的大分子物质堵塞所致，也可能是二级膜阻塞导致其血浆入口压增加，使得一级膜的跨膜压增加。

2. 血浆入口压是指血浆成分分离器（二级膜）入口处的压力，用于评价血浆成分分离器的性能。报警范围建议不超过 250 mmHg，由于血浆中不存在血小板和红细胞，血浆成分分离器内很难形成血栓，所以血浆入口压升高往往不是血栓形成所致，而是异常增多的大分子物质堵塞血浆成分分离器所致。

八、临床应用

DFPP 在临床上主要用于免疫球蛋白、脂蛋白等大分子物质的清除，如高脂血症胰腺炎或自身免疫相关的重症患者。需要注意的是，DFPP 不适用于清除与白蛋白结合的中小分子致病物质，更不适合清除游离的中小分子溶质，如急性肝衰竭、ANCA 相关血管炎、血栓性血小板减少性紫癜(TTP)建议首选 PE。但近期发表的几篇关于使用 DFPP 治疗 TTP 和 ANCA 相关血管炎的文章提示，DFPP 治疗同样能使患者获益。

此外，DFPP 只能清除致病物质，而不能抑制致病物质的产生，所以往往要配合相应的药物(如免疫球蛋白、免疫抑制剂、激素等)来对原发疾病进行综合的治疗。对重症患者来说，一般行 1~3 次 DFPP 治疗，即可使致病的大分子物质降至满意水平，再根据患者的病情序贯药物治疗，或联合血液净化和药物的方法继续治疗。

第四节　双重滤过血浆置换操作流程

一、日机装 Aquarius DFPP 操作流程

(一)准备

操作者准备、环境准备、患者准备同日机装 Aquarius CVVH。

用物准备：日机装 Aquarius 仪器、血浆分离器、血浆成分分离器、Aqualine 管路、专用连接管、弃浆袋、排气袋等；根据患者情况准备血浆及代血浆制品。

(二)安装管路与预冲

1. 仪器开机自检后，建议选择 CVVH 模式、成人管路。

2. 查看血浆分离器、血浆成分分离器及管路外包装是否完好；查看型号、有效期。

3. 安装管路与血浆分离器：安装操作参考日机装 Aquarius TPE。生理盐水 500 mL 输液器排气后通过三通连接至血浆分离器的出浆口，用于下机回输血浆；前置换管路用延长管连接至滤出液袋。

4. 安装血浆成分分离器(图 14-3)：排尽血浆成分分离器内保存液，用①号管将滤出液出口端与血浆成分分离器的入浆端口连接；血浆成分分离器的出浆端口用②号管(弃浆管)通过三通与排气袋连接，悬挂于输液杆上；血浆成分分离器的膜外接口用③号管(返浆管)通过三通与排气袋连接。夹闭③号管，其他管路夹呈开放状态。

5. 预冲血浆分离器并完成压力/安全夹检测：参考日机装 Aquarius TPE。

6. 预冲血浆成分分离器：在治疗模式下进行预冲。

(1)设置预冲参数：点击进入"设置参数"，对预冲参数进行设置。①血流速(mL/min)：150~250 mL/min；②治疗时间(h)：可设置为预期预冲时间；③脱水率(mL/h)：设置最低脱水率 10 mL/h；④总脱水量(mL)：设置大于每小时脱水量×预冲时间即可；⑤前置换(mL/h)：3000~9000 mL/h，即血浆成分分离器的预冲流速，可根据血浆成分分离器的产品说明进

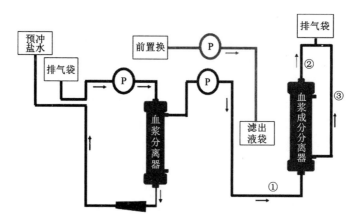

图 14-3　日机装 Aquarius DFPP 管路安装示意图

行设置；⑥后置换（mL/h）、肝素率（mL/h）、肝素追加量、温度（℃）：设置为 0。

（2）血浆成分分离器的膜内预冲：选择"开始治疗"，进入治疗模式，开启血泵与平衡。可用专用锤敲打入口端及出口端促进气泡排出，待膜内气体排尽后，暂停平衡。

（3）血浆成分分离器的膜外预冲：夹闭②号管，打开③号管，其他管路夹呈开放状态，启动平衡，排尽膜外气体。

7. 气体排尽且已达要求的预冲盐水量后，上机前用不少于 500 mL 的生理盐水排尽管路中的肝素盐水；将②号管从排气袋处断开，连接至弃浆袋，并安装入弃浆泵；将③号管从排气袋处断开连接至静脉壶；进入"再循环"模式（图 14-4）。将血浆或代血浆制品连接至预先准备的血管通路。

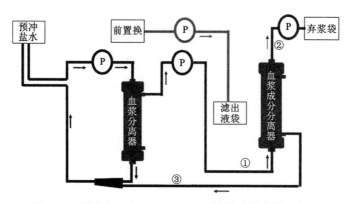

图 14-4　日机装 Aquarius DFPP 开始治疗前连接示意图

（三）开始治疗

1. 设置治疗参数：需将预冲时的平衡数据清零，再根据患者情况重新设置治疗时间、前置换速度、肝素率、肝素追加量、弃浆泵速度等参数。①治疗时间（h）：预期治疗时间，一般为 2~5 h；②脱水率（mL/h）：每小时脱水速率，设置最低脱水率 10 mL/h；③总脱水量（mL）：设置高于每小时脱水量×预期治疗时间；④前置换（mL/h）：即一级膜分浆速度，根据患者情况调节，一般设置为 1200~1800 mL/h（根据血浆分离器的说明书进行设置，一般设置为血流速的 20%~25%，不超过 30%）；⑤后置换（mL/h）：设置为 0；⑥肝素率（mL/h）及肝素追加量（mL）：遵医嘱；⑦温度（℃）：设置为 0，即不加温；⑧弃浆泵速度：一级膜分浆速度的 20% 左右，即 240~360 mL/h。

2. 患者准备、血管通路准备同日机装 Aquarius CVVH。

3. 连接患者：建议选择双连接。启动治疗后将血流速上调至 80~150 mL/min，全血自循环 5~10 min，观察患者生命体征平稳后，再开启平衡进行分浆，最后启动弃浆泵。

4. 整理与记录。

（四）治疗模式中的监测与处理

可参考日机装 Aquarius CVVH。

1. 患者病情监测

(1) 治疗中密切观察生命体征变化，尤其是血压的变化。发生低血压的可能原因有：体外循环血量较大，引血速度过快，弃浆与补浆速度相差过大，对血浆或体外循环材料发生过敏反应等。根据患者的实际情况进行处理，如上机时选择双连接，治疗过程中减慢或暂停弃浆，加快胶体溶液的补充速度，必要时适量使用血管活性药物。过敏时予以糖皮质激素、抗组胺类药物治疗，出现过敏性休克的按休克处理。严重者可终止治疗。

(2) 治疗时因仪器无法对血液加温，患者常出现畏寒、寒战，因此应注意维持室温，可加被保暖，避免低体温的发生。

2. 仪器运转情况监测

(1) 密切监测机器屏幕上显示的参数，尤其是 TMP 的变化。因无法对二级膜的各项压力进行监测，当一级膜的 TMP 增高至 30 mmHg 左右，应及时给予处理，可根据实际情况选择追加抗凝药物、盐水冲洗管路或者减慢分浆速度。当 TMP 进行性升高时，密切观察是否出现溶血、破膜情况，并及时处理。

(2) 由于弃浆泵为外接泵，治疗过程中应密切关注分浆及弃浆泵之间的协调性。若手动暂停平衡（分浆）前必须先暂停弃浆泵；当平衡（分浆）发生报警暂停时，应迅速暂停弃浆泵。

(3) 换袋操作：因置换液袋内的液体通过前置换泵直接流入滤出液袋，屏幕提示更换置换液袋/滤出液袋时，可将滤出液袋及置换液袋位置对调。待秤平稳后开启平衡。

（五）结束治疗

结束治疗前需对体外循环管路中的血浆回输至患者体内，以下两种方法可供参考，均需先关闭弃浆泵：

1. 先回输血浆后回输血液

(1) 回输血浆：在治疗模式下返浆：①暂停平衡，停止分浆，将血浆分离器出浆口的三通调节至回输血浆用的盐水与滤出液管路相通，血浆分离器出浆口的一侧不相通，打开盐水开关；②可调整前置换速度至 3000~6000 mL/h（50~100 mL/min），即返浆速度，开启平衡；③待返浆完毕（二级膜需回输约 140 mL 盐水），暂停平衡，关闭回输盐水。

（2）回输血液：进入"结束治疗"程序，操作流程参考日机装 Aquarius CVVH，进行血液的回输。

2. 先回输血液后回输血浆

（1）回输血液：进入"结束治疗"程序，操作流程参考日机装 Aquarius CVVH，进行血液的回输。

（2）回输血浆：打开滤出液泵门，将滤出液管路从泵中取出，将血浆分离器出浆口的三通调节至返浆用盐水与滤出液管路相通，血浆分离器出浆口的一侧不相通，打开盐水开关，依靠重力回输血浆。

二、费森尤斯 multiFiltrate DFPP 操作流程

(一) 准备

操作者准备、环境准备、患者准备同费森尤斯 multiFiltrate CVVH。

用物准备：费森尤斯 multiFiltrate 仪器、血浆分离器、血浆成分分离器、AVF 套管、S 管 1 根、接头 1 个、滤出液袋、弃浆袋、排气袋、专用连接管等。根据患者情况准备血浆及代血浆制品。

(二) 安装管路与预冲

1. 仪器开机自检后，关闭 Ci-Ca 枸橼酸抗凝（Off），选择新的治疗模式（select new treatment），建议选择 CVVH 模式。

2. 查看血浆分离器、血浆成分分离器及管路外包装是否完好；检查型号及有效期。

3. 安装管路与血浆分离器：安装操作参考费森尤斯 multiFiltrate TPE。生理盐水 500 mL 输液器排气后通过三通连接至血浆分离器的出浆口（需安装转换接头），用于下机回输血浆；置换液管路用三通和桥管连接至滤出液袋。

4. 安装血浆成分分离器（图 14-5）：排尽血浆成分分离器内保存液，用①号管将滤出液管路与血浆成分分离器入浆口连接；用②号管（弃浆管）及延长管将血浆成分分离器出浆口与滤出液袋入口的三通连接；用③号管（返浆管）将血浆成分分离器的膜外接口连接至静脉壶。夹闭③号管，打开其余管路夹子。

5. 预冲：

（1）设置参数：按［ESC］键将光标移至"System parameters"，按［OK］键进入系统参数设置，将光标移至"Default treatment settings"，按［OK］键，对膜内预冲液量、超滤预冲液量与回血量进行设置。由于利用仪器的超滤预冲过程对血浆成分分离器进行排气，故 UF volume（超滤预冲量）包括了一级膜的膜外预冲量及二级膜的总预冲量，建议设置>1500 mL。

（2）预冲血浆分离器：进行膜内与膜外预冲，操作同费森尤斯 multiFiltrate TPE。

（3）预冲血浆成分分离器：先排血浆成分分离器膜内气体，可用专用锤敲打入口端及出口端促进气泡排出；膜内气体排尽后，暂停血泵，夹闭②号管，打开③号管，其他管路夹呈开放状态，启动血泵，预冲过程中随时观察静脉壶液面高度，必要时将光标移至▲，按［OK］键，手动维持静脉壶液面至 4/5 高度。

6. 气体排尽且已达要求的预冲盐水量后，用不少于 500 mL 的生理盐水排尽管路中的肝

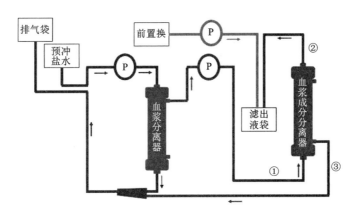

图 14-5 费森尤斯 multiFiltrate DFPP 管路安装示意图

素盐水；将②号管从滤出液袋处断开、连接至弃浆袋，并安装入弃浆泵；将血浆或代血浆制品连接至预先准备的血管通路或静脉壶。

（三）开始治疗

1. 参数设置：根据患者情况设置血流速度、置换液速度、抗凝速度、弃浆速度等。①血流速度（mL/min）：一般设置为 80～150 mL/min。②超滤速度（mL/h）与超滤目标（mL）：均设置为"off"。③置换液速度（mL/h）：即分浆速度，开始治疗时设置为"off"，根据患者情况调节，逐步上调至 1200～1800 mL/h（根据血浆分离器的说明书进行设置，一般设置为血流速的 20%～25%，不超过 30%）。④温度（℃）：设为"off"。⑤持续抗凝速度（mL/h）：遵医嘱。⑥弃浆泵速度：一级膜分浆速度的 20% 左右，即 240～360 mL/h。

2. 患者准备、血管通路准备同费森尤斯 multiFiltrate CVVH。

3. 连接患者：建议选择双连接。进入治疗后将血流速上调至 80～150 mL/min，全血自循环 5～10 min，观察患者生命体征平稳后，再开启平衡进行分浆，最后启动弃浆泵。

4. 整理与记录。

（四）治疗中的注意事项

可参考日机装 Aquarius DFPP 及费森尤斯 multiFiltrate CVVH。

（五）结束治疗

结束治疗前需对体外循环管路中的血浆回输至患者体内，以下两种方法可供参考，均需先关闭弃浆泵：

1. 先回输血浆后回输血液

（1）回输血浆：在治疗模式下返浆：①手动关闭平衡，停止分浆，将血浆分离器出浆口的三通调节至返浆用的盐水与滤出液管路相通，血浆分离器出浆口的一侧不相通，打开盐水开关；②可调整前置换速度至 3000～6000 mL/h（50～100 mL/min），即返浆速度，开启平衡；③待血浆回输完毕（二级膜需回输约 140 mL 盐水），暂停平衡，关闭回输盐水。

（2）回输血液：进入"结束治疗"程序，操作流程参考费森尤斯 multiFiltrate CVVH，进行血液的回输。

2. 先回输血液后回输血浆

（1）回输血液：进入"结束治疗"程序，操作流程参考费森尤斯 multiFiltrate CVVH，进行血液的回输。

（2）回输血浆：打开滤出液泵门，按住［START/RESET］键，将滤出液管路从泵中取出，将血浆分离器出浆口的三通调节至回输血浆用的盐水与滤出液管路相通，血浆分离器出浆口的一侧不相通，打开盐水开关，依靠重力返浆。亦可直接断开①号管与滤出液管路的连接，将①号管连接回输血浆用生理盐水，依靠重力回输。

第五节　选择性血浆置换

一、定义

选择性血浆置换（selective plasma exchange，SPE）是一种膜式血浆分离技术，利用血浆成分分离器做血浆分离治疗。国际上最早见于李兰娟院士 2005 年用于肝功能衰竭患者的人工肝治疗（图 14-6）。

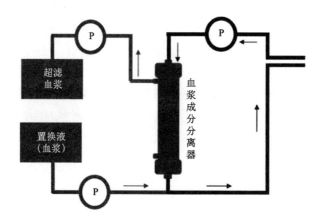

图 14-6　选择性血浆置换模式图

二、特点

1. 优点

（1）血浆成分分离器膜表面积更大，筛选系数更小，选择性进行血浆成分丢弃，基本保留清除胆红素、血氨、肿瘤坏死因子、白蛋白、IgG 等的能力，但明显降低了对纤维蛋白原等凝血因子的丢失。

（2）减少输血导致的不良反应。

（3）避免了新鲜冰冻血浆不足导致的置换剂量不足或凝血功能损害。

(4)不易破膜,血浆成分分离器可耐受的最大跨膜压更高。

2. 缺点

(1)无法清除血浆中的较大分子蛋白,如血脂和免疫球蛋白等。

(2)膜材相对昂贵。

三、分离器的选择

SPE 使用血浆成分分离器(膜孔常 $0.01\sim0.03$ μm)替代血浆分离器(膜孔 $0.2\sim0.6$ μm)行血浆分离。国际上报道应用于 SPE 的成分分离器常为日本旭化成 EC-2A 和 EC-4A (日本川澄),EC-2A 分离器多用于血浆滤过和透析治疗。膜材料为乙烯-乙烯醇共聚物,可耐受最大跨膜压为 500 mmHg(治疗时建议不超过 250 mmHg),膜孔径分别为 0.01 μm 和 0.03 μm。EC-2A 和 EC-4A 对白蛋白筛选系数为:0.32 和 0.72,IgG 为:0.13 和 0.56,凝血因子 XIII 为:0.07 和 0.17,纤维蛋白原为:0 和 0。虽然 EC-4A 对于纤维蛋白原的筛选系数为 0,但是单次治疗前后纤维蛋白原平均下降 19% 左右,主要原因为纤维蛋白原可堵塞在膜孔中。

四、置换液的选择

新鲜冰冻血浆和白蛋白溶液为常用的置换液。虽然新鲜冰冻血浆相比白蛋白溶液可补充凝血因子,但来源受限、增加过敏反应和病毒感染的风险,总体不良反应增多。但对于合并血小板减少或凝血功能障碍的危重症患者,可使用新鲜冰冻血浆作为部分置换液,这样 SPE 后凝血功能将得到一定改善。

SPE 常以白蛋白溶液作为主要置换液,相较传统 PE,减少了需补充的血浆量。白蛋白溶液浓度可为患者血浆白蛋白浓度的75%,原因为 EC-4A 分离器对白蛋白的筛选系数为 0.72。可将乳酸林格氏液(钠离子浓度 130 mmol/L)加上 1/100 体积的 10%氯化钠,来稀释 25%的白蛋白溶液至患者血浆白蛋白浓度的75%。最终得到的白蛋白溶液渗透压和钠离子浓度分别为 280 mOsm/(kg·H_2O)和 138 mmol/L,治疗后患者血浆白蛋白浓度将保持稳定。

五、治疗参数和处方

治疗参数和处方同 PE。

六、不同模式的比较

见表 14-9。

表 14-9　不同血浆置换模式的比较

	PE	SPE	DFPP
操作难易程度	简单	简单	复杂
血浆处理量	≤3 L/次	≤3 L/次	4~10 L
外源性血浆	需要	需要,少于 PE	不需要或者需要少量
血浆分离器	血浆分离器	血浆成分分离器	血浆分离器+血浆成分分离器
治疗时间	2~3 h	2~3 h	2~5 h

续表14-9

	PE	SPE	DFPP
清除对象	分离出所有血浆蛋白并丢弃	分离出较小分子（如白蛋白）丢弃，截留纤维蛋白原等较大分子蛋白	分离出较大分子蛋白丢弃，保留白蛋白等较小分子蛋白

七、临床应用

理论上，对于 PE 的 I 类指征（表 14-10），若致病物质为 IgG、白蛋白及小分子量蛋白时，SPE 均能替代传统 PE。需要注意的是，PE 治疗血栓性微血管病不仅是清除 IgG 等自身抗体，还通过新鲜冰冻血浆补充 von Willebrand 因子蛋白酶（ADAMTS 13）。若清除目标物质是 IgM 等大分子物质，则不应选择 SPE 进行血浆置换。SPE 使用较小的膜孔径的分离器，可保留 IgM、凝血因子等大分子物质，同时又不影响胆红素、胆汁酸及肝衰竭时毒素的清除，在一定程度上节省了新鲜冰冻血浆、减少了输血等并发症。国内早在 2003 年报道 SPE 治疗肝衰竭，国外正式报道为 2012 年，单次胆红素下降率可达 50%~60%，故在肝衰竭领域应用广泛，治疗效果依据治疗血浆量而定。

SPE 还可应用于自身免疫性疾病，以 IgG 为主要致病物质的自身免疫疾病常包括抗肾小球基底膜肾病、抗中性粒细胞胞浆抗体（ANCA）相关血管炎、格兰巴雷综合征、重症肌无力等疾病。因 IgG 半衰期约为 21 d，单纯免疫抑制并不能在早期有效控制自身免疫导致的脏器损害，常需要联合 PE 来控制致病性抗体浓度。SPE 对 IgG 的清除能力尚可，1.18 倍的置换量时，IgG 的下降率为 51.6%。因 SPE 对凝血功能影响小，受新鲜冰冻血浆供应影响小，可每天进行，在 1 周内理论上能达到 IgG 降幅到 80%~90% 以上。目前国外已有系列报道 SPE 用于多种自身免疫疾病，但少有随机对照研究显示其获益。

表 14-10　美国血浆分离协会血浆置换的 I 类指针

疾病名称	情形	致病性物质	SPE 替代 PE 的可能	有无 SPE 报道
格兰巴雷综合征	初始治疗	神经节苷脂（eGM1，GD1a，GT1a，and GQ1b）的自身抗体 IgG	有	有
急性肝衰竭	大剂量 PE	白蛋白结合毒素和小分子毒素	有	有
抗中性粒细胞胞浆抗体相关血管炎	需要透析或弥散性肺泡出血	抗髓过氧化物酶（MPO）、蛋白酶 3（PR3）、抗溶酶体膜蛋白蛋白 2（LAMP2）的 IgG	有	有
抗基底膜肾病	未透析或弥散性肺泡出血	抗 IV 型胶原 α3 链的 IgG	有	有

续表14-10

疾病名称	情形	致病性物质	SPE替代PE的可能	有无SPE报道
慢性炎症性脱髓鞘性多发神经病	—	尚未识别出特异性诱发抗原，确切病因尚不清楚	有	有
局灶节段性肾小球硬化	肾移植后复发	渗透因子，可溶性尿激酶型纤溶酶原激活物受体（SuPAR）	有	无
单克隆免疫球蛋白病致高黏滞血症	有症状，或预防利妥昔单抗导致高黏滞血症	单克隆IgM、IgA或IgG3	部分可能	有
肝移植	ABO血型不符受体受者脱敏	抗A或抗B抗体	有	有
重症肌无力	中到重度，胸腺切除术前	抗乙酰胆碱受体的IgG抗体等	有	有
N-甲基D-天冬氨酸受体抗体脑炎	—	N-甲基D-天冬氨酸受体的IgG抗体	有	有
副蛋白脱髓鞘神经病/慢性获得性脱髓鞘性多发性神经病	IgM/IgG/IgA介导时	单克隆IgM/IgG/IgA	有	无
爆发性抗磷脂综合征	—	抗磷脂抗体(IgG和或IgM)	部分可能	无
ABO血型相符的肾移植	抗体介导的排斥反应或受者去敏化	抗供体特异性抗原的IgG抗体	有	无
ABO血型不符的肾移植	受者去敏化	抗A或抗B抗体	有	有
补体介导的血栓性微血管病	H因子自身抗体	抗H因子的IgG抗体	有	无
药物相关的血栓性微血管病	噻氯匹定	针对ADAMTS13的抗体	部分可能[1]	无
血小板减少性紫癜	—	针对von Willebrand因子蛋白酶（ADAMTS13）的抗体	部分可能[1]	无
爆发性Wilson病	爆发性	血清中铜	有	无

注：[1]需同时补充新鲜冰冻血浆。

此外，还有病例报道SPE用于骨髓瘤管型肾病、轻链及苯巴比妥中毒的清除，未来有望不断扩展其适应证，并明确其治疗价值。尤其是新鲜冰冻血浆来源紧张时，建议在合适的患者中选用该技术取代传统的PE以减少出血等并发症。

参考文献

［1］ 傅芳婷，张凌. 治疗性血浆置换的临床应用［J］. 中日友好医院学报，2004（05）：312-314.

［2］ 刘大为. 重症血液净化［M］. 北京：人民卫生出版社，2017.

［3］ 孙仁华，黄东胜. 重症血液进化学［M］. 杭州：浙江大学出版社，2015.

［4］ 唐怡，张凌，杨莹莹，等. 治疗性血浆置换临床应用新进展—解读2010 ASFA新指南［J］. 中国实用内科杂志，2012，32（03）：229-231.

［5］ Ahmed S，Kaplan A. Therapeutic Plasma Exchange Using Membrane Plasma Separation［J］. Clin J Am Soc Nephrol，2020，15（9）：1364-1370.

［6］ Feehally J，Tonelli M，Johnson RJ. Comphrehensive clinical nephrology［M］. 6th ed. Elsevier，2019：1132-1140.

［7］ Fernández-Zarzoso M，Gómez-Seguí I，de la Rubia J. Therapeutic plasma exchange：Review of current indications. Transfus Apher Sci，2019，58（3）：247-253.

［8］ 万兴运，陈意志，陈香美. 2019年美国血浆置换学会血浆置换和免疫吸附临床实践指南（第8版）解读［J］. 中华肾病研究电子杂志，2021，10（01）：8-13.

［9］ 朱淑华，龚德华. 血浆置换临床实践中的技术要点［J］. 中国血液净化，2021，20（5）：289-293.

［10］ Lee T，Yang JJ，Kim S，et al. Risk management strategy for reducing therapeutic plasma exchange-related allergic reactions［J］. Allergy，2020，75（4）：962-965.

［11］ Fan R，Wu B，Kong L，et al. Severe Hemolysis in a Patient With Erythrocytosis During Coupled Plasma Filtration Adsorption Therapy Was Prevented by Changing From Membrane-Based Technique to a Centrifuge-Based One［J］. Am J Ther，2016，23（4）：e1124-1127.

［12］ 杨荣利. 双重血浆置换与危重症：从理论到实践［J］. 中国实用内科杂志，2016，36（05）：361-364.

［13］ Cheng L，Tang YQ，Yi J，et al. Double Filtration Plasmapheresis in the Treatment of Anti-Neutrophil Cytoplasmic Antibody-Associated Vasculitis with Severe Kidney Dysfunction. Blood Purif，2020，49（6）：713-722.

［14］ Chauvel F，Reboul P，Cariou S，et al. Use of double filtration plasmapheresis for the treatment of acquired thrombocytopenic thrombotic purpura. Ther Apher Dial，2020，24（6）：709-717.

［15］ Hirano R，Namazuda K，Hirata N. Double filtration plasmapheresis：Review of current clinical applications. Ther Apher Dial，2021，25（2）：145-151.

［16］ 邬步云，毛慧娟. 选择性血浆置换的研究进展［J］. 中国血液净化，2019，18（12）：854-857.

［17］ Ohkubo A，Okado T，Miyamoto S，et al. Fibrinogen Reduction During Selective Plasma Exchange due to Membrane Fouling［J］. Ther Apher Dial，2017，21（3）：232-237.

［18］ Ohkubo A，Okado T. Selective plasma exchange［J］. Transfus Apher Sci，2017，56（5）：657-660.

［19］ Nakae H，Fukuda H，Okuyama M，et al. Selective Plasma Exchange for Critically ill Patients Accompanied With Thrombocytopenia［J］. Ther Apher Dial，2016，20（4）：339-341.

［20］ Padmanabhan A，Connelly-Smith L，Aqui N，et al. Guide-lines on the Use of Therapeutic Apheresis in Clinical Practice-Evidence-Based Approach from the Writing Committee of the American Society for Apheresis：The Eighth Special Issue［J］. J Clin Apher，2019，34（3）：171-354.

［21］ Ohkubo A，Okado T，Kurashima N，et al. Removal Characteristics of Immunoglobulin G Subclasses by Conventional Plasma Exchange and Selective Plasma Exchange［J］. Ther Apher Dial，2015，19（4）：361-366.

［22］Miyamoto S, Ohkubo A, Seshima H, et al. Removal Dynamics of Autoantibodies, Immunoglobulins, and Coagulation Factors by Selective Plasma Exchange on Three Consecutive Days［J］. Ther Apher Dial, 2018, 22(3): 255-260.

［23］Miyamoto S, Ohkubo A, Seshima H, et al. Removal Dynamics of Immunoglobulin and Fibrinogen by Conventional Plasma Exchange, Selective Plasma Exchange, and a Combination of the Two［J］. Ther Apher Dial, 2016, 20(4): 342, 347.

［24］Hanaoka A, Naganuma T, Takemoto Y, et al. Efficacy of selective plasma exchange as pretransplant aphresis in ABO-incompatible kidney transplantation［J］. Ren Replace Ther, 2019, 5: 6.

［25］Fukushima K, Yoshimura S, Shiraishi H, et al. Effectiveness of selective plasma exchange therapy (SePE) in patients with myasthenia gravis［J］. J the Neurological Sciences, 2017, 381 (Supplement): 276-276.

［26］Nasu K, Hanafusa N, Nangaku M. Selective plasma exchange can reduce auto-antibodies in patients with bullous pemphigoid without affecting factor XIII and fibrinogen［J］. J Clin Apher, 2017, 32(6): 589-591.

［27］Lysenko Irina B, Guskova Nailya, Kit Oleg Ivanovich, et al. Paraprotein levels in assessing effectiveness of polychemotherapy plus selective plasma exchange for multiple myeloma patients［J］. Journal of Clinical Oncology, 2017, 35(15_suppl): e19511-e19511.

［28］David S, Bode C, Putensen C, et al. Adjuvant therapeutic plasma exchange in septic shock. Intensive Care Med, 2021, 47(3): 352-354.

第十五章

血浆吸附

一、定义

血浆吸附(plasma adsorption，PA)是将血液引出后先进入血浆分离器，应用膜式分离技术，将血液的有形成分(血细胞、血小板)和血浆分开，分离出的血浆再进入吸附器选择性或非选择性地清除血浆中的致病物质，吸附后血浆与分离的有形成分共同回输至体内(图15-1)。PA 是将血浆分离技术和吸附技术串联在一起而形成的一种集成的血液净化技术。

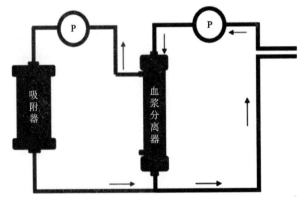

图 15-1　血浆吸附模式图

二、特点

1.优点

(1)根据吸附剂材料的不同，可以选择性或非选择性清除致病物质(中大分子毒素)。

(2)不需要置换液的补充，避免因血制品带来的感染风险。

(3)对血小板、红细胞等有形成分无任何破坏。

(4)与 PE 相比，处理的血浆量多，清除物质的特异性增加。

2.缺点

（1）对水、电解质、酸碱失衡无纠正作用。

（2）吸附能力随致病物质的物理特性而发生变化，且吸附剂易饱和，需及时更换保证治疗效果。

（3）治疗过程中无法补充凝血因子等物质，需密切注意凝血功能的变化。

（4）治疗时间较 PE 长。

（5）对设备和吸附剂要求高，治疗费用相对昂贵，操作相对复杂。

三、吸附剂分类

1.分子筛吸附

分子筛吸附是利用分子筛原理通过吸附剂携带的电荷和孔隙，非特异性地吸附电荷和分子大小与之相对应的物质，吸附材料包括活性炭、树脂、碳化树脂和离子型吸附剂等。主要用于清除尿毒症中分子毒素（如 β_2-微球蛋白等）、药物中毒和毒物（白蛋白结合毒素）中毒等。

2.免疫吸附

免疫吸附是指联结抗原（或抗体）基质从溶液中吸附并去除同种对应的抗体（或抗原）的方法，用于治疗和预防免疫相关疾病和症状，临床常见有蛋白 A 吸附。

表 15-1 PA 常见吸附器类型及作用

吸附器类型	适应证	清除的致病物质
活性炭、树脂	药物毒物中毒，脓毒症等	非选择性清除内、外源性毒物
蛋白 A 吸附、多克隆抗人 IgG 抗体吸附	肾移植 免疫性肾病 血液病如先天性血友病 A、B 等 神经系统疾病如重症肌无力、格兰巴雷综合征等 系统性疾病如系统性红斑狼疮、类风湿关节炎、皮肌炎、多发性硬化等	免疫球蛋白，主要是 IgG
DNA 吸附	系统性红斑狼疮	抗 DNA 抗体
乙酰胆碱受体吸附	重症肌无力	抗乙酰胆碱受体抗体
ABO 血型抗原吸附	血型不配合的器官移植	抗 A 抗体和（或）抗 B 抗体
色氨酸吸附	重症肌无力等	抗乙酰胆碱受体抗体
胆红素吸附	高胆红素血症	胆红素
低密度脂蛋白吸附	高脂血症	低密度脂蛋白、胆固醇、甘油三酯等
中分子尿毒症毒素吸附	尿毒症	β_2-微球蛋白
内毒素吸附	严重感染	内毒素
细胞因子吸附	严重感染、感染性休克	细胞因子如 TNF-α，IL-6，IL-10 等
粒细胞吸附	类风湿关节炎等	抑制过度活化白细胞

四、适应证及禁忌证

(一) 适应证

1. 肾脏疾病

狼疮性肾炎、抗肾小球基底膜病、新月体肾炎、局灶节段性肾小球硬化、溶血性尿毒症综合征、脂蛋白肾病等。

2. 风湿免疫系统疾病

重症系统性红斑狼疮、类风湿关节炎、抗磷脂抗体综合征、冷球蛋白血症、单克隆丙种球蛋白血症、Wegener 肉芽肿等。

3. 神经系统疾病

重症肌无力、急性炎症性脱髓鞘性多发性神经病、慢性炎症性脱髓鞘性多发性神经病、神经系统副肿瘤综合征、多发性硬化症、视神经脊髓炎、自身免疫性脑炎、突发性感觉神经性听力损失等。

4. 血液系统疾病

血栓性微血管病、血栓性血小板减少性紫癜(TTP)、特发性血小板减少性紫癜(ITP)、血友病 A 等。

5. 血脂代谢紊乱

家族性高胆固醇血症、Lp(a)高脂蛋白血症、周围血管病等。

6. 消化系统疾病

重症肝炎、免疫性肝病、严重肝衰竭尤其是合并高胆红素血症患者等。

7. 器官移植排斥

可在移植前、移植后及 ABO 血型不合移植时减轻排异反应等。

8. 自身免疫性皮肤疾病

特异性皮炎、特异性湿疹、寻常性天疱疮等。

9. 重症药物或毒物的中毒

化学药物或毒物、生物毒素等。

10. 其他疾病

MODS、特发性扩张性心肌病、β_2 微球蛋白相关淀粉样变、甲状腺功能亢进眼病、植烷酸贮积病等。

(二) 禁忌证

无绝对禁忌证,相对禁忌证包括:

1. 对血浆分离器、吸附器或管路有过敏史。

2. 严重活动性出血或弥散性血管内凝血(DIC),药物难以纠正的全身循环衰竭。

3. 非稳定期的心肌梗死、缺血性脑卒中、颅内出血或重度脑水肿伴有脑疝等。

4. 存在精神障碍而不能配合治疗者。

五、治疗参数和处方

1. 血流速度

80~150 mL/min。

2. 治疗剂量

一般单次吸附治疗的剂量为 2~3 倍血浆容量。若有必要可更换 1 次吸附器继续吸附，或定时、定期再进行吸附，吸附器的选择根据治疗目的决定，具体疗程可根据患者致病的抗体、免疫球蛋白等致病因子水平来评定。

3. 分浆速度

血浆分离速度因患者的血细胞比容不同而不同，血浆分离泵速度建议为血流速的 20%~25%，不超过 30%，可根据跨膜压进行调整。

4. 治疗时间

单次治疗时间取决于分浆速度、达成治疗剂量及吸附器达到饱和的时间，即吸附器可单次处理的血浆量。一般持续 3~8 h，具体可参考吸附器说明书。

5. 仪器选择

建议使用具有"PA"模式的多功能血液净化设备。缺乏多功能血液净化设备时，可使用普通的血液净化设备进行替代，需对原管路进行改动，且无法监测血浆入口压力，可能会造成机器报警及治疗频繁中断等问题。

六、压力报警

PA 的常见压力报警包括引血压降低、回血压增高、跨膜压增高、血浆入口压升高等。引血压与回血压的报警原因及处理同连续性血液净化，在此不再赘述。

1. 跨膜压是指血浆分离器膜两侧的压力差，不同膜材的最高耐受压存在差异，但治疗过程中为防止破膜和溶血，建议跨膜压控制在 50 mmHg 以内。跨膜压报警的原因，主要为血浆分离器滤膜被形成的血栓或异常增多的大分子物质堵塞。

2. 血浆入口压是指吸附器入口处的压力，用于评价吸附器的性能。治疗过程中建议血浆入口压控制在 250 mmHg 以内。血浆入口压高报警的原因主要为异常增多的大分子物质附着在吸附器上，导致吸附器堵塞所致。

七、并发症及处理

血浆吸附治疗常常出现低血压，主要由体外循环引血量大及对材料过敏反应所导致。根据患者情况可额外补充胶体溶液，同时可使用胶体液体进行置换液管路预冲，在上机时选择闭环上机，引血时血流速度不宜过快，阶梯式增加，逐渐至目标血流量，同时尽量经过一段时间稳定后再开始分浆，并缓慢增加分浆速度，避免急剧变化。必要时适量使用血管活性药物。上机前应充分预冲以减少对材料的过敏反应，考虑过敏反应引起的低血压者按过敏性休克处理，必要时可终止治疗。

八、不同模式的比较

（一）PA 与 PE 的比较

表 15-2　PA 与 PE 比较

	PA	PE
原理	对流+吸附	对流
接触物质	血浆	血浆
主要设备	血浆分离器+吸附器	血浆分离器
影响因素	吸附剂、血浆分离器相关因素、血液流速、治疗时间	血浆分离器相关因素、血液流速、置换量
清除物质的特性	根据吸附剂的特点，清除毒素具有一定的特异性	无特异性，适应证广，尤其是需要补充凝血因子或血小板的疾病
是否依赖外源性血浆或白蛋白	否，可解决血液资源紧张的问题	是
单次血浆处理量	根据吸附剂说明书使用，如 BS-330 可达 5000~6000 mL	约 3000 mL 左右
单次治疗时间	长，抗凝要求高	短，抗凝要求低
设备、材料及操作要求	高	低

（2）PA 与 HP 的比较

表 15-3　PA 与 HP 比较

	PA	HP
原理	对流+吸附	吸附
接触物质	血浆	全血
主要设备	血浆分离器+吸附器	吸附器
吸附器	1.吸附剂颗粒小；2.过滤网网孔较小；3.吸附剂多为配体（载体）及离子交换树脂	1.吸附剂颗粒大；2.过滤网网孔较大；3.多为树脂、碳化树脂、活性炭等强度较高的吸附剂
影响因素	吸附剂、血浆分离器相关因素、血液流速、治疗时间	吸附剂相关因素、血液流速、治疗时间
设备、材料及操作要求	高	低，基层医院即可开展，尤其是急性药物或毒物中毒患者的抢救

九、临床应用

血浆吸附技术已广泛应用于重症领域，如重症肝炎、免疫性肝病、中毒、高脂血症等。临床上为了减少高分子量物质(生长因子、白蛋白、凝血因子与免疫球蛋白等)通过血浆分离器滤过丢失，研究表明，将普通的血浆分离器替换为孔径小的血浆成分分离器进行选择性血浆吸附(SPA)，可减少大分子物质的丢失。陈念等使用血浆成分分离器(EC-4A20，孔径0.03 μm)和胆红素吸附器(BL300)进行胆红素吸附治疗发现，SPA 在重型肝炎患者体内蛋白结合毒素、胆红素的清除，凝血酶原的改善方面达到与 PE 相似的疗效。但治疗后白蛋白、球蛋白的改善不如 PE，提示 BL300 膜对白蛋白、球蛋白等仍有一定程度的吸附作用，在临床实践中值得重视，注意适量补充。

此外，关于血浆分离速度与效率的研究，一项来源于浙江大学医学院附属第一医院、第四军医大学西京医院关于 BS 树脂对总胆红素和总胆汁酸吸附性能与血浆流速关系的临床数据显示，以 44 mL/min 的血浆速度与 29 mL/min 的血浆速度相比，在相同治疗时间时，流速越快，吸附效率越高，其实就是血浆处理量越大，吸附效果越好；在血浆处理量相同的情况下，流速较快者其吸附效率也是略高于慢速者，但是随着血浆处理量的增加，这种优势会越来越不明显。

第二节　双重血浆分子吸附系统

双重血浆分子吸附系统(double plasma molecular absorption system，DPMAS)是在血浆胆红素吸附治疗的基础上增加了一个可以吸附中大分子毒素的广谱吸附剂(图 15-2)。DPMAS为中国原创技术，由健帆生物科技集团股份有限公司首创。

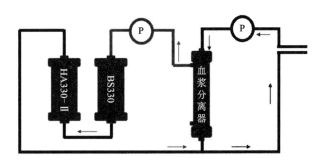

图 15-2　双重血浆分子吸附系统模式图

一、构成

DPMAS 是由离子交换树脂(BS330)和中性大孔树脂(HA330-Ⅱ)两种吸附剂的联合应用。血液净化过程中，全血先由血浆分离器分离出血浆，血浆经过两种串联的吸附器(BS330 和 HA330-Ⅱ)吸附后与血细胞混合后回输到体内。其中，BS330 血浆胆红素吸附器吸附剂为阴离子交换树脂，通过电荷作用能特异性吸附胆红素和胆汁酸。HA330-Ⅱ血液灌流器吸附剂为中性大孔吸附树脂，通过三维网状的分子筛和树脂亲脂疏水性以及分子间范德华力清除炎症因子、假性神经递质、游离脂肪酸、芳香族氨基酸等，减轻炎症反应和肝性脑病症状。

二、特点

1. 优点

(1)与普通 PA 不同的是，不仅能够吸附胆红素，还能够清除炎症介质，防止或者延缓 SIRS、MODS 的形成和进展。

(2)不需要置换液的补充，避免因血制品带来的感染风险。

(3)对血小板、红细胞等有形成分无任何破坏。

(4)尤其适用于凝血功能无明显异常的胆红素升高者。

2. 缺点

(1)同 PA。

(2)对白蛋白、凝血因子等有一定消耗，注意 PT 延长等不良反应。

(3)价格较普通 PA 贵。

三、适应证

依据吸附剂的特性，DPMAS 推荐适用范围为重型肝炎、肝衰竭(早期和中期，凝血酶原活动度介于 20%~40%的患者为宜；晚期患者病情重、并发症多，应权衡利弊，慎重进行治疗)、肝性脑病、高胆红素血症、肝移植围术期治疗以及伴有黄疸的 MODS 或脓毒症。

四、治疗参数和处方

治疗参数和处方同 PA。依据 2016 年非生物型人工肝治疗肝衰竭指南，非生物型人工肝治疗应根据患者的病情决定治疗的频率和次数，第一、二周每周 2~5 次，以后每周 1~2 次，每例患者平均 3~5 次。

五、临床应用

许开亮等以接受人工肝系统治疗的 95 例肝功能衰竭高胆红素患者为研究对象，按照治疗方法分 PE 组和 DPMAS 组，治疗后 DPMAS 组的总胆红素(TBIL)及反弹率均低于 PE 组，PE 组术后的不良反应发生率(25.5%)高于 DPMAS 组(4.2%)。治疗后，两组患者天冬氨酸氨基转移酶(AST)、丙氨酸氨基转移酶(ALT)水平均低于治疗前，凝血酶原活动度(PTA)、活化部分凝血酶原时间(APTT)均高于治疗前，治疗前、后两组患者的血小板、红细胞比较差异均无统计学意义。多数研究结果表明，DPMAS 能有效清除胆红素及其他肝衰竭毒素，可改善肝衰竭患者的临床症状，提高治疗有效率，尤其对早期肝衰竭治疗效果较好，且无明显副作用，是一种安全有效的人工肝治疗方法。

临床上常根据患者的病情灵活选择多样的个体化治疗。DPMAS 系统可以一次处理血浆 6000 mL 以上，可以弥补 PE 量不足导致清除效率下降的情况。有研究证实，在血浆紧缺的情况下，半量 PE(1000 mL)联合 DPMAS 治疗仍能有效治疗肝衰竭患者，缓解了血源紧张的问题。钟珊等人对 251 例经人工肝治疗的慢加急性肝衰竭患者进行回顾性分析发现，接受单纯的足量 PE 者共计 68 例，低置换量 PE 联合 DPMAS(LPE+DPMAS) 者 57 例，等量 PE 联合 DPMAS(PE+DPMAS) 者 126 例，其中先行 PE 后 DPMAS 者 (PE+DPMAS-A) 60 例，先行 DPMAS 后 PE 者 (DPMAS+PE-B) 66 例。结果发现对于早期肝衰竭 (PTA 30%~40%)，LPE+DPMAS(83.7%) 和 PE+DPMAS 治疗有效率 (A 组 84.0% 和 B 组 82.1%) 明显优于单纯的足量 PE(55.6%)。中晚期肝衰竭 (PTA<30%)，各组治疗有效率差异无统计学意义。联合治疗组的胆红素下降率、胆汁酸下降率均明显优于 PE 组。LPE+DPMAS 组以及 PE+DPMAS-A 组的 PTA 改善率，白蛋白改善率均明显低于 PE 组。DPMAS+PE-B 组 PTA 改善率和白蛋白改善率与 PE 组差异无统计学意义。各组不良反应发生差异无统计学意义。较单纯 PE 而言，半量 PE 联合 DPMAS，共用一套血浆分离器和管路，能减少一半以上的血浆用量，且疗效得到增强，减轻单纯血浆置换的反跳，提高生存率，既能提高早期肝衰竭治疗有效率，还能减少血浆用量，这种联合治疗方式值得被推广应用于急慢性肝衰竭的临床治疗。临床上可根据患者病情选择治疗的顺序，先行 PE 治疗后行 DPMAS 治疗，可先快速纠正患者的凝血状态；先行 DPMAS 治疗后行 PE 治疗，能改善 DPMAS 对凝血功能和白蛋白水平的不良影响。

第三节　DPMAS 操作流程

一、日机装 Aquarius DPMAS 操作流程

(一)准备

操作者准备、环境准备、患者准备同日机装 Aquarius CVVH。

用物准备：日机装 Aquarius 仪器、血浆分离器、血浆胆红素吸附器 (BS330)、血液灌流器 (HA330-Ⅱ)、Aqualine 管路、专用连接管、排气袋、预冲肝素盐水 (5000u 肝素/1000 mL 生理盐水) 等。

(二)安装管路与预冲

1. 仪器开机自检后，建议选择 CVVH 模式、成人管路。
2. 查看血浆分离器、胆红素吸附器、灌流器及管路外包装是否完好；检查型号及有效期。
3. 灌流器静态肝素化。
4. 安装管路与血浆分离器：参考日机装 Aquarius TPE，生理盐水 500 mL 输液器排气后通过三通连接至血浆分离器的出浆口，用于下机回输血浆；前置换管路用延长管连接至滤出液袋。
5. 安装 BS330 与 HA330-Ⅱ (图 15-3)：排尽 HA330-Ⅱ内保存液，用①号管将滤出液管路与 HA330-Ⅱ静脉端连接；用②号管将 BS330 静脉端与灌流器动脉端连接；用③号管将 BS330 动脉端连接至排气袋，悬挂于输液杆上。过程中严格无菌操作，避免污染各接口。将 BS330 与 HA330-Ⅱ静脉端朝下、动脉端朝上垂直固定在支架上，打开各管路夹，保持管路通畅。

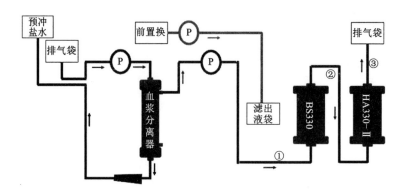

图 15-3　日机装 Aquarius DPMAS 管路安装示意图

6. 预冲血浆分离器并完成压力/安全夹检测，参考日机装 Aquarius TPE。

7. 预冲胆红素吸附器及灌流器：在治疗模式下进行预冲。

(1) 设置预冲参数：点击进入"设置参数"，对预冲参数进行设置。

① 血流速(mL/min)：150~250 mL/min；

② 治疗时间(h)：可设置为预期预冲时间；

③ 脱水率(mL/h)：每小时脱水速率，设置最低脱水率 10 mL/h；

④ 总脱水量(mL)：设置大于每小时脱水量×预冲时间即可；

⑤ 前置换(mL/h)：3000~9000 mL/h，即胆红素吸附器及灌流器的预冲流速，可根据产品说明进行设置；

⑥ 后置换(mL/h)：设置为 0；

⑦ 肝素率(mL/h)及肝素追加量 mL：设置为 0；

⑧ 温度(℃)：设置为 0，即不加温。

(2) 预冲：选择"开始治疗"，进入治疗模式。开启血泵及平衡。

① 依次用 5% 葡萄糖注射液 500 mL(选用)、不少于 2500 mL 的生理盐水预冲吸附器；

② 预冲时将 HA330-Ⅱ倾斜 30°~45°，敲打静脉端以排出入口处气体，接着连续敲打动脉端并根据气体情况进行旋转，以排出其中气体；

③ 将 HA330-Ⅱ垂直，敲打静脉端以排出出口处气体；

④ 同理排出 BS330 中气体。

(3) 气体排尽且已达要求的预冲盐水量后进入"再循环"模式，将①号管从滤出液管路处断开连接至静脉壶，将③号管从排气袋处断开连接至滤出液管路(图 15-4)。

(三) 开始治疗

1. 设置治疗参数：需将预冲时的平衡数据清零，再根据患者情况重新设置治疗时间、前置换速度、肝素率、肝素追加量等参数。

① 治疗时间(h)：预期治疗时间，一般为 3~5 h；

② 脱水率(mL/h)：每小时脱水速率，设置最低脱水率 10 mL/h；

③ 总脱水量(mL)：设置高于每小时脱水量×预期治疗时间；

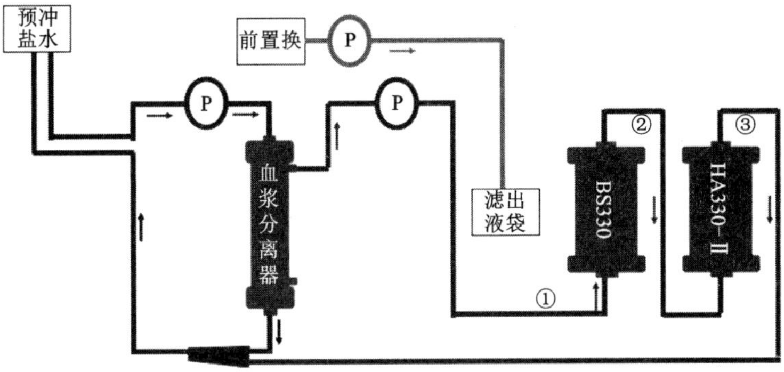

图 15-4　日机装 Aquarius DPMAS 开始治疗前连接示意图

④前置换(mL/h)：即分浆速度，根据患者情况调节，一般设置为1200~1800 mL/h(根据血浆分离器的说明书进行设置，一般设置为血流速的20%~25%，不超过30%)；

⑤后置换(mL/h)：设置为0；

⑥肝素率(mL/h)及肝素追加量(mL)：遵医嘱；

⑦温度(℃)：调节为0，即不加温。

2.患者准备、血管通路准备同日机装 Aquarius CVVH。

3.连接患者：建议选择双连接。启动治疗后将血流速上调至80~150 mL/min，全血自循环5~10 min，观察患者生命体征平稳后，逐步上调置换液速度至目标值进行分浆。

4.整理与记录。

(四)治疗模式中的注意事项

可参考日机装 Aquarius CVVH。

1.患者病情监测

(1)密切观察生命体征变化，尤其是血压的变化。发生低血压的可能原因有：体外循环血量较大，引血速度过快，体外循环材料发生过敏反应等。根据患者的实际情况进行处理，如上机前充分预冲，上机时选择双连接，加快胶体溶液的补充速度，必要时适量使用血管活性药物，严重过敏者可终止治疗。

(2)密切观察患者的出凝血情况，有条件应根据凝血功能的指标调整抗凝剂的用量。

(3)预防微粒栓塞，治疗前应严格检查灌流器有无破损并充分预冲，治疗中一旦发生颗粒脱落，应立即停止治疗。

(4)治疗时因仪器无法对血液加温，患者常出现畏寒、寒战，因此应注意维持室温，可加被保暖，避免低体温的发生。

2.仪器运转情况监测

(1)不同产品型号的血浆分离器对跨膜压(TMP)的要求不同，需严密监测 TMP 变化。若TMP 增高至 30 mmHg 左右，应及时给予处理(根据实际情况选择追加抗凝药物、盐水冲洗管路或者降低分浆速度)，如 TMP 进行性升高，则密切观察有无溶血、破膜情况并及时结束治疗。

（2）换袋操作：因置换液袋内的液体通过前置换泵直接流入滤出液袋，屏幕提示更换置换液袋/滤出液袋时，可将滤出液袋及置换液袋位置对调。待秤平稳后开启平衡。

（五）结束治疗

结束治疗前需将体外循环管路中的血浆回输至患者体内，以下两种方法可供参考：

1. 先回输血浆后回输血液

（1）回输血浆：在治疗模式下回输血浆：①暂停平衡，停止分浆，将血浆分离器出浆口的三通调节至回输血浆用的盐水与滤出液管路相通，血浆分离器出浆口的一侧不相通，打开盐水开关；②可调整前置换速度至 3000~6000 mL/h（50~100 mL/min），即回输浆速度，开启平衡；③待血浆回输完毕（BS330 与 HA330-Ⅱ血室容积约 345 mL），暂停平衡，关闭回输盐水。

（2）回输血液：进入"结束治疗"程序，操作流程参考日机装 Aquarius CVVH，进行血液的回输。

2. 先回输血液后回输血浆

（1）回输血液：进入"结束治疗"程序，操作流程参考日机装 Aquarius CVVH，进行血液的回输。

（2）回输血浆：打开滤出液泵门，将滤出液管路从泵中取出，将血浆分离器出浆口的三通调节至回输血浆用的盐水与滤出液管路相通，血浆分离器出浆口的一侧不相通，打开盐水开关，依靠重力回输血浆。

二、费森尤斯 multiFiltrate DPMAS 操作流程

（一）准备

操作者准备、环境准备、患者准备同费森尤斯 multiFiltrate CVVH。

用物准备：费森尤斯 multiFiltrate 仪器、血浆分离器、血浆胆红素吸附器（BS330）、血液灌流器（HA330-Ⅱ）、AVF 套管、S 管 1 根、接头 1 个、滤出液袋、专用连接管、注射器、无菌巾、胶布、酒精、络合碘、棉签等；预冲肝素盐水（5000u 肝素/1000 mL 生理盐水）、生理盐水、肝素钠注射液、遵医嘱配制抗凝剂于无菌盘内。

（二）安装管路与预冲

1. 仪器开机自检后，关闭 Ci-Ca 枸橼酸抗凝（Off），选择新的治疗模式（select new treatment），建议选择 CVVH 模式。

2. 查看血浆分离器、胆红素吸附器、灌流器及管路外包装是否完好；检查型号及有效期。胆红素吸附器及灌流器静态肝素化。

3. 安装并预冲管路与血浆分离器：参考费森尤斯 multiFiltrate TPE。生理盐水 500 mL 输液器排气后通过三通连接至血浆分离器的出浆口（需安装转换接头），用于下机回输血浆。

4. 预冲 BS330 与 HA330-Ⅱ（图 15-5）：排尽 HA330-Ⅱ内保存液，用①号管将 BS330 动脉端与排气袋连接；用②号管将 BS330 静脉端与 HA330-Ⅱ动脉端连接；用③号管将 HA330-Ⅱ静脉端与预冲盐水连接。依次用 5% 葡萄糖注射液 500 mL（选用）、不少于 2500 mL 的生理盐水预冲 HA330-Ⅱ与 BS330。排气方法参考日机装 Aquarius DPMAS。

此排气法为非密闭式预冲,将 BS330 与 HA330-Ⅱ 单独排气后再安装至管路中,任何机型均适用。也可参考费森尤斯 multiFiltrate DFPP 的预冲方法,将 BS330 与 HA330-Ⅱ 先安装至管路中,而后在超滤预冲过程进行排气。

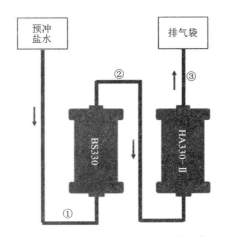

图 15-5 BS330 与 HA330-Ⅱ 排气示意图

5.安装 BS330 与 HA330-Ⅱ(如图 15-6):夹闭①、②、③号管,断开①号管与排气袋的连接,断开滤出液管路与滤出液袋的连接,将①号管与滤出液管路连接,置换液管路用桥管与滤出液袋连接;断开③号管与预冲盐水的连接,将③号管连接至静脉壶。过程中严格无菌操作,避免污染管路端口。将 BS330 与 HA330-Ⅱ 动脉端朝下、静脉端朝上垂直固定在支架上,打开各管路夹,保持管路通畅。

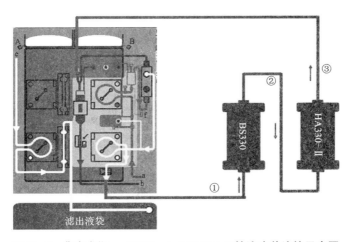

图 15-6 费森尤斯 multiFiltrate DPMAS 开始治疗前连接示意图

(三)开始治疗

1.参数设置:根据患者情况设置血流速度、持续抗凝速度、置换液速度。

①血流速度(mL/min):一般设置为 80~150 mL/min。

②超滤速度(mL/h)与超滤目标(mL):均设为"off"。

③置换液速度(mL/h):即分浆速度,开始治疗时设置为"off",根据患者情况调节,逐步上调至 1200~1800 mL/h(根据血浆分离器的说明书进行设置,一般设置为血流速的 20%~25%,不超过 30%)。

④持续抗凝速度(mL/h):遵医嘱。

⑤温度(℃):设置为"off"。

2. 患者准备、血管通路准备同费森尤斯 multiFiltrate CVVH。

3. 连接患者:建议选择双连接。启动治疗后将血流速上调至 80~150 mL/min,全血自循环 5~10 min,观察患者生命体征平稳后,逐步上调置换液速度至目标值进行分浆。

4. 整理与记录。

(四)治疗模式中的注意事项

可参考日机装 Aquarius DPMAS 及费森尤斯 multiFiltrate CVVH。

(五)结束治疗

可参考费森尤斯 multiFiltrate CVVH。

1. 先回输血浆后回输血液

(1)回输血浆:在治疗模式下回输血浆:①手动关闭平衡,停止分浆,将血浆分离器出浆口的三通调节至回输血浆用的盐水与滤出液管路相通,血浆分离器出浆口的一侧不相通,打开盐水开关;②可调整前置换速度至 3000~6000 mL/h(50~100 mL/min),即回输浆速度,开启平衡;③待血浆回输完毕(BS330 与 HA330-Ⅱ血室容积约 345 mL),暂停平衡,关闭回输盐水。

(2)回输血液:进入"结束治疗"程序,操作流程参考费森尤斯 multiFiltrate CVVH,进行血液的回输。

2. 先回输血液后回输血浆

(1)回输血液:进入"结束治疗"程序,操作流程参考费森尤斯 multiFiltrate CVVH,进行血液的回输。

(2)回输血浆:打开滤出液泵门,按住[START/RESET]键,将滤出液管路从泵中取出,将血浆分离器出浆口的三通调节至回输血浆用的盐水与滤出液管路相通,血浆分离器出浆口的一侧不相通,打开盐水开关,依靠重力回输血浆。亦可直接断开①号管与滤出液管路的连接,将①号管连接回输血浆用生理盐水,依靠重力回输。

第四节　免疫吸附

一、定义

免疫吸附(immunoadsorption, IA)是指利用高度特异性的抗原、抗体或某些有特定物理化学亲和力的物质(配基)结合在吸附材料(载体)上,制成吸附柱,利用其特异性吸附性能,选择性清除血液中内源性中大分子致病物质(配体)的治疗方法。免疫吸附大多数要求采用血浆吸附的方式。

二、特点

免疫吸附疗法是在血浆置换的基础上发展起来的新技术,适用于普通治疗方法效果不佳的免疫相关疾病。

1. 优点

(1)具有高度的选择性和特异性,其载体和配基可以根据需要灵活设计,对血浆中致病因子具有"靶向"性吸附作用,而血浆中有用成分的丢失范围与数量更小。

(2)迅速从循环中清除致病抗体和循环免疫复合物,起效快,在短时间内使免疫性疾病和重症患者度过危重期和免疫风暴期。

(3)避免了输入血制品造成的不良影响。

(4)可作为药物(激素+免疫抑制剂)的有效辅助疗法,在与药物联合的治疗中,增强机体对药物的敏感性,增加疗效,减少副作用,从而缩短疗程,减少复发。

2. 缺点

(1)不能完全替代原发病的治疗。

(2)短期效果显著,长期疗效有待观察。

(3)治疗的剂量、疗程、治疗频率等问题有待进一步研究。

三、分类

(一)根据吸附对象分类

根据吸附对象不同可以分为特异性免疫吸附和选择性免疫吸附。特异性免疫吸附针对某种致病抗体,不吸附其他抗体;选择性免疫吸附针对免疫球蛋白,不吸附血浆的其他成分。

表 15-4　特异性免疫吸附和选择性免疫吸附

分类	配基	抗体结合位点	结合原理	被吸附抗体	产品举例
选择性免疫吸附	蛋白 A	免疫球蛋白 Fc 段	生物亲和(高亲和力)	IgG、IgA、IgM	蛋白 A 免疫吸附柱(广州康盛)、Immunosorba(费森尤斯)
	类蛋白 A 多肽				Globaffin(费森尤斯)
	羊抗人 Ig 多抗				Ig-Therasorb(美天旎)
	色氨酸、苯丙氨酸		疏水作用(低亲和力)		Immusorba TR-350,PH-350(旭化成)

续表15-4

分类	配基	抗体结合位点	结合原理	被吸附抗体	产品举例
特异性免疫吸附	鼠抗人 IgE 单抗/IgE 受体	免疫球蛋白 Fab 段（可变区）	抗原-抗体特异性相互作用或配体-受体特异性相互作用	IgE	IgE-Therasorb（美天旎）
	β 肾上腺素受体片段			抗 β 肾上腺素受体抗体	Coraffin（费森尤斯）
	乙酰胆碱受体片段			抗乙酰胆碱受体抗体	Medisorba MG
	小牛胸腺 DNA			抗 dsDNA 抗体、ANA	DNA 免疫吸附柱（珠海健帆）

（二）根据吸附剂分类

表 15-5　生物亲和吸附和物理化学亲和吸附

吸附原理	吸附方式	固定物质		吸附对象
生物亲和作用	抗原抗体结合	抗原	DNA	抗 DNA 抗体
			血型物质	抗血型物质抗体
			胰岛素	抗胰岛素抗体
			凝血因子Ⅷ	抗Ⅷ因子抗体
		抗体	抗 LDL 抗体	LDL
			抗 HBsAg 抗体	HBsAg
			抗 IgE 抗体	IgE
	补体结合	C1q		免疫复合物
	Fc 结合	蛋白 A		IgG 免疫复合物
物理化学亲和作用	疏水结合	色氨酸		抗乙酰胆碱受体抗体
		苯丙氨酸		RF，抗 dsDNA 抗体
	静电结合	多聚阴离子		LDL
		多聚阴离子		T3，噬菌体 DNA
		甲基化白蛋白		DNA

四、适应证

1.肾脏和风湿免疫系统疾病

系统性红斑狼疮和狼疮性肾炎、抗肾小球基底膜病、Wegener 肉芽肿、新月体肾炎、局灶节段性肾小球硬化、溶血性尿毒症综合征、免疫性肝病、脂蛋白肾病、冷球蛋白血症、类风湿关节炎、单克隆丙种球蛋白血症、抗磷脂抗体综合征等。

2. 神经系统疾病

重症肌无力、格兰巴雷综合征、多发性硬化病、自身免疫性脑炎、视神经脊髓炎、慢性炎症性脱髓鞘性多发性神经病等。

3. 血液系统疾病

特发性血小板减少性紫癜、血栓性血小板减少性紫癜、血友病等。

4. 血脂代谢紊乱

严重的家族性高胆固醇血症、高甘油三酯血症等。

5. 肝衰竭

重症肝炎、严重肝衰竭尤其是合并高胆红素血症患者等。

6. 器官移植排斥反应

肾移植和肝移植排斥反应、群体反应性抗体升高、移植后超敏反应等。

7. 重症药物或毒物的中毒

化学药物或毒物、生物毒素，对于高脂溶性而且易与蛋白结合的药物或毒物，可选择血浆灌流吸附，或与血液透析联合治疗效果更佳。

8. 其他疾病

扩张性心肌病、β_2 微球蛋白相关淀粉样变、银屑病、甲状腺功能亢进等。

五、治疗剂量及频率

起始治疗时，高抗体滴定度的严重病例需要每日做 1.5~2.0 倍血浆量的免疫吸附治疗，每疗程治疗 3~5 次。也可选择隔日治疗 1 次，每次治疗血浆量为 2.0~2.5 倍血浆体积，每疗程治疗 3~5 次。病变较轻的病例可以隔日进行 1 次治疗；在维持治疗阶段，每 4~6 周进行 2 次治疗一般就可以满足需求。另外，免疫吸附需要与其他的免疫抑制治疗相结合，从而对致敏抗体有长期的抑制作用。

六、临床应用

Sebastian S 等对 147 名激素难治性多发性硬化患者接受 IA（使用色氨酸吸附 TR-350）治疗的多中心回顾性分析发现，有 105 人（71.4%）在平均 5.4 次 IA 治疗后 7~10 d 内功能得到改善，其中 88 例（59.8%）得到显著改善，17 例（11.6%）得到中度改善。认为 IA 的治疗效果可以和 PE 相比。

Dietze J 对 9 例标准治疗方案耐药的寻常天疱疮患者采用 Ig-TheraSorb 吸附系统治疗，回顾性分析发现，9 例患者治疗后自身抗体滴度有效降低，30 d 后，抗体滴度降低 74%，180 d 后自身抗体降低了 80%；30 d 后，类固醇消耗减少约 50%，90 d 后，类固醇减少了 75%，180 d 后，类固醇剂量可降至低于 7.5 mg/d。治疗结果总缓解率为 89%，56% 的患者达到部分缓解，33% 完全缓解。

Dorst J 对 17 例接受蛋白 A 免疫吸附治疗的难治性慢性炎性脱髓鞘多神经病变进行前瞻性研究发现，IgG 水平降低明显，且进行长周期治疗的效果可观。

王玉鸽等对 24 例接受蛋白 A 免疫吸附治疗的自身免疫脑炎患者进行回顾性分析发现，与免疫吸附治疗前比较，治疗后患者血及脑脊液抗体滴度、血 IgG 水平、脑脊液细胞数、血补体 C3 水平、血 C4 水平、改良 Rankin 量表评分均下降，而脑脊液蛋白水平未见统计学变化。目前国内外相关研究多为病例分析，确切疗效尚需更大样本的前瞻性研究验证。

第五节　血浆吸附集成连续性血液净化治疗

血浆吸附集成连续血液净化（PA+CRRT），或称为配对血浆滤过吸附或联合血浆滤过吸附（continuous plasma filtration adsorption，CPFA），是将血浆吸附技术联合连续性血液净化（CRRT）技术，是一种相对复杂的集成血液净化模式。同时兼顾了两种治疗模式的优点，其治疗目的在于广谱、连续清除血液中的致病溶质，并同时调整水电解质酸碱平衡及维持内环境稳定，在临床工作中运用越来越广泛。

一、构成

CPFA 是将血浆吸附技术（PA）和连续血液净化技术（CRRT）串联在一起而形成的一种新的血液净化技术。血液净化过程中，全血先由血浆分离器分离出血浆，血浆经吸附器吸附后与血细胞混合，再经血液滤过和（或）血液透析后回输到体内。

二、特点

1. 优点

（1）保留了传统 CRRT 和 PA 的诸多优点，CPFA 是一种连续性的治疗，既可 CRRT 来清除中、小分子溶质调节水、电解质和酸碱失衡，又可以通过吸附技术有效清除中、大分子炎症介质和内毒素，尤其对炎性反应的始动因子肿瘤坏死因子和内毒素的清除率更高。

（2）不需要输入外源性血浆或白蛋白，避免了输入血液制品后可能出现的副作用。

2. 缺点

（1）体外循环血容量大，易对血流动力学造成影响。

（2）对设备和吸附剂要更求高，操作相对复杂，治疗费用相对昂贵。

三、适应证

CPFA 可用于治疗伴有 SIRS 及水、电解质、酸碱失衡的危重疾病，包括严重脓毒症及脓毒性休克、挤压综合征、急性出血坏死性胰腺炎、肝衰竭等。

四、连接方式

（一）具有 CPFA 治疗模式的单台血液净化设备

目前，国内已有厂家推出了具备 CPFA 治疗模式的血液净化设备。应用及实施相对简单、安全。

（二）两台血液净化设备串联

在 ICU 内常用的血液净化设备多不能独立实现 CPFA 的治疗方式。在临床工作中，可以使用两台血液净化设备，一台进行血浆吸附治疗，另一台进行连续性血液滤过和(或)透析，将两台设备用三通串联到一起，便可以实现 CPFA。此方法需要两台血液净化设备和两套管路，费用较高，增加了护理工作量。当一台机器出现报警停止运转，另一台机器也会受影响而停止工作。由于两台机器串联在一起，因此血泵流速必须相同，否则必然会出现压力报警，从而增加管路凝血风险。然而，即使血流速参数设置完全相同，由于机器运转误差的存在，两台机器的血流速度也会存在微小差别，会导致每隔一段时间，出现前机回路压力或后机引血压力的报警，导致治疗中断。为解决这一问题，可以利用 2 个三通将一台设备桥接在另一台设备的回血管路上。这样，即使两台机器的血泵流速有些许差别，也可以通过桥接回路得到调整及平衡。在短路中存在少量血液的"再循环"或"未净化"对整体治疗不会产生影响。

根据连接的顺序不同，可以分为 CRRT 前 PA 后法和 PA 前 CRRT 后法。

1. CRRT 前 PA 后法(图 15-7)：是指将 CRRT 连接在血液净化导管主路上，将 PA 通过三通桥接在 CRRT 的回血管路形成侧支循环。

(1)优点是管路连接较为简单，上下机操作简单易行。由于 CRRT 治疗时间长于 PA 治疗，当 PA 治疗结束需下机时可直接将侧支进行回血卸管，不影响 CRRT 持续治疗。

(2)缺点是当采用含钙置换液且枸橼酸抗凝，进行后稀释的 CRRT 治疗时，进入静脉壶的血液钙离子浓度增加，这部分钙离子浓度增加的血液进入 PA 治疗时，可能导致 PA 抗凝不达标，存在凝管风险。针对此现象解决的方案有，第一，将后稀释设置为 0，增加前稀释或者透析液量；第二，提高枸橼酸用量或者采用分段式枸橼酸抗凝(静脉壶增设一组枸橼酸抗凝)，条件允许可监测静脉壶后钙离子浓度；第三，采用无钙置换液。其次，经 PA 后的血液无法加温，降低了患者的舒适度。

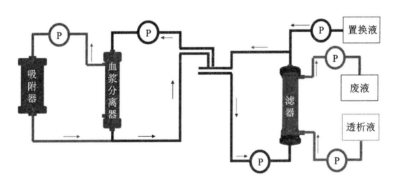

图 15-7　PA 前 CRRT 后连接模式图

2. PA 前 CRRT 后法(图 15-8)：是指将 PA 连接在血液净化导管主路上，将 CRRT 通过三通桥接在 PA 的回血管路形成侧支循环。

(1)优点是抗凝相对简单，只需 PA 管路内钙离子达标即可，对进入 CRRT 管路内的钙离子没有影响。

(2)缺点是当 CRRT 治疗时间长于 PA 治疗时，下机操作较为复杂。PA 下机回血法可分为两种，第一，可将两台设备整个回路的血液一起回输后，将 PA 设备卸管，再将 CRRT 设备连接在血液净化导管上继续治疗，但此回血法一次性回输较多血液，会短时间内增加患者的容量负荷。第二，先将 CRRT 管路内血液回输，从主路上撤离进入再循环模式。待患者循环稳定，将 PA 管路内血液回输，再将 CRRT 设备连接在血液净化导管上继续治疗，此回血法增加了难度及工作量。

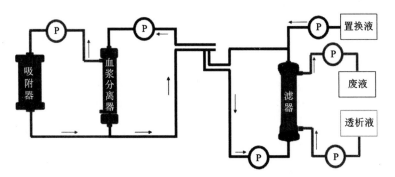

图 15-8　PA 前 CRRT 后连接模式图

五、治疗参数及处方

参数设置及处方以两台血液净化设备串联模式为例，进行 PA 的设备参数设置及处方参照单独的 PA 设置，进行 CRRT 的设备参数设置及处方参照单独的 CRRT 设置。但需注意的是，后机的血流速必须小于等于前机的血流速，以免出现流速不匹配而出现后机引血压力报警，此时可相应下调后机血流速，同时下调后机相应参数保证滤过分数。目前报道的大部分研究中，CPFA 治疗一般每日 1 次，每次治疗 6~10 h 或达成一定剂量的血浆。血浆吸附下机后可持续 CRRT 治疗。

六、不同模式的比较

见表 15-6。

表 15-6　PA+CRRT 与其他血液净化模式的比较

	PA	CRRT	PA+CRRT
原理	吸附	对流/弥散	吸附+对流/弥散
膜器	血浆分离器+吸附器	滤器	血浆分离器+吸附器+滤器
清除物质种类	水溶性、脂溶性或蛋白结合的大中小分子溶质	水分、水溶性中小分子溶质	水分、水溶性、脂溶性或蛋白结合的大中小分子溶质
清除速度	迅速，易反弹	持续缓慢	迅速降低+持续清除
治疗时间	4~8 h	>24 h	间断+连续
凝血因子丢失	较多	少	较多

参考文献

［1］ 白岩，史华山，郭瑞敏，等.血浆吸附技术用于治疗高脂血症的疗效及安全性分析[J].川北医学院学报，2021，36（5）：592-595.

［2］ 诸伟花，孟宇.血浆吸附治疗在肝衰竭伴高胆红素血症中的应用[J].锦州医科大学学报，2020，41（1）：59-61.

［3］ 车龙，牛殿吉，金福东，等.血浆吸附治疗高胆红素血症临床观察[J].中国危重病急救医学，2006，18（1）：12.

［4］ 陈念，李军，严友德，等.选择性血浆分离器对胆红素吸附治疗重型肝炎的临床研究[C].第三届国际暨全国肝衰竭与人工肝学术会议论文集.2005：265-268.

［5］ 向德栋，马巧玉，李玲，等.选择性血浆净化器对胆红素吸附的疗效观察[C].中华医学会第十四次全国病毒性肝炎及肝病学术会议论文集.2009：313-316.

［6］ 非生物型人工肝治疗肝衰竭指南（2016年版）[J].中华临床感染病杂志，2016，9（02）：97-103.

［7］ 肝衰竭诊治指南（2018年版）[J].中华肝脏病杂志，2019（01）：18-26.

［8］ 吴海鹰，杨凤，王锦，等.双重血浆分子吸附对毒蕈中毒急性肝功能损伤的作用及机制研究[J].中国急救医学，2016，36（11）：988-992.

［9］ 常莉，周平，冯璇璘.双重血浆分子吸附系统对急性肝功能衰竭患者炎性细胞因子及趋化因子影响研究[J].创伤与急危重病学，2018，6（4）：211-213，216.

［10］ 朴艺花，夏天皓，夏书香.双重血浆分子吸附系统治疗15例急性肝衰竭疗效观察[J].延边大学医学学报，2018，41（2）：122-124.

［11］ 许开亮，雷鸣，袁维方，等.双重血浆分子吸附系统治疗肝衰竭高胆红素患者疗效研究[J].创伤与急危重病医学，2020，8（2）：91-93+96.

［12］ 殷桂春，轧春妹，李谦，等.两台血液灌流机组合实现双重血浆分子吸附系统治疗肝衰竭的临床研究[J].中华危重病急救医学，2013，25（12）：738-742.

［13］ Chen J, Huang J, Chen Y, et al. A clinical study on the treatment of severe hepatitis by acombined artificial liver. Hepatogastroenterology, 2012, 59(119)：2273-2275.

［14］ 李守娟，王丽，吴蓓，等.双重血浆吸附联合血浆置换治疗重型乙型肝炎的临床观察[J].临床荟萃，2015，30（7）：781-784.

［15］ 危敏，彭虹，熊庭婷，等.新型人工肝组合技术双重血浆分子吸附联合血浆置换与单纯血浆置换治疗肝衰竭[J].中国组织工程研究，2019，23（14）：2235-2240.

［16］ 阮军，尹恒，杨蕊西，等.双重血浆分子吸附系统联合血浆置换治疗肝衰竭的Meta分析[J].生物医学工程与临床，2021，25（05）：601-608.

［17］ 戴兵，曾力，张雷，等.器官移植相关的血液净化技术规范（2019版）[J].器官移植，2020，11（2）：208-221.

［18］ Stummvoll G, Aringer M, Handisurya A, et al. Immunoadsorption in Autoimmune Diseases Affecting the Kidney. Semin Nephrol, 2017, 37(5)：478-487.

［19］ Schwenger V, Morath C. Immunoadsorption in nephrology and kidney transplantation. Nephrol Dial Transplant, 2010, 25(8)：2407-2413.

［20］ Ghannoum M, Hoffman RS, Gosselin S, et al. Use of extracorporeal treatments in the management of poisonings. Kidney Int, 2018, 94(4)：682-688.

［21］ Schimrigk S, Faiss J, Köhler W, et al. Escalation Therapy of Steroid Refractory Multiple Sclerosis Relapse with

Tryptophan Immunoadsorption-Observational Multicenter Study with 147 Patients. Eur Neurol, 2016, 75(5–6): 300-306.

[22] Dietze J, Hohenstein B, Tselmin S, et al. Successful and well-tolerated bi-weekly immunoadsorption regimen in pemphigus vulgaris. Atheroscler Suppl, 2017, 30: 271-277.

[23] Dorst J, Ludolph AC, Senel M, et al. Short-term and long–term effects of immunoadsorption in refractory chronic inflammatory demyelinating polyneuropathy: a prospective study in 17 patients. J Neurol, 2018, 265(12): 2906-2915.

[24] 王玉鸽, 马晓宇, 杨渝, 等. 蛋白 A 免疫吸附治疗自身免疫脑炎疗效的回顾性分析[J]. 中国神经免疫学和神经病学杂志, 2021, 28(3): 224-227.

[25] 刘大为. 重症血液净化[M]. 北京: 人民卫生出版社, 2017.

[26] 周恒杰, 刘金洁, 杨荣利, 等. 常规血液净化设备实现连续性血浆滤过吸附模式的方法及改良[J]. 中国血液净化, 2018, 17(8): 563-565.

第十六章

血浆透析滤过

第一节 概述

一、定义

血浆透析滤过(plasma dia-filtration, PDF)是使用选择性血浆分离器进行单膜血浆置换的同时,从中空纤维束外侧注入透析液的血液净化疗法,可以清除白蛋白结合物质和水溶性物质(图16-1)。PDF是当前唯一能同时清除大、中、小分子溶质,又能改善凝血功能,维持水电解质平衡的血液净化方法。

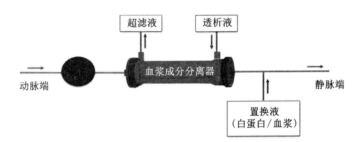

图16-1 血浆透析滤过模式图

二、特点

1. 优点

(1)同时利用弥散和对流原理实现对大、中、小分子溶质的清除,可清除白蛋白结合毒素及结合胆红素在内的水溶性毒素,选择性去除与肝衰竭发生有关的细胞因子。

(2)可维持水电解质平衡,去除肌酐、尿素氮等水溶性毒素,有效清除体内潴留的过多水分,改善肾功能,有利于肝肾综合征等并发症的防治。

(3)对纤维蛋白原的筛选系数为0,可最大限度保留凝血因子等较大分子物质和肝细胞生长因子,从而改善肝功能。

(4)持续清除可减少治疗后的毒素反跳。

(5)减少对外源性血浆的需求,节约血制品的用量,降低了大量输血导致的枸橼酸蓄积、高钠、低钙、碱中毒以及输血反应等并发症的发生。

（6）操作相对简单。

2. 缺点

由于 PDF 所使用的血浆成分分离器膜孔大于血滤器，故白蛋白等物质会通过弥散和对流作用同时丢失，警惕低血压的发生。

三、构成

PDF 是将选择性血浆置换（SPE）和血液透析滤过（HDF）技术融合在一起所产生的一种新的血液净化技术。PDF 所使用的血浆成分分离器膜的溶质通透性能介于普通血浆分离器和血滤器之间，又称为"蛋白分离器"。可允许水溶性的中、小分子溶质及白蛋白（包括与白蛋白结合的毒素）通过，分子量更大的免疫球蛋白、纤维蛋白原及绝大部分凝血因子无法通过。由于这种滤器的孔径较血滤器大，因此在透析滤过过程中会有血浆丢失，采用后稀释法在血液净化管路上或经外周静脉补充外源性血浆或人血白蛋白作为置换液，补充损失的白蛋白，可连续进行 6~8 h 或更长时间的治疗。

PDF 的管路连接类似于血液透析滤过，但使用的滤器为血浆成分分离器。以日本旭化成公司的产品为例，其血浆成分分离器 EC-20W，平均膜孔径为 0.01 μm，截留分子量为 100 kDa，对白蛋白的筛选系数约为 0.3，IgG 等免疫球蛋白的筛选系数相对较低（<0.2），可以在有效清除蛋白结合毒素和细胞因子同时，减少免疫球蛋白及凝血因子的丢失。

如果想提高蛋白结合毒素的清除效率，PDF 的血浆成分分离器也可选用 EC-30W，其白蛋白的筛选系数可达 0.5，而 IgG 的筛选系数较高（0.33），优点是提高白蛋白结合毒素和细胞因子的清除率，缺点是丢失更多的血浆成分，需要补充更多的外源性血浆。

四、适应证及禁忌证

（一）适应证

PDF 目前主要用于治疗各种原因导致的肝功能衰竭或严重脓毒症，尤其是合并肾功能衰竭。由于 PDF 既可以清除水溶性中小分子毒素，也可以清除部分蛋白结合毒素，甚至可以清除蛋白结合率较高的药物中毒及中毒后产生的大量炎性因子，所以也可能将其用于中毒的治疗，尤其适合于中毒导致的急性肝功能衰竭，但目前相关的报道并不多见。

（二）禁忌证

PDF 无绝对禁忌证。相对禁忌证包括严重活动性出血或 DIC；对血浆、人血白蛋白等有严重过敏史者；血流动力学异常，存在严重的低血压或休克等全身循环衰竭；不稳定期的心、脑血管梗死患者；重度脑水肿伴有脑疝等濒危症状；临床医生认为不适合 PDF 治疗的情况或不能耐受 PDF 治疗者。

五、治疗参数和处方

1. 模式：CVVHD 或 CVVHDF。

2. 血流速度：80~150 mL/min。

3. 透析液速度：10~30 mL/（kg·h）。

4. 置换液速度：0~10 mL/（kg·h）。

5. 净超滤速度：依据患者实际容量状态调节，注意增加超滤应相应增加补浆的速度。

6. 治疗时间：一般为 6~8 h 或更长。

7. 补浆量：主要与治疗剂量及所选择的血浆成分分离器对白蛋白的筛选系数相关。比如选择旭化成 EC-20W 时，其对总蛋白的筛选系数约为 20%，则补浆量为总治疗剂量的 20% 左右，可采用部分 4%~7% 白蛋白溶液代血浆，一般不超过总量的 2/3。举例：选择 CVVHD 模式，透析液流速为 1000 mL/h，超滤量 250 mL/h，治疗时间为 8 h，则透析液总量为 8 L，超滤总量为 2 L，总剂量为 10 L，所需血浆量为 2.0 L，可补充新鲜冰冻血浆 0.8 L 及 5% 的人血白蛋白溶液 1.2 L，相当于 20% 白蛋白 60 g。

8. 补浆速度：补浆量/治疗时间，匀速输入即可。

六、并发症及处理

血浆透析滤过治疗过程中应警惕低血压的发生，主要由于使用膜孔径较大的滤器或单次治疗时间较长，白蛋白减少导致血浆胶体渗透压下降，而外源性血浆或白蛋白补充不足，体内血浆胶体渗透压明显下降导致有效循环血量不足引起，也可能由于晶体丢失过多或过敏导致血压下降。因此应根据患者实际情况合理选择血浆分离器。注意及时补充适量的人血白蛋白及血浆，治疗中注意维持水电解质平衡。患者出现头晕、出汗、恶心、心率增快及血压下降时应首先减慢血泵流速、透析液流速或超滤速度，加快胶体液补充速度，血压稳定后补充适当晶体。考虑过敏者使用抗过敏药物，必要时可使用血管活性药物维持血压或暂停治疗。

七、不同模式的比较

连续血液透析滤过使用的血滤器的膜孔径较小，截留分子量一般小于 30 kDa，高截留分子量滤器一般也不超过 60 kDa，白蛋白无法通过，只能用于清除中、小分子物质及体内多余的水分，无法清除肝衰或脓毒症时体内产生的大分子细胞因子及蛋白结合性毒素等大分子，不适用于肝功能衰竭或严重脓毒症的治疗。因为不存在白蛋白的大量流失，故对血浆胶体渗透压及血流动力学无明显影响，治疗过程中不需要补充外源性新鲜冰冻血浆或人血白蛋白，从而节约了血液制品，降低了因此产生的医疗费用，也避免了大量输血导致的枸橼酸输入相关并发症及输血传播性疾病的发生。

血浆置换是使用膜式血浆分离器将血浆成分与血细胞分离。血浆分离器的孔径一般介于 0.2~0.6 μm 之间，为透析膜孔径的几十倍，截留分子量在 3 000 kDa，可以同时清除血细胞以外的大、中、小分子物质，但同时也清除了血浆中重要的白蛋白及凝血因子，为避免出现血浆胶体渗透压的下降及凝血功能的异常需要及时补充大量外源性白蛋白及新鲜冰冻血浆，其补充量等同于分离弃掉的血浆量。大量使用枸橼酸抗凝血浆的输入增加了枸橼酸蓄积、代谢性碱中毒以及低钙血症的风险，尤其对于合并严重肝功能异常的患者风险更高。

血浆置换联合连续性透析滤过虽然可以达到二者的综合作用，但需要 2 台血液净化设备及耗材，两台机器串联或并联运行对设备性能要求较高、管路连接复杂，操作技术难度大，容易触发机器报警，影响血液净化效率，增加凝血风险及感染风险，也增加医护的工作量（表 16-1）。

表 16-1　PDF 与其他血液净化方式的比较

	PE	CHDF	PE+CHDF	PDF
需要血液净化设备数量	一台	一台	二台	一台
血液净化器	血浆分离器	血滤器	血浆分离器+血滤器	血浆成分分离器
操作复杂程度	简单	简单	复杂	复杂
单次治疗时间	2~3 h	>24 h	间断+连续	6~8 h
细胞因子清除	强	弱	强	强
白蛋白筛选系数	1.0	0	1.0	0.3
对凝血影响	明显改善	小	明显改善	较小
外源血浆量	血浆量 1~1.5 倍	无	同 PE	PE 的 1/3~1/2

八、临床应用

2002 年，日本首次将 PDF 应用于一例药物性肝衰竭患者治疗，患者总胆红素下降 27%，凝血时间下降 25%，有效地维持了患者的肝功能。2010 年，Hajime N 进行了一项 PDF 多中心研究，选用 7 家医院治疗的 21 名肝衰竭患者，共进行 124 次 PDF 治疗，结果显示总胆红素的清除率达 35.6%，且 IL-18 清除率为 54.6%。此研究结果首次报道了患者 90 天存活率，为 38.1%。

目前国内研究着重于 PDF 对肝功能的疗效研究。2013 年，邢汉前等研究表明，PDF 治疗组患者总胆红素下降幅度高于单纯血浆置换治疗组，而 48 h 后总胆红素的反弹幅度又小于单纯血浆置换治疗组，说明 PDF 治疗能延缓治疗后总胆红素的反弹幅度与速度。杨仙珊等人对 101 例肝衰竭患者资料进行回顾性分析 PDF 治疗时间对效果的影响，按照治疗时间分为 2 组，治疗 4 h 组 77 例，治疗 6 h 组 24 例，2 组治疗参数：血流量 150 mL/min，透析液用量 16 L，血浆总量 2 L。结果发现，治疗 6 h 组不耐受率(41.7%)高于 4 h 组(6.5%)，PDF 治疗 4 h 与治疗 6 h，治疗前后的 ALT、AST、TBil、DBil 的下降幅度、治疗后 24 h 的反弹幅度以及治疗后 72 h 的反弹幅度无显著差异，提示总治疗剂量相同，治疗效果相似，安全性相仿，但 4 h 组耐受性更高。冯钧帅等人对 31 例肝衰竭合并脓毒症患者的资料进行回顾性分析，PDF 治疗后临床有效率达 61.29%，PDF 结合内科治疗前后患者的 PTA、纤维蛋白原、TBIL、AST、Na^+、K^+、PCT、IL-6、CRP、白细胞(WBC)、乳酸、序贯性器官功能衰竭(SOFA)及终末期肝病模型(MELD)评分差异有统计学意义。另一项相似研究显示，PDF 应用于脓毒症的治疗，对炎症因子 IL-6，IL-2 及肿瘤坏死因子(TNF)-α 等有较好的清除作用，提示 PDF 在肝衰竭合并脓毒症时也具有良好的临床价值。

但目前临床研究多为非随机对照试验，与其他类型人工肝缺乏对照，今后有待大样本随机对照的临床数据支持。

第二节　PDF 操作

除用物准备、模式选择、安装管路、参数设置及注意事项与 CVVH 略有不同，其余均可参考 CVVH 操作流程。

1. 用物准备：血浆成分分离器，根据患者情况准备血浆及人血白蛋白。

2. 模式选择：一般选择 CVVHD 模式。

3. 安装管路：应预防漏血报警（漏血检测器处放置假壶等）。

4. 参数设置：根据患者情况设置治疗时间、脱水率/超滤速度 mL/h（为保证液体不入超，每小时脱水度至少设置为枸橼酸速度+碳酸氢钠速度+外周静脉补充人血白蛋白和（或）血浆输注速度）、总脱水量、透析液等。

5. 注意事项：治疗开始时，同步启动人血白蛋白和（或）血浆，并匀速输注。治疗中保证人血白蛋白和血浆输注的连续性，密切监测患者血压情况，出现血压波动时可适当调整胶体输注速度和（或）调整透析液、脱水量。观察有无输血反应并对症处理。

参考文献

[1] Tsuyoshi M, Yutaka E, Tomoharu S, et al. A case of acute hepatic insufficiency treated with novel plasmapheresis plasma diafiltration for bridge use until liver transplantation[J]. Ther Apher Dial, 2002, 6(6)：463-466.

[2] Nakae H, Eguchi Y, Saotome T, et al. Muhicenter study of plasma diafiltration in patients with acute liver failure[J]. Ther Apher Dial, 2010, 14(5)：444-450.

[3] 邢汉前，刘俊微，王开利，等.持续缓慢血浆透析滤过治疗肝功能衰竭的临床疗效分析[J].生物医学工程与临床，2013, 17(2)：152-155.

[4] 饶美英，孙珂，喻蓉艳，等.血浆透析滤过模式在重型肝炎治疗中的血液净化配合应用[J].中国输血杂志，2018, 31(8)：851-853.

[5] 王媛，党盼玉，王伟.血浆置换联合连续性血浆透析滤过治疗慢加急性肝衰竭患者临床疗效及其对血浆细胞因子水平的影响[J].实用肝脏病杂志，2019, 22(4)：541-544.

[6] 钱志平，陈楠，张宇一，等.血浆透析滤过治疗 HBV 相关慢加急性肝衰竭预后的影响因素分析[J].肝脏，2017, 22(2)：111-115.

[7] 杨仙珊，周莉，李璐，等.血浆透析滤过治疗时间对肝衰竭治疗效果的影响[J].临床肝胆病杂志，2018, 34(5)：1052-1054.

[8] 冯钧帅，傅彩虹，马茹，等.血浆滤过透析治疗肝衰竭合并脓毒症的疗效[J].临床荟萃，2019, 34(4)：330-333.

[9] 陈珍.肝衰竭血浆滤过透析应用进展[J].西部医学，2015, 27(7)：1113-1115.

[10] Lange CM, Bechstein WO, Berg T, et al. Acute-on-Chronic liver failure[J]. Visc Med, 2018, 34(4)：296-300.

[11] Manakkat Vijay GK, Ryan JM, Abeles RD, etal. Neutrophil toll-like receptor 9 expression and the systemic inflammatory response in acetaminophen-induced acute liver failure[J]. Crit Care Med, 2016, 44(1)：43-53.

[12] Li MX, Liu JF, Lu JD, etal. Plasma diafiltration ameliorating gut mucosal barrier dysfunction and improving survival in porcine sepsis models[J]. Intensive Care Med Exp, 2016, 4(1)：31.

第十七章

CRRT 与 ECMO

第一节 体外氧合器氧合治疗技术

一、定义

体外氧合器氧合(extracorporeal membrane oxygenation，ECMO)，又称体外生命支持系统(extracorporeal life support，ECLS)，其功能是将患者的静脉血引流至体外，经气体交换并将含氧的血液加温后，再送回患者的动脉或静脉，可暂时支持心、肺功能衰竭患者，直到心、肺功能恢复，或者过渡到心、肺移植手术。

二、原理

ECMO 有 VV-ECMO(veno-venous ECMO)和 VA-ECMO(veno-arterial ECMO)两种(图 17-1、图 17-2)。

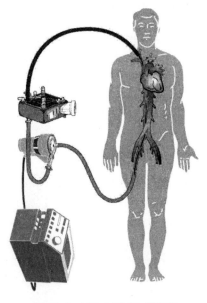
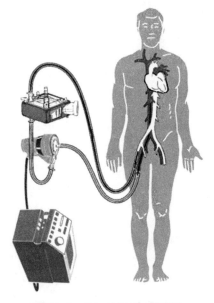

图 17-1　VV-ECMO 模拟图　　　　　　图 17-2　VA-ECMO 模拟图

VV-ECMO 的治疗原理为：引流患者静脉血至体外，经气体交换后，再回输至患者静脉。VV-ECMO 只取代肺的气体交换功能，对心脏的循环功能则没有支持，因此，仅用于肺部疾病。VA-ECMO 的治疗原理为：引流患者的静脉血，经气体交换后，回到患者的动脉，因此，可同时支持心肺功能，可用于心脏功能衰竭或呼吸功能衰竭的患者。

肺功能不好时，为了维持气体交换量，只好调高呼吸机的参数设定，经常使用较高浓度的氧气和较高的吸入压以扩张塌陷的肺泡，但是高浓度的氧气对肺部有伤害；较高的吸入气道压往往未能撑开已塌陷的肺泡，反而使原本较正常的肺泡过度扩张而受到伤害，进而诱发肺水肿、肺纤维化，使肺功能进一步损伤。因此，急性呼吸窘迫综合征(ARDS)患者往往面对一个恶性循环。ECMO 可取代肺气体交换功能，减少对呼吸机的需求，也让肺有一个休息恢复的机会。总结起来，ECMO 支持对肺而言：①取代肺气体交换的功能，移除体内潴留的 CO_2 并供应 O_2；②减少患者对呼吸机的要求，让肺功能得以恢复。

对心脏而言，ECMO 可增加组织灌流，直接改善机体的循环状态。由于衰竭的心脏为了维持足够的心排血量，要增加前负荷，造成充血性心力衰竭的症状，ECMO 能引流部分静脉血至体外，可减少心脏的前负荷，从而降低中心静脉压，减少组织水肿，减轻充血性心力衰竭的症状；ECMO 也可减轻其工作量，减少强心剂的使用，让心脏有一个休息恢复的机会。

总之，ECMO 可暂时性代替部分原来的心脏功能或肺功能，以等待急性心肺功能衰竭恢复，如果心肺功能不能恢复也可在其稳定后，评估身体各器官的功能，转为左心室辅助装置或接受心脏、肺移植。故 ECMO 只适用于争取治疗时间而非治愈疾病本身。

三、适应证

1. ECMO 在循环领域的应用

VA-ECMO 是各种急性双心室功能衰竭合并呼吸功能衰竭患者的首选治疗方法，也是心脏骤停患者的抢救性辅助治疗手段。主要适应证包括：①各种原因(包括急性心肌梗死、心脏外科术后、暴发性心肌炎、心脏介入治疗突发事件、等待心脏移植、长期慢性心力衰竭患者急性失代偿、药物中毒、溺水以及冻伤等)引起的心脏骤停或心源性休克；②急性右心功能衰竭：急性大面积肺栓塞、心脏移植术后合并右心功能不全、接受左心室辅助装置出现急性右心衰竭、严重呼吸衰竭引发的急性肺源性心脏病；③顽固性室性心律失常。

2. ECMO 在呼吸领域的应用

VV-ECMO 是各种原因所致的急性呼吸衰竭患者的首选治疗方法。主要适应证包括：ARDS 患者、肺移植患者、支气管哮喘、肺栓塞、大气道阻塞、慢性阻塞性肺疾病等原因引起的严重急性呼吸衰竭。

四、ECMO 相关 AKI

(一)诊断标准

接受 ECMO 治疗的患者存在血流动力学、炎症和各种病理生理异常(源于原发疾病和/或暴露于 ECMO 回路)，这使这类患者同时处于其他器官衰竭的高风险之中。其中，AKI 是最常见的并发症之一，流行病学显示约有 85% 的 ECMO 支持患者合并 AKI，且与 ECMO 患者的不良预后显著相关。具体表现为：酸碱平衡与水电解质紊乱，肾小球滤过率降低，血肌酐以及尿素氮潴留等。AKI 严重时会直接引起多器官功能障碍综合征。对 ECMO 患者而言，现阶段 AKI 诊断标准中 KDIGO 标准的预测价值更好，应用最为广泛。下列情况满足一项即可诊断为 AKI：①尿量减少<0.5 mL/（kg·h）持续 6 h 以上；②Scr 在 48 h 内升高≥26.5 μmol/L（0.3 mg/dL）；③已经确定或推断 7 d 内 Scr 升高会超过基础值的 1.5 倍及以上。

（二）ECMO 相关 AKI 的危险因素

ECMO 支持的患者发生 AKI 的原因通常是多因素的。相关危险因素不仅包括基础疾病状态，急性炎症反应和免疫反应、血流动力学不稳定、缺血-再灌注损伤、血小板和凝血异常以及暴露于肾毒性物质，也有与 ECMO 直接相关的因素，如红细胞应激、溶血和游离铁的释放。在 ECMO 患者中，并发症和其他器官衰竭也很常见，这些紊乱本身都会增加 AKI 的风险。另外，在接受 ECMO 患者中，并发症和其他器官衰竭也很常见，这些紊乱本身都会增加 AKI 的风险。这些并发症包括血栓形成（1%~22%）、出血和凝血功能障碍（5%~79%）、肢体缺血（13%~25%）、感染（17%~49%）和神经系统事件（10%~33%）。最后，在 ECMO 之前和 ECMO 期间，过量输液和液体过载也会加剧 AKI 的风险。根据目前的文献，20%~100% 的 AKI 合并 ECMO 患者在 ECMO 治疗前或治疗期间都接受了肾脏替代治疗（RRT）。目前，CRRT 也是 ECMO 时最常用的血液净化模式。具体说来，ECMO 相关 AKI 的危险因素及其机制如下所示：

1. 肾脏灌注不足

ECMO 辅助治疗之前，多数患者一般都有经过严重的疾病状态，如重度缺氧、休克，并经历了相关的治疗，如使用肾毒性药物、大量静脉补液以及利尿等，目的是维持血流动力学平稳，保证重要脏器的灌注，然而，急性重症疾病本身的病理生理学状态以及治疗措施一定程度上都会对肾功能造成负面影响。低血压与 ECMO 患者肾功能恶化有关，心功能衰竭会造成心输出量下降和低灌注的情况，如果不及时纠正，可使肾前性 AKI 发展为肾性 AKI，引起肾皮质坏死，从而导致患者丧失肾功能。机械通气致使胸腔内压力升高，既使右心室的后负荷增加，也在一定程度上减小了心输出量，从而加重低血压和静脉淤血，进一步加重肾脏灌注不足。与此同时，心力衰竭、少尿、过度液体复苏致使中心静脉压升高，进而引起器官血流淤滞，肾静脉压力也随之加大，肾间质水肿，增加肾间质压力，从而减少肾脏灌注，使肾小球滤过率及其滤过压下降。有研究显示，患者在 ECMO 辅助之前乳酸水平较高，并且在 ECMO 期间使用高剂量的血管活性药物是 AKI 的独立危险因素。升高的乳酸水平反映出肾脏等组织器官可能存在灌注不足，如此就造成肾脏出现缺血缺氧性变化，从而导致肾脏受损。

2. 高血压病史

赵腊梅的研究结果显示，相较于非 AKI 组，AKI 组患者存在高血压的概率更高，多因素 Logistic 回归分析发现 ECMO 相关 AKI 产生的独立危险因素之一是高血压病史，由此反映出多数合并高血压患者的肾脏储备功能相对较差，较非高血压患者面临更高的 AKI 风险。

3. 炎症反应

需要 ECMO 辅助的患者病情危重且复杂，因为患者本身有一些基础疾病，如感染、缺氧以及休克，还由于血液与无内皮细胞覆盖的 ECMO 管路界面相接触，一般都会引起全身炎症反应综合征。而全身炎症反应的关键在于中性粒细胞的激活。在血管内皮表面黏附的被激活后的中性粒细胞，会释放很多种炎症介质，如肿瘤坏死因子 α（TNF-α）、白细胞介素（IL-

1β、IL-6、IL-8)和细胞因子等诱发炎症级联反应，而这一反应可能造成广泛的微血管损伤，从而导致非脓毒症性肾脏炎症并且引发相关损伤。此外，高水平的内毒素、外毒素、炎症因子会破坏肾毛细血管基底膜，致使白蛋白在内的大分子渗漏，从而导致全身水肿，进一步加重 AKI。而且机械通气、液体超负荷都会促进炎症因子表达、增加肾组织破坏、加重炎性损伤，从而最终形成 AKI。有研究显示伴发感染是 ECMO 相关 AKI 的独立危险因素，肾脏病理改变的基础之一是由感染而引发的全身免疫炎症反应，其堆积的免疫复合物、微生物感染所引起的机体炎症反应以及炎细胞浸润等导致的肾脏受损。

4. 肾脏缺血再灌注损伤

由肾小管上皮细胞、肾血管内皮细胞以及白细胞介导的炎症反应与肾脏微血管改变，其主要特征在于刚开始对器官的血液供应有一定限制，然后再恢复其灌注并伴随氧化应激，从而使组织损伤加重。肾脏缺血阶段是肾脏损害的一个初始环节，肾脏微血管发生变化，随之而来的缺血使线粒体的代谢产生障碍，从而导致细胞坏死。进行 ECMO 辅助治疗之后，可改善患者的血流动力学与氧合情况，缺氧较长时间的器官、组织以及细胞等循环血流得以恢复，此即再灌注阶段，肾脏再灌注会激活炎症反应，导致活性氧类的产生、细胞内钙超载等变化，从而进一步加重肾损伤。

5. ECMO 的辅助模式

此外，相关文献指出，AKI 的发生与 ECMO 的辅助模式相关，相较于 VV-ECMO 患者，VA-ECMO 患者发生 AKI 的概率更高。其原因可能为 VV-ECMO 通常用于单纯性呼吸衰竭患者，而 VA-ECMO 针对的患者更为危重，是严重心力衰竭合并呼吸衰竭的患者，且 VA-ECMO 辅助时，患者的动脉血流一部分来自心脏搏动，还有一部分来自 ECMO 泵的非搏动性血流，因而会对肾脏灌注造成一定的影响，而 VV-ECMO 能够有效保持心脏泵血功能，产生的搏动性血流不会对肾脏灌注产生较大的负面影响。相关研究证实，相较于非搏动性血流，搏动性血流能够有效保护患者全身的微循环，而且还有益于维持肾脏灌注。

6. 血液系统相关并发症

长期的 ECMO 辅助使 ECMO 管路和血液的接触时间得以延长，从而进一步增大血栓、溶血、出血等并发症产生的风险，是 AKI 的独立危险因素。如血栓形成、溶血等都会对 AKI 的发生发展产生影响。ECMO 患者之所以发生溶血，很大程度上是因为 ECMO 管路的剪切力和输注过多的血制品造成，而游离血红蛋白则是在患者溶血之后产生的，它会引发进一步的氧化应激反应，产生大量的活性氧，从而使肾小管上皮细胞受到损害，溶血后血浆游离血红蛋白、血红素的堆积也可导致肾小管堵塞，进一步导致肾功能恶化。此外，虽然近年来 ECMO 技术不断改进，管路中血栓的形成大大减少，但在长时间的 ECMO 辅助时也不可避免地会逐渐形成小血栓，血栓脱落后很大可能会造成肾血管栓塞，从而导致肾实质缺血坏死。

7. ECMO 之前心肺复苏

有研究单因素分析结果显示，ECMO 之前进行心肺复苏也是 AKI 的一项危险因素，因为心肺复苏期间全身低灌注，肾缺血缺氧导致肾小球坏死，虽然 ECMO 支持后肾血流得以恢复，但是缺血-再灌注损伤及非搏动性血流仍会影响肾功能。

8. 此外，ECMO 治疗期间大剂量的血制品输入也是一项危险因素，因为这会引起炎症反应，这是 AKI 的主要病理机制之一。

第二节 ECMO 联合 CRRT 技术

一、ECMO 期间 CRRT 的适应证和方式

严重肺疾病和呼吸衰竭患者往往不能耐受液体过负荷,因此 ECMO 患者使用 RRT 最常见的原因是清除过量的液体,其次是纠正内环境紊乱。连续和间歇性 RRT 都是去除液体和改善内环境的有效治疗手段。然而,就生存率而言,现有的研究并没有充足证据表明哪一种模式更优。对于血流动力学不稳定的人群,比如大多数的 ECMO 患者,通常无法耐受液体和内环境的急剧波动,CRRT 往往是比较理想的治疗模式。因为 CRRT 的优势在于可以持续缓慢地清除液体,避免发生液体急剧波动。此外,在间歇性血透治疗期间,由于液体的快速丢失,ECMO 血流速往往难以维持。因此,无论对于患者还是 ECMO 管路,缓慢脱水的 CRRT 都是更好的选择。

ECMO 联合 RRT 可用来挽救生命,但潜在的风险也会增加护理的难度及医疗费用。一项纳入 43 项观察研究包含 21624 名 ECMO 患者在内的荟萃分析表明,不足 30% 的 ECMO 病例需要 RRT,且其死亡率较高;另一个系统回顾研究表明,与单独使用 ECMO 的患者相比,接受 ECMO 联合 RRT 的患者死亡率更高。RRT 在改变 ECMO 患者死亡风险方面的直接作用尚不确定。观察到的较高死亡率,最有可能的原因是严重 AKI 的影响。虽然患有 AKI 和严重容量超负荷、尿毒症、酸碱和电解质失衡的 ECMO 患者应接受 RRT 治疗,但尚不清楚是否与更好的结局相关。

二、开始 CRRT 的时机

危重患者中,开始 CRRT 的最佳时机仍有争议,这也适用于接受 ECMO 的患者。由于液体超负荷已被公认为不良结局和 ECMO 持续时间较长的独立危险因素,因此应将其视为考虑早期开始利尿药物或 RRT 的重要因素。利尿药可能对非少尿型肾损伤且肾损伤严重程度较低的患者有效,但其疗效通常不可预测,同时,利尿药也可能具有潜在的不可接受的副作用。此外,此类患者可能需要更可控地去除多余的液体。2017 年血液净化急诊临床应用专家共识中指出,ECMO 辅助患者均处于至少一个脏器功能衰竭的状态,如果合并肾功能不全,AKI Ⅰ 期的患者就应及早行 CRRT 治疗,防止继发的多脏器功能衰竭。

三、CRRT 与 ECMO 的连接方式

CRRT 与 ECMO 联合治疗必然涉及两套环路之间的连接方式问题,这也是研究中关注的重点。从目前的文献报道来看,主要有三种连接方式(图 17-3):

(一)滤器与 ECMO 串联

即直接将血滤器连接到环路中。其特点是可以节约成本和减少超滤液的使用量,但此方法会产生超滤器的分流,而且不能显示环路的压力或者准确控制超滤量,从患者身体超滤出的液体要精确称重或者用量杯测量。虽然简单经济,但却容易发生滤器堵塞或凝固,且不易

被及时发现。

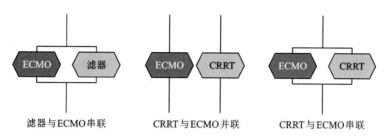

滤器与ECMO串联　　　CRRT与ECMO并联　　　CRRT与ECMO串联

图17-3　CRRT与ECMO连接方式

（二）CRRT与ECMO并联

即分别置管，是指ECMO和CRRT分别选择两个不同位置进行穿刺置管。其优缺点包括：

1. 优点

（1）两种治疗独立开展，避免相互干扰、限制；

（2）CRRT模式不受限、处方控制更精准；

（3）CRRT管路可独立使用枸橼酸抗凝；

（4）更换管路无需ECMO团队参与。

2. 缺点

（1）需要为CRRT开放独立血管通路，增加出血、感染的机会和风险，且花费昂贵；

（2）患者体外管路总循环血量增加。

（三）CRRT与ECMO串联

即将CRRT机直接连接到ECMO环路中，这种方式可以显示压力并且精确地控制超滤量，因此得到了广泛应用。其优缺点包括：

1. 优点

（1）CRRT模式及治疗参数控制不受限；

（2）无需建立单独的血管通路；

（3）不增加患者体外管路循环血量；

（4）无需额外增加CRRT管路抗凝。

2. 缺点

（1）对操作技术和治疗经验要求较高；

（2）两种治疗可能相互干扰，ECMO管路内可能存在血液分流；

（3）ECMO与CRRT两者的压力不兼容，CRRT仪器连接处血流压力偏离安全范围，可能触发CRRT管路压力报警和中断。

3. 连接方法

临床操作中，ECMO与CRRT两者的压力不兼容导致CRRT无法正常运转是最常见的问题。ECMO与CRRT连接的原则是保证患者所需的ECMO流量下，维持CRRT管路压力在可运转的报警范围以内。CRRT 的压力与 ECMO 的血流速度相关，ECMO 的血流量改变可以改变这些压力，进而进一步影响 CRRT 管路的压力。解决这个问题主要有三种方法：调整报警界限范围、降低 ECMO 血流量和改变 ECMO 与 CRRT 的串联方式。比较来看，调整报警界限存在安全隐患，降低血流量又很受限，改变串联方式成为重点关注的问题。常见的串联方法有以下 6 种(图 17-4)：

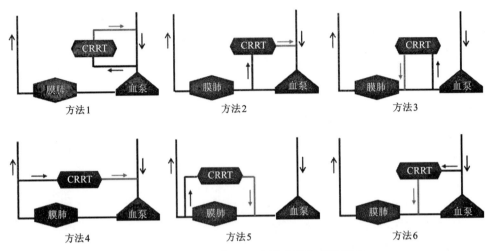

图 17-4　ECMO 与 CRRT 的串联方式连接图

方法 1：泵前到泵前。CRRT 引血端在 ECMO 离心泵前(离泵近)，回血端也在 ECMO 离心泵前(离泵远)。优点是回血端无阻力，缺点有触发引血端、回血端低压报警，存在离心泵进空气的风险，报警血流停止造成凝血。

方法 2：膜泵之间到泵前。CRRT 引血端在 ECMO 离心泵后氧合器前，回血端在 ECMO 离心泵前。优点是 CRRT 流量足够大，回血端无阻力。缺点有触发回血端低压报警，引血端高压报警，存在离心泵进空气的风险。

方法 3：膜泵之间。CRRT 引血端在 ECMO 离心泵后氧合器前(近泵)，回血端也在 ECMO 离心泵后氧合器前(近膜)。优点是没有空气进入离心泵的风险，氧合器可以排气，阻拦血栓。缺点是需要额外的连接接口，额外的接口形成血栓风险；CRRT 通路压力高，回血端高压报警。

方法 4：膜后到泵前。CRRT 引血端在 ECMO 氧合器后，回血端在 ECMO 离心泵前。优点是 CRRT 流量稳定，回路无阻力。缺点是回血端低压报警，存在离心泵进空气的风险。

方法 5：膜后到膜泵之间。CRRT 引血端在 ECMO 氧合器后，回血端在 ECMO 离心泵和氧合器之间。优点是可以监测膜前膜后的压力，使用原有连接口，同时氧合器可以阻拦空气和血栓。缺点是引血端与回血端均易出现高压报警，报警血流停止可能造成凝血与溶血。有文献报道，在氧合器的引血端和回血端连接可调节的三通接头，根据压力变化随时调整。此外，选用可进行正负压力调节的 CRRT 仪器，使用正压控制模式，也有利于避免 CRRT 高压力报警情况发生。当患者 ECMO 血流量小于 4.2 L 时，建议选择此连接方法。

方法 6：泵前到膜泵之间。CRRT 引血端在 ECMO 离心泵前，回血端位于 ECMO 膜泵之间。优点是氧合器可以阻拦空气和血栓，但存在离心泵进空气、引血端低压报警、回血端高压报警等缺点。

ECMO 联合 CRRT 治疗将 ECMO 与 CRRT 技术一体化，有利于实现对危重患者机体支持的新治疗模式。但就 ECMO 与 CRRT 的连接方式而言，对于使用哪种 ECMO 联合 CRRT 治疗方法更优尚无定论，因此，在临床实践中，需根据本科室的临床经验、专业知识、熟练程度及医务人员的专业能力进行选择。CRRT 串联 ECMO 管路减少了患者置管的风险，有研究显示，CRRT 的滤器压力与 ECMO 流速之间互相影响，其在临床治疗上是可行且安全的。ECMO 与 CRRT 串联治疗时，在不减少 ECMO 流量前提下，具体的连接方式可根据治疗需要、ECMO 的血流量、仪器种类、治疗过程中 CRRT 压力等选择，以保证治疗顺利进行。在整个治疗过程中也可以根据患者病情的变化改变连接方式。

四、ECMO 联合 CRRT 的监护要点

ECMO 联合 CRRT 治疗期间需要严密观察患者的生命体征及各化验指标变化，从生命体征监测、容量管理、抗凝管理、压力监测与护理、管路管理、不同连接方式的护理管理、营养支持等多方面着手细化管理流程，严防并发症的发生。

1. 生命体征监测

包括患者体温、呼吸、循环状况监测。

(1)体温监测：由于 ECMO 及 CRRT 治疗都是体外循环，患者很容易出现低体温现象。在 ECMO 支持治疗时早期亚低温可以降低脑及心脏耗氧保护脑细胞。当温度太高时机体氧耗增加，而温度太低易发生凝血功能和血流动力学紊乱。护士应严密监测体温变化，室温调至 25℃，予血液加温治疗，ECMO 水箱温度保持在 36.0℃~37.0℃，必要时予加被保暖等措施，尤其应注意下肢末端的保暖。

(2)循环监测：持续监测心率、有创血压、中心静脉压(CVP)等。留置动脉导管，在持续监测血压变化的前提下可以采集动脉血标本，减少穿刺。每小时记录液体出入量，同时注意观察尿量，保持液体平衡，防止组织水肿和肺水肿。ECMO 转机过程中严密监测灌注量，灌注量不足主要表现为平均动脉压偏低、CVP 偏低、酸中毒等。灌注量过高时，需检查管道是否扭曲、受压、弯折等的情况，主要根据动脉血气结果、外周血氧饱和度来评估。

2. 容量管理

(1)液体容量护理：液体平衡可以预测患者 90 d 的病死率，尤其是 ECMO 应用前 3 d，液体负平衡时，可以提高患者的生存率，若前 3 d 液体呈正平衡者，联合使用 CRRT 者成活率明显提高，且安全有效。CRRT 治疗过程中，应准确记录并计算滤出液量，并每班统计患者出入量，维持液体负平衡；定时监测患者血电解质，若血电解质紊乱则增加监测频率并根据检测结果调整置换液配方，以保证患者血电解质平衡。当选择在 ECMO 管路上直接连接 1 个CRRT 过滤器时，虽然此操作设置相对简单且成本较低，无须额外抗凝，但对于严格控制超滤量的患者而言，无压力监测，容易造成容量不稳定及血栓风险增加，且无法有效清除溶质。选择此方式时尤其要做好液体管理，减少超滤液误差。

(2)血容量护理：ECMO 联合 CRRT 治疗时因引血速度快且体外循环血量多，易致患者血容量减少及血流动力学不稳定。在连接 CRRT 前确保 MAP>65 mmHg；同时，CRRT 刚开始引血时血流速度宜慢，控制在 50~80 mL/min，待生命体征稳定后再将血流速度调至 100~

200 mL/min 以防低血压发生。在整个治疗过程中,应严密监测患者有创血压(IBP)及中心静脉压(CVP)等指标,维持患者有效循环血流量稳定。

3. 抗凝管理

患者长期体外辅助循环易引起血液高凝状态,增加了抗凝难度。对于肝素抗凝的患者,需 2~4 h 监测 1 次患者的活化部分凝血活酶时间(APTT)和激活全血凝固时间(ACT),根据监测结果调整肝素用量,即 APTT 需要维持在 45~60 s,当患者有活动性出血时,ACT 值维持在 130~180 s,无活动性出血时 ACT 值维持在 180~200 s,并根据患者有无出血情况调节 ACT 的维持范围。由于 ECMO 与 CRRT 对抗凝需求不同,在 CRRT 与 ECMO 联合治疗时,亦可在 CRRT 管路中单独使用局部枸橼酸抗凝。

在管路血凝块观察方面,至少每班观察 1 次管路、离心泵泵头或氧合器是否有纤维蛋白沉积或血凝块形成;需每小时监测 CRRT 的动脉压、静脉压、跨膜压指标,及时发现 CRRT 滤器中血凝块,并在早期采取措施防治。凝血发生的表现包括压力参数改变(静脉压力和跨膜压力突然快速升高)、管路和滤器血液颜色变暗、滤器见小黑线、管路(动脉壶或静脉壶内)小凝血块出现等。在监护中可采用多普勒超声及早发现血栓。

至少每天进行 1 次凝血试验(包括溶血筛查),若存在明显的血液溶解或纤维蛋白溶解,无论氧合器内有无凝块都应更换 ECMO 管路。在治疗过程中尽量维护好静脉通路,避免反复穿刺。同时尽量避免皮下注射、肌内注射及动静脉采血等,一方面避免血栓形成,另一方面警惕出血发生。CRRT 与 ECMO 独立管道治疗方式时,对已经进行 ECMO 治疗的患者,CRRT 通路的静脉穿刺增加出血风险,应尤为警惕。

4. 压力监测与处理

通常 ECMO 导管压力值 0~150 mmHg 是 CRRT 运行的安全压力(ECMO 管路不同部位压力如图 17-5),如果泵后压力高于 200~250 mmHg,CRRT 仪器回血端连接于 ECMO 离心泵之后,容易因为导管压力过高造成 CRRT 机器出现高静脉压(回输压)及高滤器前压报警,导致治疗中断,而频繁的治疗中断会增加非计划下机的发生率。文献报道,在高压力报警情况下通过调节 ECMO 血流来降低压力会造成难以估计的风险。

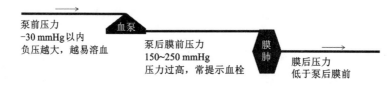

图 17-5 ECMO 管路不同部位压力模式图

将 CRRT 回血端连在离心泵前的方式会导致 CRRT 回血端压力为负值,超过预定范围,出现压力故障报警。此时通过在 CRRT 回血端增加三通连接管升高压力值会增加血栓形成风险。

将 CRRT 回路的引血端连接在 ECMO 离心泵前,可能存在 CRRT 引血端负压过大、引血不畅,同时增加离心泵进气的风险。而将 CRRT 回路的引血端连接在 ECMO 离心泵后,可能存在 CRRT 引血端正压过大,此时可增加三通连接管降低压力值,但又增加血栓形成的风险。

有文献报道将 CRRT 设备连接至 VV-ECMO 的旁路(从泵后到泵前),将 CRRT 设备连接至 VA-ECMO 的旁路(从膜后到泵前),ECMO 流量≤5 L/min,通过在 CRRT 和 ECMO 连接处,在不影响滤器血流量的前提下接入内径更小的连接管(内径 1.5 mm,长度 30 cm)以增加压力的衰减来改变 CRRT 入路和出路的压力以适应 CRRT 设备,避免设备报警。本单位的经验是将 CRRT 的引血端连在膜后,回血端连在膜前,同时选择报警压力范围较宽的 CRRT 仪器,比如费森尤斯和金宝,在 ECMO 流量≤5 L/min 时,CRRT 仪器可正常运转。

5. 管道管理

血液净化临时导管及 ECMO 管道均应妥善固定。ECMO 管道固定与其他管道相比要求更高:ECMO 管路绷带捆扎后需分别固定于腿部或头部,避免扭曲和成角,穿刺口外的 ECMO 管道需与大腿中轴平行固定,长度必须大于 40 cm;采用双高举平台法对导管进行固定,不会使导管与皮肤直接接触,且固定效果较好,可降低置管部位损伤率及非计划拔管风险。

在协助患者变换体位时,应妥善固定管道,避免拉扯或打折;由于中心插管(插入右心房和主动脉中的插管)和患者的血流动力学不稳定,VV-ECMO 患者移动更易受到限制,尽量避免弯曲患者臀部,对于清醒患者,必要时进行保护性约束。

床旁准备两把以上的血管钳,以便随时处理意外情况;测量外露导管长度以防止管道移位,定时超声定位管路位置;采用镇静测评工具评估患者状况,防止患者躁动导致导管移位或非计划性拔管。定时检查各接口固定情况,保持各管道接头连接紧密。

6. 不同连接方式的护理管理

CRRT 与 ECMO 单独连接治疗时,更换 CRRT 管道时不影响 ECMO 治疗,CRRT 护士能够单独完成,无需 ECMO 团队参与,患者发生血流不稳定容易造成 CRRT 仪器报警,此时需通过降低 CRRT 血流速度以保证 ECMO 正常运转。而 CRRT 串联入 ECMO 管道中时,护理难度增加,需要 ECMO 团队的参与,当调整 ECMO 血流或 ECMO 引血不畅时均会使 CRRT 仪器压力变化甚至出现压力报警。CRRT 连入 ECMO 管路增加了剪切应力,有溶血和获得性血管性血友病综合征的风险。

7. 营养支持

《重症患者早期肠内营养:ESICM 临床实践指南》中建议对接受 ECMO 的患者早期使用肠内营养。在治疗前,多学科协作团队应制定完善的营养支持计划来提高 ECMO 联合 CRRT 患者的营养达标程度。

ECMO 联合 CRRT 不只是两种治疗方式的单纯叠加,保证治疗的有效性及防治并发症是重点。CRRT 对 ECMO 的影响主要是增加旁路连接所致的分流与再循环,及气栓、血栓、溶血风险增加等;而 ECMO 对 CRRT 的影响主要是压力不兼容导致 CRRT 仪器压力监测困难、压力报警停机等。因此,ECMO 联合 CRRT 的连接应关注其对压力、气栓、血栓、再循环的影响,充分评估、加强监测,预防并发症的发生。

参考文献

[1] Han SS, Kim HJ, Lee SJ, et al. Effects of Renal Replacement Therapy in Patients Receiving Extracorporeal Membrane Oxygenation: A Meta-Analysis[J]. Ann Thorac Surg, 2015, 100(4): 1485-1495.

[2] Lee H, Cho YH, Chang HW, et al. The Outcome of Extracorporeal Life Support After General Thoracic Surgery: Timing of Application[J]. Ann Thorac Surg, 2017, 104(2): 450-457.

[3] 闵苏, 敖虎山.不同情况下成人体外氧合器氧合临床应用专家共识(2020版)[J].中国循环杂志, 2020, 35(11): 1052-1063.

[4] 曾妃, 梁江淑渊, 金小娟, 等.6例特重度烧伤患者使用体外氧合器氧合联合连续性肾脏替代治疗的护理[J].中华护理杂志, 2021, 56(03): 364-367.

[5] 李雅坤, 黑飞龙.体外氧合器氧合相关急性肾损伤的研究进展[J].中国临床研究, 2022, 35(01): 105-109+115.

[6] 游彤阳, 权明桃, 陈芳, 等.体外氧合器氧合联合连续性肾脏替代治疗患者的护理研究进展[J].全科护理, 2019, 17(22): 2718-2722.

[7] 张需野.体外膜肺氧合联合连续性肾脏替代治疗的护理进展[J].山西医药杂志, 2021, 50(05): 737-739.

[8] 血液净化急诊临床应用专家共识[J].中华急诊医学杂志, 2017, 26(01): 24-36.

[9] 陈丽花, 谢派玲, 曾丽婷, 等.体外氧合器氧合联合连续性肾脏替代治疗的连接方式及护理[J].护理研究, 2020, 34(18): 3355-3358.

[10] 高玲, 徐文红.体外膜肺氧合联合连续性肾脏替代治疗的研究进展[J].中国体外循环杂志, 2019, 17(01): 57-60.

[11] 王莎莎, 詹丽英, 方婷, 等.重型新型冠状病毒肺炎肺移植患者应用体外氧合器氧合联合连续肾脏替代治疗的护理实践[J].武汉大学学报(医学版), 2021, 42(04): 525-529.

[12] Natsumi S, Yosuke M, Ryuzo A, et al. A safe procedure for connecting a continuous renal replacement therapy device into an extracorporeal membrane oxygenation circuit[J]. J Artif Organs, 2017, 20: 125-131.

[13] De Tymowski C, Augustin P, Houissa H, et al. CRRT connected to ECMO: managing high pressures[J]. ASAIO, 2017, 63: 48-52.

[14] Suga N, Matsumura Y, Abe R, et al. A safe procedure for connecting a continuous renal replacement therapy device into an extracorporeal membrane oxygenation circuit[J]. Artif Organs, 2017, 20(2): 125-131.

[15] Schetz M, Legrand M. CRRT and ECMO: Dialysis catheter or connection to the ECMO circuit[J]? Anaesth Crit Care Pain Med, 2018, 37(6): 519-520.

[16] Tymowski C, Augustin P, Houissa H, et al. CRRT Connected to ECMO: Managing High Pressures[J]. ASAIO J, 2017, 63(1): 48-52.

[17] Na SJ, Choi HJ, Chung CR, et al. Using additional pressure control lines when connecting a continuous renal replacement therapy device to an extracorporeal membrane oxygenation circuit[J]. BMC Nephrol, 2018, 19(1): 369.

[18] Lee CC, Chen SW, Cheng YL, et al. The impact of CRRT modality in patients with AKI receiving ECMO: A nationwide registry study in Taiwan[J]. Crit Care, 2020, 57: 102-107.

第三部分

案例分享

案例一

【病案介绍】

罗＊，男性，35岁，75 kg。诊断：乙型病毒性肝炎，慢+急性肝衰竭，肝性脑病，肝硬化，门脉高压性胃病（黏膜糜烂出血）。入 ICU 体查：T 36.2℃，HR 76 次/分，RR 26 次/分，BP 137/68 mmHg，SpO$_2$ 97%（中心管道吸氧 3 L/min）。神志模糊，扑翼样震颤阳性，皮肤巩膜黄染，可见蜘蛛痣。浅表淋巴结不大。双肺呼吸音清，未闻及干湿啰音。心界不大，心律齐。腹稍膨，无腹壁静脉曲张，腹软，全腹无压痛及反跳痛，脾肋下一指，移动性浊音阴性。双下肢轻度水肿。辅助检查：凝血功能：PT 38.7 s，APTT 38.9 s，PTA 18.5%，AT-Ⅲ 38.2%，FIB 0.69 g/L，INR 值 4.12。肝功能：ALT 122 U/L，AST 83 U/L，TBIL 472 μmol/L，DBIL 194.4 μmol/L，ALB 30 g/L。血气分析：pH 7.52，pCO$_2$ 23.8 mmHg，pO$_2$ 134 mmHg，BE-3.3 mmol/L，Lac 3.2 mmol/L，Hb 11.9 g/dL。

【拟解决的问题】

1.清除胆红素；2.纠正凝血功能；3.缓解肝衰竭、肝性脑病；4.维持内环境稳定。

【存在的问题】

患者肝功能不佳，凝血功能差，有胃黏膜糜烂出血，不宜选用全身性抗凝（肝素、低分子肝素）方案，有枸橼酸钠抗凝的相对禁忌证，抗凝方案的选择是最大的难题。

当使用透析或者滤过技术进行人工肝治疗时，该技术的弥散和对流功能可有效清除包括枸橼酸盐在内的水溶性小分子物质，从而减少机体代谢枸橼酸的负荷，因此发生枸橼酸蓄积的风险降低。但血浆置换（PE）或血浆吸附（PA）治疗没有清除枸橼酸钠的作用，较易发生枸橼酸钠蓄积，故国内外大多采用肝素抗凝的方式。但肝衰竭患者常常出现凝血紊乱，伴血小板严重降低，出血风险高，肝素使用可能会引起凝血系统进一步紊乱，加重治疗风险，因此对血液净化治疗的抗凝措施提出了挑战。此外，PE 所使用的血浆均保存于由枸橼酸钠、枸橼酸或磷酸盐、葡萄糖等组成的血液保存液中，每 100 mL 保存液中含枸橼酸钠 1.2~1.5 g，单次置换 3000 mL 血浆，必然导致较大量的枸橼酸（36~45 g）进入患者体内，为肝衰竭患者带来枸橼酸负荷，进一步增加枸橼酸蓄积的风险。

【拟定血液净化方案】

PE 与双重血浆分子吸附系统（DPMAS）交替。PE 置换量 3 L/次，置换液为冰冻血浆和（或）新鲜冰冻血浆，治疗时间 2 h，隔天一次；DPMAS 治疗剂量 8 L/次，治疗时间 4~5 h，2~3 天/次。第一次 TPE 选择无抗凝方案，上机一个多小时即出现凝管现象；调整方案为低剂量枸橼酸抗凝，120~140 mL/h。TPE 时 10% 葡萄糖酸钙持续 30 mL/h 输入，DPMAS 时 10% 葡萄糖酸钙持续 10 mL/h 输入。

【经验总结】

暴发性肝功能衰竭(FHF)，也称为急性肝功能衰竭(ALF)，是一种罕见的危及生命的疾病，死亡率高，表现为脑病、黄疸、凝血功能障碍和免疫系统失衡，肝移植似乎是 FHF 的"理想"治疗方法，但是，因各种原因而无法广泛采用。在 FHF 中，各种毒素被过度产生。为了去除这些毒素，可以使用 PE 或者 DPMAS。DPMAS 采用广谱吸附柱(HA330-II)和胆红素专用吸附柱(BS330)两种吸附剂的组合。研究表明，DPMAS 联合 PE 可能具有更有利的短期预后。

枸橼酸盐主要在肝脏代谢，其次是在骨骼肌和肾皮质。有研究表明肝衰竭患者并未完全丧失肝脏对枸橼酸代谢的能力，骨骼肌和肾皮质对枸橼酸的代谢能力尚存。因此可通过密切监测，及时调整枸橼酸剂量，从而减少枸橼酸蓄积的发生。然而，CRRT 有清除部分枸橼酸盐的能力，而 DPMASP 和 PE 则不具有。因此，在 PE 和 DPMAS 选用枸橼酸钠抗凝时除了需要考虑枸橼酸钠蓄积风险，还需要考虑其带来的液体负荷、代谢性碱中毒的风险。

本案例中，患者在第一次 PE 后，凝血功能较前好转(PT 18.1s，PTA 43.2%)，但胆红素下降不明显(TBIL 412.1 μmol/L，12.8%；DBIL 156.3 μmol/L，19.6%)。次日予 DPMAS，胆红素下降(TBIL 256.7 μmol/L，37.7%；DBIL 106.4 μmol/L，31.9%)，但凝血功能恶化(PT 28.8 s，PTA 24.8%)。凝血功能恶化主要与疾病本身相关，但不排除因吸附导致的凝血因子消耗。患者未出现明显酸碱平衡紊乱。该患者治疗期间未出现严重的枸橼酸钠蓄积，但有一过性代谢性碱中毒。

经过 18 天(TPE 7 次，DPMAS 6 次)后，患者神志清醒，生命体征平稳，凝血功能：PT 21.5 s，APTT 43.7 s，PTA 35.1%，AT-Ⅲ 42.6%，FIB 1.78 g/L。肝功能：ALT 34 U/L，AST 41 U/L，TBIL 188.6 μmol/L，DBIL 71.1 μmol/L，ALB 33.8 g/L。出院后患者接受肝移植，目前生活状态良好。

案例二

【病案介绍】

李 *，男性，60 岁，体重 60 kg。诊断：肝炎后肝硬化，原发性肝癌伴多处转移，慢+急性肝功能衰竭，肝肾综合征，急性肺水肿，应激性溃疡。患者因出现急性肺水肿伴高钾血症入 ICU 治疗。体查：HR 105 次/分，RR 26 次/分，BP 109/65 mmHg，SpO_2 85%。端坐呼吸，肝病面容。神志嗜睡。皮肤巩膜轻度黄染。双肺可闻及大量湿啰音。腹部膨隆，腹部留置腹腔引流管。双下肢无水肿。血气分析：pH 7.26，pCO_2 39.1 mmHg，pO_2 70.5 mmHg(高流量吸氧80%)，BE -8.8 mmol/L，Lac 2.2 mmol/L，Hb 8.6 g/dL，Hct 26%。电解质：血钠 135 mmol/L，血钾 5.2 mmol/L，血钙 1.19 mmol/L。血常规：PLT $41×10^9$/L。凝血功能：PT 22.8 s，APTT 60.6 s，DD 12.66 mmol/L，PTA 37%。肝肾功能：ALT 52 U/L，ALB 26.3 g/L，TBIL 112 μmol/L。Cr 286 μmol/L，BUN 18.32 mmol/L。

【拟解决的问题】

1.脱水,容量管理;2.降钾,纠酸,改善内环境。

【存在的问题】

患者基础肝脏储备功能差,凝血功能不佳,血小板减少,同时伴有应激性溃疡,故存在肝素或低分子肝素的使用禁忌,及枸橼酸蓄积的高风险,然而无抗凝方案存在凝管风险,可能导致治疗中断及血小板进一步消耗。

【拟定血液净化方案】

CVVHDF模式,枸橼酸钠抗凝,血流速100 mL/min,无钙置换液,后置换600 mL/h,透析液1000 mL/h,净超滤为80 mL/h,4%枸橼酸钠起始速度为140 mL/h,5%碳酸氢钠起始速度为100 mL/h,10%葡萄糖酸钙起始速度为20 mL/h。

【经验总结】

枸橼酸钠绝大部分经肝脏代谢,肝功能障碍时,枸橼酸-钙复合物代谢减慢,此时主要表现为低钙血症与代谢性酸中毒甚至乳酸酸中毒。为减少枸橼酸-钙蓄积的风险,需要控制枸橼酸钠用量,因此使用了较低的血流速并自配不含钙的置换液,同时,在使用枸橼酸钠抗凝期间增加血气与电解质监测的频率并据此调整葡萄糖酸钙及碳酸氢钠的补充速度。

1.补钙原则:为避免严重低钙血症,一般患者体内离子钙不低于0.9 mmol/L。治疗时除了补充CRRT清除的量,还需适当补充蓄积的钙,同时避免过度补钙,以免治疗结束后钙离子释放,出现高钙血症及因过度补钙导致的体外钙离子不易控制。

2.补钙方式:因间断静脉推注可能造成体内离子钙的较大波动,使体外钙离子水平不易控制,故建议采取持续输注的方式补钙。钙既可以从血管通路回血端补充,亦可以从其他血管通路补充。但当使用外置泵补钙时,血泵暂停可使血管通路回血端局部钙离子浓度升高导致凝管,故建议避免从血管通路回血端补钙,若是自带Ci-Ca泵的血液净化仪器,则无需考虑该问题。

3.初始补钙速度:

Ca^{2+}浓度计算公式:10%×CaGS量(mL/h)÷448÷处方剂量(L/h)×1000

每小时处方剂量:600+1000+140+100+20=1860 mL

每小时清除钙:1.7 mmol/L×1.86 L=3.162 mmol

相当于10%葡萄糖酸钙3.162×448÷1000÷10%=14.2(mL)

根据经验,为补充早期的蓄积钙,可在清除钙基础上增加10%葡萄糖酸钙0.5~1.0 g/h,即5~10 mL/h。

本案例患者治疗前离子钙正常,治疗初始10%葡萄糖酸钙20 mL/h,在CRRT治疗过程中根据血电解质结果及时调整,未出现低钙血症及酸碱平衡紊乱。经48 h CRRT,净脱水8000 mL后,患者氧合指数210 mmHg,血钾3.6 mmol/L,Cr 72 μmol/L,BUN 9.05 mmol/L。但最终因为肝功能衰竭伴分布性休克死亡。

案例三

【病案介绍】

肖＊＊，男性，48 岁，体重 70 kg。诊断：特重度烧伤，创面感染，脓毒血症，脓毒性休克，急性肾损伤。患者因高热伴内环境紊乱入 ICU。体查：T 38.7℃，HR 105 次/分，RR 24 次/分，BP 143/73 mmHg，SpO$_2$ 97%。神志镇静。双肺呼吸音粗。血气分析：pH 7.43，pCO$_2$ 42.3 mmHg，pO$_2$ 97.4 mmHg（呼吸机辅助呼吸 FiO$_2$ 40%），BE−4.6 mmol/L，HCO$_3^-$ 20.3 mmol/L，Lac 2.2 mmol/L，Hb 8.6 g/dL，Hct 35%。电解质：Na$^+$ 176 mmol/L，K$^+$ 3.7 mmol/L，Ca^{2+} 1.21 mmol/L，Cl$^-$ 136 mmol/L；肾功能：BUN 20.42 mmol/L，Cr 142 μmol/L。血糖 7.6 mmol/L。

【拟解决的问题】

控制性降钠，改善高渗状态。

【存在的问题】

患者为高渗状态，渗透压 386.8 mmol/L，血钠水平高，达到了重度高钠血症标准。高钠血症是烧伤患者常见的内环境紊乱，但血钠需要控制性下降，否则容易发生脱髓鞘病变。因此，CRRT 治疗时，初始应使用高钠配方才能达到控制性降钠的目标。

【拟定血液净化方案】

CVVHDF 模式，枸橼酸钠抗凝，采用商品置换液，血流速 120 mL/min，后置换 600 mL/h，透析液 1000 mL/h，4%枸橼酸钠起始以 200 mL/h 滤器前泵入，10%葡萄糖酸钙起始以 10 mL/h 回血端泵入，碳酸氢钠起始以 40 mL/h 回血端泵入，10%氯化钠起始以 30 mL/h 补充入置换液。在治疗开始 1 h 左右复查血电解质，之后每 2 h 复查电解质，根据患者血钠水平适时调整置换液配方中钠离子的浓度，推荐 10%氯化钠采用连续输注的方式，便于随时调整置换液中钠离子浓度。

【经验总结】

1. 降钠的原则

降钠速度应控制在每 24 h 下降不超过 10~12 mmol/L，每 1 h 下降 0.5~0.7 mmol/L。要达到控制性降钠的目标，需要控制置换液中钠离子与患者血钠的浓度梯度及每小时的治疗剂量，避免血钠下降过快。一般建议设定初始配方钠离子浓度与患者血钠浓度梯度为 5~10 mmol/L。

2. 设定初始配方钠离子浓度及计算 10%氯化钠初始泵速

按照初始配方钠离子浓度与患者血钠浓度（Na$^+$ 176 mmol/L）梯度为 5~10 mmol/L 的原则，初始配方钠离子浓度应设定为 166~171 mmol/L。

Na^+浓度计算公式：（5%×$NaHCO_3$ 量（mL/h）÷84×1000+10%×NaCl 量（mL/h）÷58.5×1000+113×置换液量(L/h)）÷处方剂量(L/h)

可将枸橼酸钠换算成碳酸氢钠来计算碱基及钠离子浓度。由于枸橼酸钠于滤器前输注，可通过滤器被部分清除，故100 mL 枸橼酸钠在体内代谢为约50 mL 碳酸氢钠。

处方剂量（不加浓钠）：600+1000+200+10+40=1850 mL=1.85 L

初始 Na^+=（113×1.6+140×5%×1000÷84）÷1.85=142.8（mmol/L）；

即原配方钠离子浓度应提高23~28 mmol/L，由此可粗略计算10%氯化钠初始速度：

处方剂量（加浓钠）：600+1000+200+10+40+30=1880 mL=1.88 L

23（mmol/L）×1.88（L）×58.5÷1000÷10%=25.3（mL）；

28（mmol/L）×1.88（L）×58.5÷1000÷10%=30.8（mL）。

故，10%氯化钠初始速度为25~31 mL/h。可将各配方速度及计算公式放入 excel 表格中方便计算（如表18-1）

表18-1 置换液配方调整时钠离子浓度计算

A	B	C	D	E	F	G	H	I	J
配方组分	10%氯化钠	4%枸橼酸钠	5%碳酸氢钠	注射用水	后置换	透析液	含钠置换液量	处方剂量	配方钠
	mL/h	mL/h	mL/h	mL/h	L/h	L/h	L/h	L/h	mmol
速度	30	220	30	0	0.6	1	1.6	1.88	168

注：其中含钠置换液量=F3+G3-E3/1000，处方剂量=H3+（B3+C3+D3+E3）/1000，配方钠=（10%×B3/58.5×1000+5%×（C3/2+D3）/84×1000+113×H3）/I3

3. 根据实际血电解质调整钠离子浓度

如果血钠按预期速度下降，则每2 h 下调配方钠1 mmol/L，相当于下调10%氯化钠速度约1.1 mL（1 mmol/L×1.88 L×58.5÷1000÷10%=1.1 mL）。调整配方时，应同时兼顾枸橼酸钠、碳酸氢钠及10%氯化钠三者的速度对钠离子浓度的影响。

对于该患者，每下调碳酸氢钠10 mL，钠离子浓度下降约3.2 mmol/L（5%×10 mL×1000÷84÷1.87 L=3.18 mmol/L）。该患者1 h 后血气 pH 7.4，BE-6.5 mmol/L，血钠仍为176 mmol/L，体内离子钙1.12，滤器后钙0.43，上调枸橼酸钠至220 mL/h，上调碳酸钠至50 mL/h，在未调整10%氯化钠速度时配方钠离子浓度上升约6.4 mmol/L，此时应下调10%氯化钠速度。24 h 后患者血钠为166 mmol/L，已暂停碳酸氢钠，10%氯化钠为24 mL/h，48 h 后患者血钠为160 mmol/L，10%氯化钠为10 mL/h，虽然置换液与患者血钠浓度梯度保持不变，但血钠下降速度明显减慢，暂停浓钠泵入后，血钠下降至155 mmol/L 后4 h 未再下降。一般不建议予低钠配方降钠，此时可以增大处方剂量（透析液和/或置换液量），本案例患者上调透析液至1200 mL，置换液至800 mL，84 h 时血钠为145 mmol/L，治疗达目标暂停CRRT。具体调整情况如表18-2所示。

表 18-2　患者 CRRT 处方调整及血钠变化

时间 h	患者血钠 mmol/L	10%氯化钠 mL/h	枸橼酸钠 mL/h	5%碳酸氢钠 mL/h	处方剂量 L/h	配方钠 mmol/L
0	176	30	200	40	1.88	168
1	176	24	220	50	1.9	167
4	174	24	220	30	1.88	162
24	166	24	220	0	1.85	155
48	160	10	220	0	1.84	143
60	155	0	220	0	1.83	135
84	145	0	220	25	2.255	136

案例四

【病案介绍】

熊＊＊，男性，43 岁，体重 65 kg。诊断：冠心病(心肌梗死型)，急性广泛前壁心肌梗死，室性心律失常，心源性休克，PCI 术后，心跳呼吸骤停，心肺复苏术后，缺血缺氧性脑病，AKI，应激性溃疡。入 ICU 体查：T 37.2℃，HR 103 次/分，RR 27 次/分，BP 111/65 mmHg [去甲肾上腺素维持 1.5 μg/(kg·min)+主动脉球囊反搏]，SpO_2 95%。神志镇静，呼吸机辅助呼吸。双肺呼吸音粗，可闻及散在干啰音。心律齐。凝血功能：PT 12.6 s，APTT 32.5 s，FIB 2.47 g/L，DD 4.43 mg/L。肝肾功能：ALT 230 U/L，AST 799 U/L，TBIL 21.1 μmol/L，ALB 34.1 g/L，BUN 9.19 mmol/L，Cr 172 μmol/L。心肌酶学：CK 11825 U/L，CK-MB 507 U/L，肌钙蛋白Ⅰ>16 ng/mL。血气分析：pH 7.39，pCO_2 40.7 mmHg，pO_2 76 mmHg(呼吸机辅助呼吸 FiO_2 50%)，BE-0.1 mmol/L，HCO_3^- 24.3 mmol/L，Lac 6.5 mmol/L，Hb 15.6 g/dL，Hct 42%。电解质：Na^+ 144 mmol/L，K^+ 3.4 mmol/L，Ca^{2+} 0.96 mmol/L。

【拟解决的问题】

患者入科后休克、无尿，需要进行容量管理。

【存在的问题】

患者因出现应激性溃疡，使用全身抗凝(肝素、低分子肝素)存在禁忌，优先选择局部枸橼酸钠抗凝。本案例患者存在严重休克，全身循环呈低动力状态，且因为心肺复苏引起肝功能受损，这些都是枸橼酸钠蓄积的高危因素。

【拟定血液净化方案】

CVVHDF 模式，商品化置换液后置换 600 mL/h，透析液 1000 mL/h，血流速 100

mL/min，初始枸橼酸钠 160 mL/h，初始 10% 葡萄糖酸钙 15 mL/h。该患者上机 3 h 后血气分析：pH 7.28，BE-8.4 mmol/L，HCO_3^- 15.3 mmol/L，Lac 9.8 mmol/L，Ca^{2+} 0.84 mmol/L。停枸橼酸钠改为无抗凝，并调整血流速、碳酸氢钠和其他相应参数。20 h 后待患者休克及循环低动力状况好转，血气分析：pH 7.44，BE-1.9 mmol/L，HCO_3^- 21.6 mmol/L，Lac 1.2 mmol/L，Ca^{2+} 1.17 mmol/L。再予枸橼酸抗凝，之后治疗顺利，未出现代谢性酸中毒、低钙及乳酸明显升高等现象。

【经验总结】

枸橼酸蓄积是 RCA 在 CRRT 中常见的并发症，在严重肝功能障碍（总胆红素>60 μmol/L）、低氧血症（动脉血氧分压<60 mmHg）和/或组织灌注不足、不可逆的低血压（血压<90/60 mmHg）等情况下，更容易导致枸橼酸在体内代谢异常、清除能力减退、出现蓄积中毒相关并发症。可通过间接测定离子钙（iCa^{2+}）、HCO_3^-、总钙（TCa）/iCa^{2+} 等来判断枸橼酸蓄积，其中 TCa/iCa^{2+} 能较好地反映枸橼酸的代谢障碍，比值≥2.5 可视为预测枸橼酸蓄积的阈值。但用 TCa/iCa^{2+} 判断枸橼酸蓄积并非绝对可靠，可能存在一定误差，如血清白蛋白低的重症患者，蛋白结合钙低，影响 TCa 水平，此时若使用 TCa/iCa^{2+} 来评价枸橼酸过量会出现偏差。对于肝功能异常患者，更易出现枸橼酸蓄积，需要更敏感的指标来评估。

有研究者对肝衰竭的患者在 CRRT 中应用 RCA，发现血清乳酸≥3.4 mmol/L 和 PT≤26 s 能较好地预测枸橼酸蓄积。需要注意的是通过间接指标并不能精确评价患者体内枸橼酸的蓄积。临床上已有可直接测定枸橼酸钠浓度的方法（如枸橼酸分析试剂盒及抗凝机器人），直接评价 CRRT 患者 RCA 时体内是否存在枸橼酸蓄积，但这些方法目前临床难以普及。临床上常用的识别方法为：当持续补钙量超过 CRRT 清除的钙量时，血钙仍不能维持正常水平，同时伴有进行性代谢性酸中毒甚至乳酸增高。一般相应的处理包括降低或停止枸橼酸输注 10~30 min，然后按照之前 70% 的速度开始，以及增加透析液/置换液流量清除枸橼酸等。本案例给予低剂量的枸橼酸钠初始速度，但治疗开始后不久仍出现明显代谢性酸中毒、乳酸增高和低钙血症，故暂停了枸橼酸钠抗凝。

另外，危重症患者的脏器功能是变化的，对于枸橼酸的耐受情况也会随着病情的改变而发生改变，因此在临床工作中，需要以动态的眼光来调整 CRRT 处方。如此例中，患者初期严重休克伴肝功能缺血性损伤，导致枸橼酸钠蓄积；但在后期治疗中，患者循环功能好转，肝功能恢复，对于枸橼酸钠的耐受性明显改善。反之，在疾病进展过程中，也要警惕患者对于枸橼酸钠耐受性下降，因此，针对此类患者，上机后应严密监测血钙、酸碱平衡及乳酸的变化情况等。

案例五

【病案介绍】

范＊＊，女性，69 岁，体重 56 kg。诊断：1. 尿毒症脑病；2. 2 型糖尿病，糖尿病肾病；3. 肝内胆管结石，胆汁性肝硬化，食道胃底静脉曲张。体查：T 37℃，HR 76 次/分，

86 次/分，BP 136/71 mmHg，SpO_2 96%。神志浅昏迷。双侧瞳孔等大等圆，对光反射灵敏。双肺（-）。心律齐。腹部（-）。双下肢轻度水肿。血气分析：pH 7.45，pCO_2 17.9 mmHg，pO_2 126 mmHg（呼吸机辅助呼吸 FiO_2 40%），BE-11.3 mmol/L，HCO_3^- 15.3 mmol/L，Lac 2.1 mmol/L，Hb 5.6 g/dL，Hct 17%。凝血功能：PT 15 s，APTT 56.1 s，FIB 4.03 g/L，DD 3.8 mg/L。肝肾功能：ALT 14 U/L，AST 33 U/L，TBIL 7.1 μmol/L，ALB 32.5 g/L，BUN 33.1 mmol/L，Cr 987 μmol/L。电解质：Na^+ 144 mmol/L，K^+ 3.4 mmol/L，Ca^{2+} 1.21 mmol/L。

【拟解决的问题】

1.清除毒素；2.容量管理。

【存在的问题】

枸橼酸钠的输注速度与血浆流速及体内离子钙水平密切相关，单位时间内的血浆流速越高，所需的枸橼酸钠输注速度越快，故患者的 Hct 与枸橼酸钠输注速度成反比。该患者 Hct 低，为控制滤后钙水平，所需枸橼酸钠的量高于常规剂量，同时有枸橼酸中毒的风险。

【拟定血液净化方案】

CVVHDF 模式，枸橼酸钠抗凝，商品化置换液后置换 600 mL/h，透析液 1000 mL/h，血流速 120 mL/min，枸橼酸钠以 240 mL/h 滤器前泵入，碳酸氢钠以 80 mL/h 回血端泵入。患者上机 6 h 后代酸纠正，停碳酸氢钠泵入。24 h 后出现代谢性碱中毒：pH 7.54，BE 7.8 mmol/L，HCO_3^- 31.6 mmol/L，Na^+ 150 mmol/L。下调血流速并下调枸橼酸钠至 220 mL/h，8 h 后患者代谢性碱中毒纠正。

【经验总结】

枸橼酸钠抗凝原理为与血浆钙离子螯合，使离子钙浓度下降到达抗凝效果，输注速度主要与血浆流速及上机前钙离子水平相关，该患者 Hct 低，单位血流速内所含的血浆量更高，故需要更高比例的枸橼酸钠剂量。

枸橼酸盐可经代谢转化为 HCO_3^-（1 mmol 枸橼酸盐可产生 3 mmol 的 HCO_3^-），在体内 100 mL 的枸橼酸钠可代谢为约 70 mL 的碳酸氢钠，经滤器清除（20%~40%）后，100 mL 枸橼酸钠可代谢为 42~56 mL 碳酸氢钠，枸橼酸钠抗凝时可将枸橼酸钠换算为碳酸氢钠计算碱基浓度，一般 4 L 的商品置换液配合 250 mL 的 5%碳酸氢钠使用。过量的枸橼酸将导致代谢性碱中毒（应排除因滤器凝血导致枸橼酸钠清除减少，操作因素导致的枸橼酸钠实际入量与设定的治疗剂量不匹配等因素），可采取下调血流速同时下调枸橼酸钠速度来减少碱基生成或（和）提高治疗剂量以增加碱基清除等措施来纠正。

案例六

【病案介绍】

谢＊＊，男性，63 岁，体重 68 kg。诊断：慢性肾功能不全（CKD 5 期），心脏扩大，急性左心衰，高钾血症。体查：T 37℃，HR 50 次/分，RR 28 次/分，BP 181/88 mmHg，SpO$_2$ 93%（高流量吸氧，FiO$_2$ 50%，流速 40 L/min）。神清。端坐呼吸。双肺可闻及满肺干湿啰音，心界扩大。心律齐。双下肢水肿。血气分析：pH 7.37，pCO$_2$ 29.2 mmHg，pO$_2$ 75.3 mmHg（高流量吸氧，FiO$_2$ 50%），BE-7.8 mmol/L，HCO$_3^-$ 16.9 mmol/L，Lac 4.3 mmol/L，Hct 32%。电解质：Na$^+$ 111 mmol/L，K$^+$ 5.9 mmol/L，Ca^{2+} 1.17 mmol/L。

【拟解决的问题】

1. 快速降钾；2. 脱水纠正心衰；3. 控制性改善低钠血症。

【存在的问题】

本案例系透析不全的尿毒症患者，存在急诊 CRRT 指征：高血钾、容量负荷过重导致急性左心衰。但患者同时存在低钠血症，原因可能为：①稀释性低钠血症；②摄入不足等。对于血钠的调整，需要遵循阶梯化、目标化原则，24 h 血钠水平波动不超过 12 mmol/L。患者同时存在高钾血症，如果要快速纠正高钾，应给予较大治疗剂量，但是控制治疗剂量有利于控制血钠上升的速度。

【拟定血液净化方案】

CVVHDF 模式，商品化置换液后置换 600 mL/h，透析液 1000 mL/h，血流速 120 mL/min，枸橼酸钠抗凝，初始速度 200 mL/h，初始碳酸氢钠 50 mL/h，治疗剂量为 1850 mL/h[27.2 mL/(kg·h)]，注射用水 350 mL/h 从透析液处补入，则初始配方中钠离子浓度为 125 mmol/L。

【经验总结】

1. 降钠原则

在最初的 4~6 h，每小时升高血钠 1~2 mmol/L，在血钠达到 120~125 mmol/L、临床症状有所改善后，可将升钠速度控制在每小时不超过 0.5~1.0 mmol/L。建议每 24 h 使血清钠浓度增加 12 mmol/L 以内。

一般通过在置换液中加入注射用水来降低钠离子浓度梯度，控制升钠的速度。注射用水的加入方式有两种，一是将注射用水直接加入置换液袋中，优点是方便计算，缺点是不方便随时调整，比如成品置换液 4 L 袋配合 250 碳酸氢钠的钠离子浓度为 141 mmol/L，加入 500 mL 注射用水后钠离子浓度为 141×4.25/(4.25+0.5)=126.2 mmol/L；二是连续输注，优点是可随时改变配方中钠离子浓度，方便调节。

2. 初始钠离子浓度设定

对于重度低钠的患者，一般初始置换液中钠离子浓度设定为 120~125 mmol/L。钠离子浓度计算公式为：[5%×NaHCO$_3$ 量(mL/h)÷84×1000+113×含钠置换液量(L/h)]÷处方剂量(L/h)，每 100 mL 枸橼酸钠可换算为 50 mL 碳酸氢钠计算钠离子浓度。

本例中置换液总量为 1.6 L/h，含钠置换液量为 1.25 L/h，处方剂量为 1.85 L/h[置换液量(L/h)+枸橼酸钠量(L/h)+碳酸氢钠量(L/h)+其他未经 CRRT 仪器泵入的电解质量(L/h)]，可计算出在配方中持续输注 350 mL/h 注射用水，钠离子浓度为 125 mmol/L[(5%×

150÷84×1000+113×1.25）÷1.85］，可将各配方速度及计算公式放入 excel 表格中方便计算（如表 18-3）。

表 18-3　置换液配方调整时钠离子浓度计算

A	B	C	D	E	F	G	H	I	J
配方组分	10%氯化钠	4%枸橼酸钠	5%碳酸氢钠	注射用水	后置换	透析液	含钠置换液量	处方剂量	配方钠
	mL/h	mL/h	mL/h	mL/h	L/h	L/h	L/h	L/h	mmol
速度	0	200	50	350	0.6	1	1.25	1.85	125

注：其中含钠置换液量=F3+G3-E3/1000，处方剂量=H3+（B3+C3+D3+E3）/1000，配方钠=［10%×B3/58.5×1000+5%×（C3/2+D3）/84×1000+113×H3］/I3

3. 治疗中钠离子浓度的调整

调整注射用水速度时需要注意同步调整置换液或（和）透析液量以维持总治疗剂量不变，比如注射用水输入速度下调 100 mL/h，应相应上调置换液或（和）透析液速度 100 mL/h。每使配方中使钠离子浓度增加 1 mmol/L，需要减少的注射用水的量（L）为 1 mmol/L×治疗剂量（L/h）÷原配方中钠离子浓度，当原配方钠离子浓度为 125 mmol/L，要使配方中钠离子浓度增加 1 mmol/L，应减少注射用水 15 mL（1 mmol/L×1.86÷125＝0.015）。

表 18-2　患者 CRRT 处方调整及血钠变化

时间（h）	患者血钠（mmol/L）	枸橼酸钠（mL/h）	5%碳酸氢钠（mL/h）	注射用水（mL/h）	处方剂量（L/h）	配方钠（mmol/L）
0	111	200	50	350	1.85	125
2	112	200	60	350	1.86	127
4	118	200	50	350	1.85	125
24	122	200	30	300	1.83	123
48	132	200	30	100	1.83	135
60	136	200	30	0	1.83	141

患者经 72 h CRRT 治疗，血电解质：Na⁺ 140 mmol/L，K⁺ 3.6 mmol/L，内环境稳定，转回专科继续治疗。

案例七

【病案介绍】

陈＊，男性，54 岁，体重 65 kg。因剧烈运动后双下肢疼痛 3 天，茶色尿半天入院。诊断：横纹肌溶解症，急性肾损伤。在外院进行透析一次(3 小时)后转入我院。入院时生命体征平稳。查肌酸激酶 168595 U/L，肌红蛋白 39900 ng/mL；肝功能：ALT 247 U/L，AST 1845 U/L；肾功能：BUN 15.75 mmol/L，Cr 187 μmol/L，UA 230 μmol/L；血常规：WBC 10.82×10^9/L，Hb 155 g/L，Hct 45%，Plt 116×10^9/L；电解质：Na$^+$ 140 mmol/L，K$^+$ 3.4 mmol/L，Ca^{2+} 0.94 mmol/L；凝血功能：PT 10.6 s，APTT 24.4 s，FDP 8.27 μg/mL，DD 2.23 mg/L。

【拟解决的问题】

清除肌红蛋白，防止肾脏进一步损伤。

【存在的问题】

高肌红蛋白水平与 AKI 和较高的死亡率相关，因此，肌红蛋白清除率在 AKI 中代表一个至关重要的因素。肌红蛋白的分子量达到了 17.8 kDa，常规血液透析对其清除效率很低。同时，患者血小板偏低，有凝血功能紊乱的风险。

【拟定血液净化方案】

CVVHDF 模式，枸橼酸钠抗凝，处方剂量 30 mL/(kg·h)，透析液与置换液 2∶1，采用截留分子量为 65 kDa 的滤器。

【经验总结】

运动性横纹肌溶解综合征(ERB)是由于过度运动导致横纹肌细胞破坏、溶解，大量肌红蛋白、肌酸激酶等释放入血引起的临床综合征。3%~50%的横纹肌溶解患者可发生 AKI。横纹肌溶解致 AKI 主要的发病机制包括肌红蛋白引起的肾脏血管收缩、肾小管肌红蛋白管型形成及肌红蛋白本身的毒性。其次，横纹肌损伤可直接释放促凝血酶原激酶从而激活凝血途径被认为是加重凝血功能障碍及 DIC 的重要机制。

相关研究指出，肌红蛋白分子量大，在通过透析滤过膜时筛选系数低，连续血液滤过和高通量膜的组合似乎是最有效的去除肌红蛋白的方法。关于膜材的选择，现有的研究更倾向于使用大孔径膜。有文献报道，在枸橼酸抗凝模式下，采用 HCO 膜(孔径 45 kDa)进行 CVVHD 治疗对肌红蛋白的清除效果优于常规膜(孔径 30 kDa)的 CVVHDF 治疗。关于模式的选择，理论上 CVVH 对中大分子的清除效果优于 CVVHD，但枸橼酸抗凝模式下滤过分数问题较突出，故综合考量清除效果、抗凝需求和滤过分数等因素，本案例选择 HCO 膜(孔径 65 kDa)经过 72 h CVVHDF 治疗，肌红蛋白下降到 114.3 ng/mL(下降 39785.7 ng/mL，99.7%)，肾功能恢复正常，尿色正常，住院 14 天好转出院。

案例八

【病案介绍】

肖＊＊，男性，52 岁，体重 60 kg。因头痛 10 天，意识障碍 1 天入院。既往体健。体查：

T 37.5℃, HR 98 次/分, RR 15 次/分, BP 132/57 mmHg。神志中昏迷。气管插管。皮肤巩膜轻度黄染。唇黏膜稍白。四肢散在瘀点瘀斑。心肺(−)。急诊头部 CT 阴性。血常规：WBC $13.39×10^9$/L, Hb 81 g/L, Hct 30%, Plt $6×10^9$/L。肝功能：TBIL 78.2 μmol/L, DBIL 20.6 μmol/L, AST 69 U/L。肾功能正常。凝血功能：DD 2.84 mg/L。外周血可见破碎红细胞。ADAMTS 13 活性 5%，检测到其抑制物。考虑诊断为：血栓性血小板减少性紫癜(TTP)(重度)。

【拟解决的问题】

清除自身抗体，补充 ADAMTS 13。

【拟定血液净化方案】

PE，每日 1 次，置换液为冰冻血浆与新鲜冰冻血浆，置换量为 3000 mL/次。

【经验总结】

TTP 是一类由于 von Willebrand 因子(vWF)及 ADAMTS 13 缺失所致的血液系统重症，累及血液、肾脏、中枢神经等多个器官系统。其中，原发或继发因素导致体内自身抗体大量生成，引起广泛微血栓形成是其重要的病理生理基础。PE 联合免疫抑制剂治疗是 TTP 治疗的基石。PE 旨在补充功能性 ADAMTS 13，清除高分子量 vWF 以及 ADAMTS 13 中和抗体，从而恢复 ADAMTS 13 活性。自 1991 年起，新鲜冰冻血浆作为置换液行 PE 成为治疗获得性 TTP 最重要的方法，用量为 30～40 mL/kg, 1 次/d。有专家建议每日 PE 血浆量为 60 mL/kg (1.5 倍的预测血浆容量)，确诊后 6 h 内尽快启动，直到血小板计数持续 48 h 高于 $150×10^9$/L, LDH<正常上限的 1.5 倍，达到缓解所需的疗程越少，预后越好。因此，我们的方案为 PE 每日 1 次，治疗剂量为 50 mL/kg。患者经 16 次 PE, 20 d 后血小板大于 $150×10^9$/L，病情稳定，带药出院。

案例九

【病案介绍】

周＊＊，男性，33 岁，体重 90 kg。因腹痛、腹胀 1 天入院。有"脂肪肝"病史。体查：T 36℃, HR 118 次/分, RR 22 次/分, BP 72/55 mmHg, SpO_2 95%。急性面容。神清。腹膨隆。腹肌稍紧张。上腹部压痛、反跳痛。肠鸣音未闻及。血常规：WBC $12.79×10^9$/L, Hb 210 g/L, Plt $322×10^9$/L。血脂：TG 33.2 mmol/L, TC 10.67 mmol/L；血淀粉酶 410 U/L。BUN 9.83 mmol/L, Cr 221 μmol/L。血气分析：pH 7.36, pCO_2 33.6 mmHg, pO_2 84 mmHg(吸氧 3 L/min), BE−5.7 mmol/L, HCO_3^- 18.3 mmol/L, Lac 2.6 mmol/L。电解质：Na^+ 136 mmol/L, K^+ 4.4 mmol/L, Ca^{2+} 0.75 mmol/L。诊断：1. 急性重症胰腺炎，分布性休克，急性肾损伤；2. 高脂血症。

【拟解决的问题】

清除甘油三酯及炎症因子。

【存在的问题】

高甘油三酯(TG)血症在急性胰腺炎的发生发展中起着至关重要的作用,如何在短期内迅速降低 TG 水平,在高脂血症性急性胰腺炎(HLAP)的治疗中格外重要。PE 可迅速有效地清除患者血浆中 TG 及炎症因子等致病物质。但单纯 PE 每次约需新鲜冰冻血浆 2~3 L,临床上常因不能及时、持续地获得足量血浆而延误治疗。

【拟定血液净化方案】

治疗模式为双重滤过血浆置换(DFPP),一级膜采用膜型血浆分离器(膜孔径 0.3 μm,膜面积 0.8 m^2),二级膜采用膜型成分血浆分离器(膜孔径 30 nm,膜面积 2 m^2)。肝素抗凝,血流速 150 mL/min,初级膜分浆速度为 25 mL/min,二级膜弃浆速度为 250 mL/h,单次治疗时间为 4 h,弃浆量 1 L/次,补充白蛋白 50 g/次。

【经验总结】

在胆结石和酒精之后,高甘油三酯血症(HTG)是急性胰腺炎(AP)的第三大常见病因,占总发病率的 4%~10%。HTG 的治疗包括控制饮食、服用降脂药物,静脉注射胰岛素和肝素等。HTG 诱导的胰腺炎的致病模型是由大量富含 TG 的脂蛋白引起的胰腺微循环障碍导致缺血,随后水解释放出胰腺内皮细胞和腺泡细胞有毒的游离脂肪酸。体外实验清除大分子量脂蛋白可以阻止进一步的器官损伤。PE 能显著降低 TG 水平,降低血脂,治疗目标是将 TG 水平至少降低至轻度至中度水平。指南建议可以首选选择性血脂清除,如 DFPP,以避免使用血浆的不利影响。DFPP 是在初级血浆分离基础上利用血浆成分分离器进一步分离患者血浆中相对分子质量远远大于白蛋白的致病因子并丢弃,将含有大量白蛋白的血浆成分回输至体内,每次需要的血浆量仅为血浆置换的 10%~15%,在血浆供给不足时可使用 4%~5%白蛋白进行替代。

本案例患者经 2 次 DFPP 后血脂:TG 4.98 mmol/L(下降 28.22 mmol/L,85%),TC 2.24 mmol/L(下降 8.43 mmol/L,79%),凝血功能及白蛋白水平无明显变化。住院 23 d 好转出院。

案例十

【病案介绍】

张＊＊,男性,64 岁,体重 75 kg。因口服敌敌畏后意识障碍 6 小时入院。既往有"高血压""抑郁症"病史。患者在急诊已行气管插管、洗胃及初步解毒、抗胆碱治疗。入院体查:T 37.8℃,HR 106 次/分,RR 20 次/分,BP 105/54 mmHg(去甲肾上腺素维持),SpO$_2$ 97%(气管插管、呼吸机辅助呼吸）。神志昏迷。皮肤黏膜干燥。皮肤巩膜无黄染。双侧瞳孔等大等圆，对光反射灵敏。双肺可闻及散在干啰音。心律齐。腹稍膨隆，软，全腹无压痛及反跳痛。肠鸣音未闻及。血常规：WBC 27.4×10⁹/L，Hb 187 g/L，Plt 223×10⁹/L，N 85.5%。PCT 25.323 ng/mL。凝血功能：PT 17.6 s，APTT 43.8 s，FDP 10.7 μg/mL，AT-Ⅲ 43.7%，PTA 40.8%。血生化：ALT 58 U/L，AST 64 U/L，TBIL 26.9 μmol/L，DBIL 11.3 mmol/L，ALB 30.6 g/L；BUN 8 mmol/L，Cr 192 mol/L。CK-MB 66 U/L。胆碱酯酶：77 U/L（5000～12000 U/L）。血气分析：pH 7.23，pCO₂ 39.2 mmHg，pO₂ 68.8 mmHg，BE-10.1 mmol/L，HCO₃⁻ 16 mmol/L，Lac 3.3 mmol/L。诊断：1. 有机磷中毒（敌敌畏），分布性休克，急性肾损伤；2. 高血压病；3. 抑郁症。患者出现意识障碍、分布性休克、急性肾损伤等多器官功能损伤，根据《急性有机磷农药中毒诊治临床专家共识（2016）》以下简称《专家共识》诊断标准，考虑重度有机磷农药中毒。

【拟解决的问题】

患者诊断明确，早期处理已经进行洗胃、扩容、导泻以及抗胆碱、解毒等治疗，是否还需要进行血液净化治疗。

【存在的问题】

根据《专家共识》推荐，对重度有机磷中毒，在解毒剂和综合治疗运用的同时，尽早行血液灌流（HP）治疗，旨在迅速有效地清除已吸收入血的毒物。本案例患者在已经进行前期治疗后，仍有中枢神经系统、呼吸、循环、肾脏等多个脏器持续损伤，有进行血液净化指征。敌敌畏为常见有机磷农药，从理化性质上来说，属于大分子脂溶性物质，分布容积大，因此血液透析疗效不佳。《专家共识》中则明确指出，推荐对重度有机磷中毒患者尽早行 HP，血液透析和 CRRT 治疗仅在合并肾功能不全或 MODS 等情况时进行。不过具体是否需要联用 CRRT 治疗，以及联用 CRRT 的治疗剂量，临床上仍有一定争议。

【拟定血液净化方案】

模式为 HP 与 CVVHDF 串联，HP 使用 HA330 树脂血液灌流器，第一个 24 h 内行 2 次 HP，第 2 日行 1 次 HP，根据病情决定是否于第 3 日时行第 4 次 HP，每次 HP 时间为 3 h。CVVHDF 血流速 150 mL/min，后置换 600 mL/h，透析液 1200 mL/h，局部枸橼酸抗凝，初始剂量为 200 mL/h。

【经验总结】

有机磷农药中毒属于临床常见急重症，其主要通过吸入、皮肤渗入、口服等方式进入人体，促使有机磷与机体内胆碱酯酶（ChE）相结合，生成磷酰化胆碱酯酶，使之失去水解乙酰胆碱的能力，作为神经介质的乙酰胆碱持续作用在胆碱能受体，产生胆碱能危象，表现为毒蕈碱样、烟碱样及中枢神经系统症状，严重时出现呼吸循环衰竭，导致死亡。目前对于有机磷中毒主要采取洗胃、解毒剂、HP 等方式进行治疗，据相关研究显示，HP 可通过清除血液循环中有机磷，对有毒物质进行清除，降低机体炎症及氧化应激反应，起到改善患者中毒症状的效果。

有文献报道 HP 每日 1 次，并与 CVVH 联用，可有效降低有机磷中毒患者住院时间和严重并发症，提高抢救成功率，效果优于单纯 1 日 1 次 HP。其理论基础为 HP 与 CVVH 序贯治疗时，对于脂肪组织、肝肠循环等释放的有机磷可以有效清除，让机体内有机磷含量始终处于低位，弥补单纯 HP 产生的毒素反弹现象，防止患者病情反复。也有文献报道 1 日 2 次 HP 较 1 日 1 次 HP 可有效改善有机磷中毒患者临床症状，提升治疗效果，降低并发症。

该患者经过 4 次 HP，及 72 h CVVHDF 治疗后，神志改善，休克纠正，尿量恢复，胆碱酯酶达 3244 U/L，5 天后患者成功脱离呼吸机，拔除气管插管，住院 8 天后出院。

案例十一

【病案介绍】

肖＊＊，男性，58 岁，体重 66 kg。因皮肤巩膜黄染伴发热 7 天入院。既往"乙肝、肝硬化"病史。体查：T 39.1℃，HR 135 次/分，RR 30 次/分，BP 78/55 mmHg，SpO_2 75%（面罩吸氧）。神志模糊。皮肤巩膜黄染。可见肝掌、蜘蛛痣。双侧瞳孔等大等圆，对光反射灵敏。双肺可闻及干湿啰音。腹稍膨隆，软，全腹有压痛，反跳痛不明显。肠鸣音弱。血常规：WBC $6.28×10^9$/L，Hb 111 g/L，Plt $56×10^9$/L。PCT 25.323 ng/mL。凝血功能：PT 48.2 s，APTT 57.8 s，FDP 79.52 μg/mL，AT-Ⅲ 26%，PTA 13.5%。肝肾功能：ALT 137 U/L，AST 634 U/L，TBIL 309.4 μmol/L，DBIL 232.3 mmol/L，ALB 20.6 g/L；BUN 15.98 mmol/L，Cr 217 μmol/L。血气分析：pH 7.21，pCO_2 19.7 mmHg，pO_2 53.6 mmHg（吸氧 10 L/min），BE-18.8 mmol/L，HCO_3^- 7.6 mmol/L，Lac 11 mmol/L。诊断：1.慢性乙型肝炎，肝炎后肝硬化，慢+急性肝衰竭，肝肾综合征，分布性休克，代谢性酸中毒，高乳酸血症；2.自发性腹膜炎，脓毒血症，ARDS；3.肺部感染。患者出现分布性休克、少尿，伴肺水增多，氧合下降，生命体征不平稳。

【拟解决的问题】

清除各种有害物质，补充必需物质，改善内环境，暂时替代衰竭肝脏的部分功能，为肝细胞再生及肝功能恢复创造条件。

【存在的问题】

本案例患者急性肾功能损伤，有严重代谢性酸中毒及高容量负荷等急诊 CRRT 指针，同时伴有肝功能及凝血功能障碍，清除毒素、改善凝血功能同样迫切。

【拟定血液净化方案】

血浆透析滤过（PDF），选择膜孔径为 10 nm、对白蛋白筛选系数为 20% 的血浆成分分离器，枸橼酸钠抗凝、初始速度 140 mL/h，透析液 1200 mL/h，超滤速度为 250 mL/h，治疗时间 8 h，新鲜冰冻血浆为 1200 mL，白蛋白总量为 60 g/次。

【经验总结】

近年来新开展的 PDF 技术是在缓慢血浆置换基础上发展起来的，是缓慢血浆置换与连续血液透析滤过结合的人工肝治疗新方法。PDF 可连续进行 6~8 h 或更长时间治疗，更多保留凝血因子，清除白蛋白结合毒素(大分子物质)，清除包括结合胆红素在内的水溶性毒素，持续去除生成速度快、弥散性强、分布容积广的中小分子物质，维持水电解质平衡，维持机体内环境和血流动力学稳定，同时节省血浆用量。尽管 PDF 目前并无大规模临床研究数据支持，但作为一种有效的血液净化方式，针对肝衰竭尤其是合并肝肾综合征患者有广阔前途。

本案例中患者经过 2 次 PDF 间歇期予 CVVHDF 治疗后，凝血功能：PT 15.5 s，APTT 47.5 s，FDP 45.3 μg/mL，AT–Ⅲ 95.5%，PTA 51.1%；肝肾功能：ALT 142 U/L，AST 718 U/L，TBIL 194.7 μmol/L，DBIL 150 mmol/L，ALB 30.3 g/L；BUN 9.33 mmol/L，Cr 142 μmol/L，生命体征较前稳定。但家属最终因经费问题，要求出院。

案例十二

【病案介绍】

刘＊＊，男性，53 岁，体重 75 kg。因发热 13 天，伴四肢乏力 4 天入住我院神经内科。住院 4 天后因出现呼吸困难加重、伴氧饱和度下降转入 ICU。既往体健。体查：T 37.5℃，HR 126 次/分，RR 33 次/分，BP 152/78 mmHg，SpO_2 84%。神志嗜睡。急性病容。双瞳孔等大等圆，对光反射灵敏。双眼活动可。右侧鼻唇沟变浅，右侧眼睑闭合不全，口角不偏。颈软。气促，双肺呼吸音低。心腹(-)。双下肢肌力 2-级，双上肢肌力 2-级，四肢深浅感觉正常。四肢腱反射消失。病理征未引出。血常规：WBC $10.2×10^9$/L，Hb 165 g/L，Plt $530×10^9$/L。ESR：71 mm/hr。脑脊液常规：细胞总数：$4×10^6$/L；脑脊液生化：脑脊液总蛋白：1646 mg/L。血气分析：pH 7.5，pCO_2 31.5 mmHg，pO_2 52.1 mmHg(吸氧流量 10 L/min)，BE 0.8 mmol/L，HCO_3^- 23.7 mmol/L，Lac 1.9 mmol/L，Hct 40%。头部+颈部 MRI：右顶叶软化灶伴周围含铁血黄素沉积，左侧半卵圆中心小片状异常信号：缺血性病变可能。颈椎退行性变。考虑诊断为：格兰巴雷综合征(进展期)，Ⅰ型呼衰。

【拟解决的问题】

清除自身抗体，控制疾病进展。

【存在的问题】

美国血浆置换学会 2016 年更新的指南中将血浆置换治疗的推荐意见及证据等级定为Ⅰ类证据，确认有效并推荐使用。临床中，单膜血浆置换最常见。但 PE 需获得与患者同血型的新鲜冰冻血浆，由于血浆的限制，有时不能保证治疗的及时性和连续性，且血液制品治疗可能发生过敏反应和疾病传播，影响了 PE 在临床的开展。

【拟定血液净化方案】

治疗模式为双重滤过血浆置换（DFPP），一级血浆分离器为川澄公司 PE-08 型（膜孔径 0.3 μm，膜面积 0.8 m²）；二级血浆成分分离器为川澄公司 EC-3A20 型（膜孔径 20 nm，膜面积 2.0 m²）。一级血浆分离器分浆速度为 25 mL/min，二级血浆成分分离器每次弃浆量约为 600 mL，置换液为新鲜冰冻血浆，局部枸橼酸抗凝。血流速设定为 100 mL/min，枸橼酸钠抗凝剂初始 120 mL/h 泵入，治疗时间约为 3.5 h。隔日治疗 1 次。

【经验总结】

格兰巴雷综合征（Guillain-Barré syndrome，GBS），又称急性炎性脱髓鞘性多发性神经根神经病，是目前世界上导致急性、亚急性弛缓性瘫痪最常见的原因。多数学者认为 GBS 是一种自身免疫性疾病，在发病的急性期血液循环中发现 IgM、IgG、IgA 等髓鞘的抗体，主要为 IgG（分子量 150 kDa，大于白蛋白 67 kDa），其抗体滴度与病情的严重程度密切相关。目前，国际及国内推荐的一线治疗方法为对症、支持治疗同时，联合 PE 与免疫球蛋白治疗。PE 治疗 GBS 主要机理为：迅速清除患者血浆中的致病因子，包括抗髓鞘抗体、免疫复合物等，使免疫损伤得到抑制；同时清除血浆中参与疾病发展的炎症介质，且 PE 输注的血浆中还含有大量免疫球蛋白，可直接改善免疫功能。

DFPP 是从 PE 发展而来，通过血浆分离器将全血中的血浆与其他血液成分分离；分离出来的血浆再通过血浆成分分离器，将分子量相对较大的致病物质与血浆分离并丢弃，血细胞成分和不含致病物质的血浆回输至体内，部分丢弃的成分可以血浆、5%白蛋白溶液等作为置换液补充。血浆容量计算公式为 0.065×体重×(1-血细胞比容)，体重的单位为 kg。设定一级膜分浆量为患者预计血浆容量的 1.5~2 倍。需要指出的是，完全使用白蛋白作为置换液时，DFPP 治疗在清除大分子致病物质的同时，也伴随着分子量相对较大的凝血因子例如纤维蛋白原、蛋白 S、蛋白 C 的丢失，应加强凝血功能监测，及时补充缺乏的凝血因子，避免出血事件的发生。

本案例患者经过 3 次 DFPP，总共使用血浆量为 2000 mL，治疗半个月，患者肌力明显改善，予以脱离呼吸机、拔除气切套管，并转回神内普通病房治疗一周后，患者生命体征平稳，双下肢肌力 3 级，双上肢肌力 4 级，转入康复医院。

参考文献

[1] Lei Y, Liang Y, Zhang X, et al. Alternating therapeutic plasma exchange (TPE) with double plasma molecular adsorption system (DPMAS) for the treatment of fulminant hepatic failure (FHF)[J]. Clin Case Rep, 2021, 9(12)：e05220.

[2] Ma Y, Chen F, Xu Y, et al. Safety and Efficacy of Regional Citrate Anticoagulation during Plasma Adsorption Plus Plasma Exchange Therapy for Patients with Acute-on-Chronic Liver Failure：A Pilot Study[J]. Blood Purif, 2019, 48(3)：223-232.

[3] Zheng Y, Xu Z, Zhu Q, et al. Citrate Pharmacokinetics in Critically Ill Patients with Acute Kidney Injury [J]. PLoS One, 2013, 8(6)：e65992.

［4］许彪，黄惠斌，吉程程，等.肝衰竭患者人工肝支持治疗局部枸橼酸抗凝的有效性和安全性 Meta 分析［J/OL］.解放军医学院学报：1-11.

［5］柏明，于艳，李洋平，等.肝衰合并高危出血患者接受 CRRT 治疗时枸橼酸钠抗凝与无抗凝的回顾性队列研究［C］.中国中西医结合学会肾脏疾病专业委员会 2018 年学术年会论文摘要汇编.［出版者不详］，2018：561.

［6］马元吉，白浪，唐红.局部枸橼酸抗凝在人工肝治疗肝衰竭中的应用研究进展［J］.中华肝脏病杂志，2020，28(6)：532-535.

［7］林金锋，田李均，王亚东，等.肝衰竭患者行局部枸橼酸抗凝连续性肾脏替代治疗时发生枸橼酸蓄积的危险因素分析［J］.中华危重病急救医学，2021，33(2)：211-215.

［8］Sen S, Tran N, Chan B, et al. Sodium variability is associated with increased mortality in severe burn injury［J］. Burns Trauma, 2017, 5：34.

［9］Samuels MA, Seifter JL. Encephalopathies caused by electrolyte disorders［J］. Semin Neurol, 2011, 31(2)：135-138.

［10］李镇洲，万建新.局部枸橼酸抗凝在连续性肾脏替代治疗中的应用要点［J］.中国血液净化，2021，20(12)：797-800.

［11］梁欣，潘志国，何旋，等.横纹肌溶解综合征所致凝血异常的研究进展［J］.中华急诊医学杂志，2020，29(08)：1127-1132.

［12］Ronco C. Extracorporeal therapies in acute rhabdomyolysis and myoglobin clearance［J］. Critical Care, 2005, 9(2)：141-142.

［13］Weidhase L, de Fallois J, Haußig E, et al. Myoglobin clearance with continuous veno-venous hemodialysis using high cutoff dialyzer versus continuous veno-venous hemodiafiltration using high-flux dialyzer：a prospective randomized controlled trial［J］. Crit Care, 2020, 24(1)：644.

［14］Azoulay E, Bauer PR, Mariotte E, et al. Expert statement on the ICU management of patients with thrombotic thrombocytopenic purpura［J］. Intensive Care Med, 2019, 45(11)：1518-1539.

［15］Joly BS, Coppo P, Veyradier A. An update on pathogenesis and diagnosis of thrombotic thrombocytopenic purpura［J］. Expert Rev Hematol, 2019, 12(6)：383-395.

［16］James TW, Crockett SD. Management of acute pancreatitis in the first 72 hours［J］. Curr Opin Gastroenterol, 2018, 34(5)：330-335.

［17］Padmanabhan A, Connelly-Smith L, Aqui N, et al. Guidelines on the Use of Therapeutic Apheresis in Clinical Practice-Evidence-Based Approach from the Writing Committee of the American Society for Apheresis：The Eighth Special Issue. J Clin Apher, 2019, 34(3)：171-354.

［18］Chang CT, Tsai TY, Liao HY, et al. Double Filtration Plasma Apheresis Shortens Hospital Admission Duration of Patients With Severe Hypertriglyceridemia-Associated Acute Pancreatitis［J］. Pancreas, 2016, 45(4)：606-12.

［19］中国医师协会急诊医师分会.急性有机磷农药中毒诊治临床专家共识(2016)［J］.中国急救医学，2016，36(12)：1057-65.

［20］周睿，吴振华，刘春，等.不同血液净化方式治疗急性有机磷农药中毒对患者 ChE 活性、肝肾功能及炎性反应的影响［J］.检验医学与临床，2020，17(16)：2340-2343.

［21］Liu L, Ding G. Effects of different blood purification methods on serum cytokine levels and prognosis in patients with acute severe organophosphorus pesticide poisoning［J］. Ther Apher Dial, 2015, 19(2)：185-90.

［22］马立明，带沙涛，冷万军.序贯血液净化治疗急性重症有机磷中毒的效果分析［J］.中国处方药，2021，19(12)：149-150.

［23］刘婷婷.血液灌流对毒物清除的疗效观察［D］.山东大学, 2021.

［24］Schwartz J, Padmanabhan A, Aqui N, et al. Guidelines on the use of therapeutic apheresis in clinical practice-evidence based approach from the writing committee of the American Society for Apheresis：The seventh special issue［J］. Clin Apher, 2016, 31(3)：165-166.

［25］黄振华, 孔德燕, 周红卫.血浆置换治疗急性格林巴利综合征疗效的影响因素分析［J］.中国血液净化, 2019, 18(01)：26-29.

［26］Delannoy A, Rudant J, Chaignot C, et al. Guillain-Barré syndrome in France：a nationwide epidemiological analysis based on hospital discharge data (2008-2013)［J］. Peripher Nerv Syst, 2017, 22(1)：51-58.

［27］野入英世, 花房规男.血液净化疗法手册［M］.北京：北京科学技术出版社, 2013.

［28］陆海涛, 张坚, 王海峰, 等.双重滤过血浆置换对吉兰-巴雷综合征的疗效及安全性研究［J］.中日友好医院学报, 2018, 32(06)：323-326.

图书在版编目(CIP)数据

重症 RRT：从理论到实操 / 杨明施，何志萍，刘晶晶
主编. —长沙：中南大学出版社，2023.3
ISBN 978-7-5487-4390-3

Ⅰ. ①重… Ⅱ. ①杨… ②何… ③刘… Ⅲ. ①肾疾病
—血液透析 Ⅳ. ①R692.05

中国版本图书馆 CIP 数据核字(2021)第 062954 号

重症 RRT——从理论到实操
ZHONGZHENG RRT——CONG LILUN DAO SHICAO

主编 杨明施 何志萍 刘晶晶

□ 出 版 人	吴湘华	
□ 责任编辑	李 娴	
□ 责任印制	唐 曦	
□ 出版发行	中南大学出版社	
	社址：长沙市麓山南路	邮编：410083
	发行科电话：0731-88876770	传真：0731-88710482
□ 印 装	湖南蓝盾彩色印务有限公司	

□ 开 本	787 mm×1092 mm 1/16	□ 印张 15.25	□ 字数 382 千字
□ 版 次	2023 年 3 月第 1 版	□ 印次 2023 年 3 月第 1 次印刷	
□ 书 号	ISBN 978-7-5487-4390-3		
□ 定 价	68.00 元		